아이케어

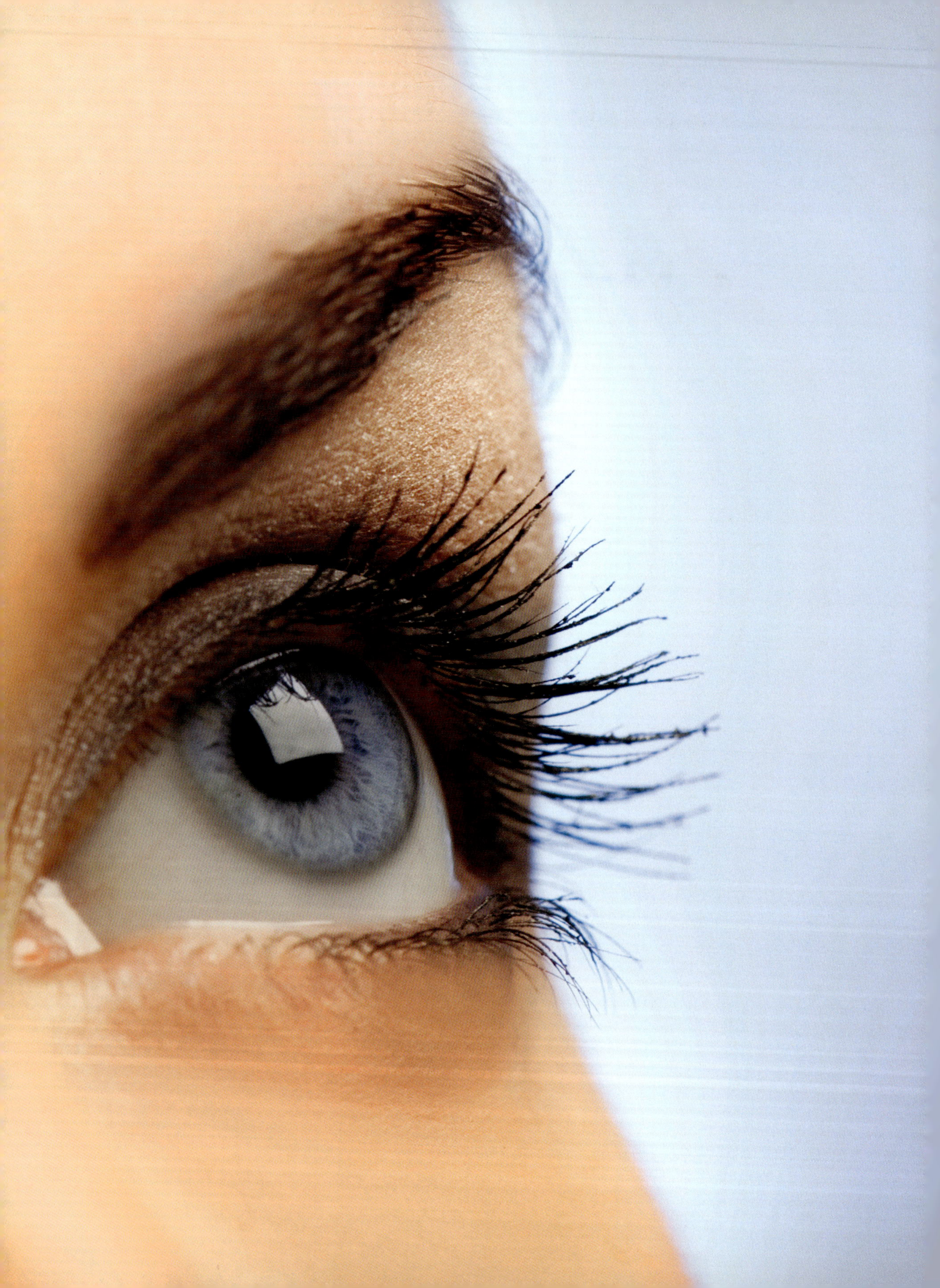

눈 건강에 관한 모든 것
아이케어

지은이 | 제니퍼 S. 와이저, 조슈아 D. 스타인
옮긴이 | 강창열   감수 | 김준현

대가

Contents

추천 서문

종류를 막론하고 건강에 문제가 발생할 경우 무엇보다 믿고 신뢰할 수 있는 완벽한 정보가 필요하다. 건강 상태가 실제 어떠하고 어떤 치료방식으로 어떻게 치료해야 할 것인지를 이해하는 것도 중요하다. 자신의 질병에 관해 많이 알아보고 이해한 만큼 자신은 물론 가족이나 의료인이 더 나은 대처를 할 수 있다. 그러나 경우에 따라 믿고 신뢰할 수 있는 정보를 얻는 것이 쉽지 않을 때가 있다. 인터넷에는 손쉽게 검색할 수 있는 정보가 넘쳐나지만 실제 필요한 정보가 어느 것인지 혼란스럽고 종종 잘못된 정보를 습득할 위험도 있다.

『아이 케어』는 눈에 질환이 생긴 사람과 그 가족이 필요로 하는 많은 정보를 담고 있다. 컬러로 인쇄된 각종 참고자료와 수치 및 그림은 독자가 쉽게 이해할 수 있도록 짜임새 있게 편집되었다. 각 페이지마다 풍부한 자료와 알찬 내용으로 구성해 눈과 눈에 영향을 미치는 모든 상태를 쉽게 배우고 이해할 수 있도록 하였으며, 눈에 관한 상식을 묻는 질문을 통해 책에 나오는 정보를 더욱 가까이 접할 수 있게 하였다. 또 책 곳곳에 들어 있는 〈OPTICAL ILLUSION〉 코너는 많은 이들이 눈에 관해 잘 모르고 있는 부정확한 지식을 바로잡을 수 있게 한다.

눈에 질환이 생겼다면 그 원인을 가능한 한 잘 파악하고 현명하게 대처해야 한다.

이 모든 귀중하고 상세한 정보를 독자가 쉽게 접하고 이해할 수 있도록 깔끔하고 혁신적인 디자인으로 정리한 편집자의 노력에 감사 드린다.

책에 수록된 내용은 적어도 한 번 이상 되돌아 볼 때마다 새로운 정보를 얻을 수 있는 것들이다. 처음 읽을 때에는 기본적인 정보를 배우게 되고, 다시 읽을 때는 보다 상세한 내용을 습득하게 될 것이다. 그리고 또 다시 읽을 때는 더욱 섬세하고 미묘한 내용을 알게 될 것이다.

사람들은 나날이 변화 무쌍한 보건 의료 체계와 의학 분야에 새로 소개되는 외과 치료방법을 접하면서 필히 스스로 자기 자신을 잘 돌아보고 보호해야 함을 느낄 것이다. 스스로 배워서 자신의 몸에 관해 의학적 진단과 치료법을 이해하고 알게 될수록 어떤 질환을 치료하더라도 효과적으로 참여할 수 있으며, 본질적으로 자신 스스로를 잘 관리함으로써 의료인으로 하여금 최상의 치료를 할 수 있게 도와와줄 수 있다. 그런 면에서 이 책은 일반 가정에서 꼭 읽어봐야 할 필독서이며 건강하고 아름다운 눈을 갖기를 바라는 모든 사람을 위한 것이다.

샤론 페크라트, 의학박사, 미국외과학회회원,
듀크 안과센터 안과학 조교수,
더햄 재향군인 의료센터 안과 과장

머리말

눈의 건강은 신체의 건강과 수많은 밀접한 관계를 맺는다. 식이요법을 통한 균형 잡힌 식사 및 금연, 충실한 자외선 차단제 사용 등 평소 철저한 건강관리가 눈의 건강에도 도움을 준다. 건강을 극대화하려는 노력을 집중한다면 신체는 물론 눈도 스스로 최상의 상태로 보답할 것이며, 양호한 시력과 건강한 삶을 오래도록 누릴 수 있을 것이다.

마찬가지로 신체의 각 기관은 서로 긴밀히 연결되어 있으므로 신체의 어느 한 부분에 영향을 미친 질환이 눈에도 영향을 미치게 된다. 따라서 이런 질환을 치료하는 것 역시 시력 향상에 도움을 준다. 시각에 영향을 미치는 의학적 문제를 안고 있다면 가장 먼저 해야 할 중요한 첫 걸음은 안과의사와 긴밀한 관계를 맺는 일이다. 이런 관계를 잘 맺어두면 초진 의사와 안과의사의 개방적인 의사소통 및 적절한 논의를 통해 짜임새 있는 의료 서비스를 제공받을 수 있게 된다. 이것이 스스로 눈의 건강은 물론 전반적인 신체 건강을 위해 챙길 수 있는 최선이라 할 수 있다.

눈은 우리가 세상을 바라보는 창이며, 이 책을 통해 독자는 건강한 눈을 유지하고 좋은 시력을 가질 수 있는 방안을 배울 수 있을 것이다.

이 책은 눈을 비롯한 신체의 각 기관의 건강이 서로 밀접히 연계되어 있음을 잘 이해할 수 있도록 쓰여졌다. 점점 나이가 듦에 따라 건강한 눈을 잘 유지할 수 있는 여러 방법들을 탐색하면서 스스로 눈의 건강을 책임지려 노력해야만 가장 중요한 시각을 유지할 수 있을 것이다. 이 책에는 눈의 작용과 그 기능을 제대로 유지하는 데 필요한 설명이 가득 들어 있다. 또 일반적인 눈의 질환에 관한 상세한 설명과 이를 어떻게 회피하고 혹은 그 증세를 완화시킬 것인지에 대해서도 알려주고 있다. 특히 완전하지 않은 시각을 갖고 있는 사람들의 현실을 고려하여 시각장애를 가진 사람과 함께 생활하는 데 도움이 될만한 내용을 포함하였다. 또 눈의 건강을 쉽게 이해할 수 있도록 수많은 도움말과 체크 리스트를 실어 오래도록 젊고 건강한 아름다운 눈을 유지할 수 있는 여러 방안을 기술하였다. 이 책을 집어 든 독자가 스스로의 건강을 책임지는 데 관심을 가진 사람이라면, 이 책은 바로 당신을 위해 쓰여진 책이다.

독자는 이 책 속에 쓰인 여러 가지 조언을 통해 도움을 얻을 수 있지만, 그래도 문제가 있을 때는 반드시 안과의사를 찾아야 한다. 눈 건강에 관한 모든 의학적 지식을 어느 한 책에 모두 담을 수는 결코 없으며, 독자 개개인의 눈 역시 항상 책 속에 담긴 지침을 따를 수는 없는 것이다. 모든 개개인의 눈은 자신만의 독특한 특성이 있기 때문에 자신의 눈을 검사하고 상황에 따라 가장 중요하고 적절한 도움을 줄 수 있는 안과의사를 찾아보는 것이 무엇보다 가장 중요하다. 따라서 우리는 이 책이 중요한 의학 분야로 독자를 안내하는 데 도움을 주는 친숙한 참고서가 되기를 바란다.

제니퍼 S. 와이저, 의학박사
조슈아 D. 스타인, 의학박사

눈은 어떻게 물체를 보는가

눈은 아주 놀라운 감각기관이다. 인간의 눈은 48킬로미터 이상 멀리 떨어진 거리에 있는 촛불도 볼 수 있으며 책상 위에 떨어진 머리카락 같은 작은 물체도 식별할 수 있다. 가깝거나 멀리 있는 물체를 보는 것 외에 우리의 눈은 수천 가지의 서로 다른 색깔을 보며 물체를 삼차원으로 시각화하고 아주 미세한 미동도 감지한다.

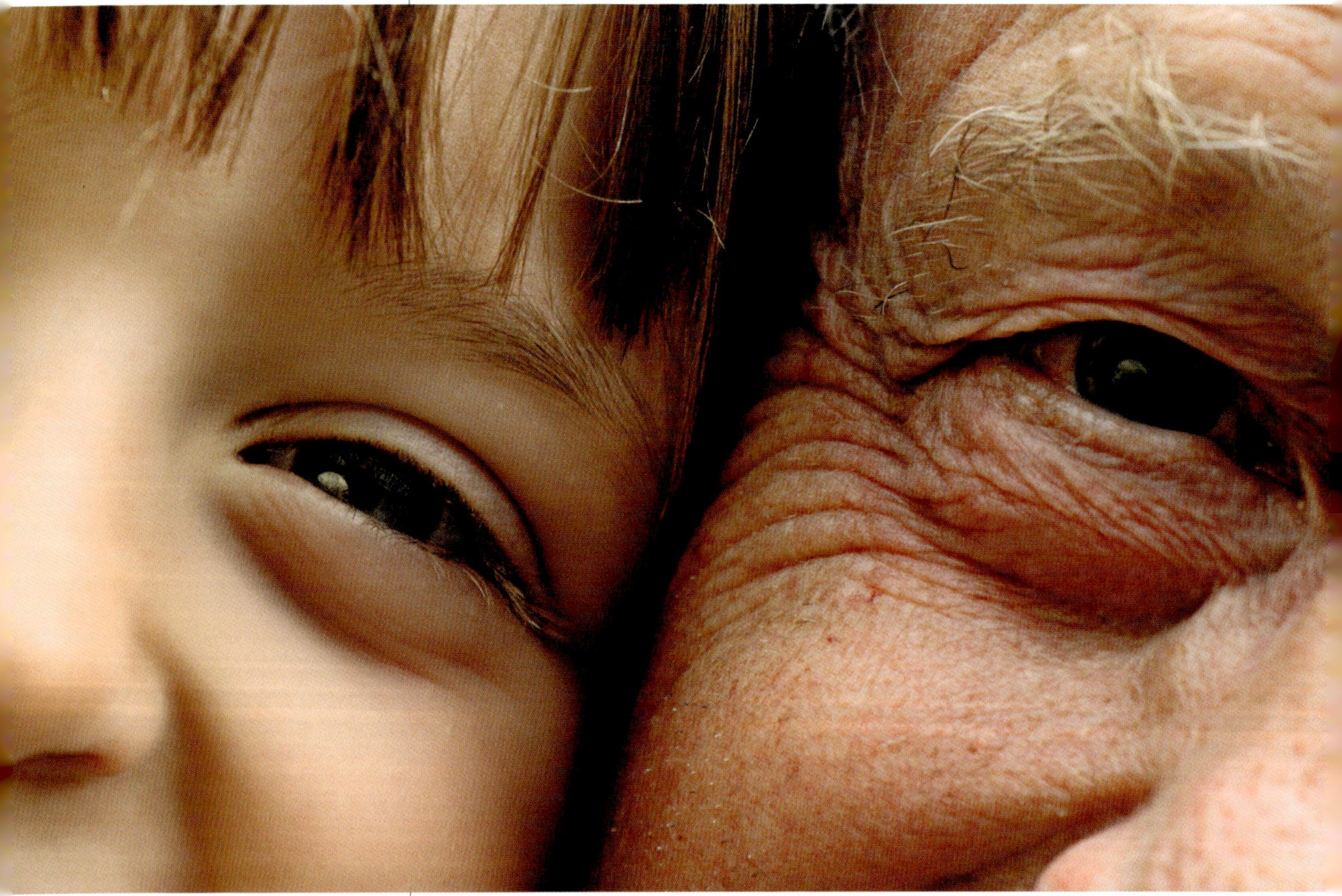

눈의 개요도

갓 태어난 아기의 눈은 대략 1.6~1.7센티미터 정도의 크기이다. 눈은 생애 첫 3년 동안 빠르게 성장하여 13세가 될 무렵 지름이 대략 1인치(약 2.5센티미터) 정도되는 온전한 크기로 성장한다. 눈의 형태는 거의 구형에 가깝다.

이렇게 눈은 신체에 비해 크기는 작지만 매우 복잡한 기관이다. 맑고 뚜렷한 시각을 만들어내려면 눈의 모든 구조가 반드시 제대로 기능해야 한다. 즉 눈은 빛을 포착하고 상을 맺으며 그 메시지를 뇌로 전달하여 시각적 자극으로 감각을 만들어내는 기능을 한다.

각막

각막은 눈의 앞부분에 자리잡고 있으며 투명한 구조를 갖는다. 주요 기능은 망막에 빛의 초점을 이루어내는 것이다. 빛은 각막을 통과하면서 굴절되거나 휘어져 망막에 선명한 초점을 맺게 된다.

공막(흰자위막)

공막은 눈의 흰 부분으로 안벽을 구성한다. 공막은 눈 속에 있는 모든 내용물을 구조적으로 지지한다.

결막

결막은 눈꺼풀 안쪽 면 위에 있는 얇은 조직층으로 눈 앞쪽의 공막을 덮는다. 결막에는 점액 분비 세포가 들어 있다. 결막의 주 기능은 눈의 윤활 상태를 잘 유지시키는 것이다.

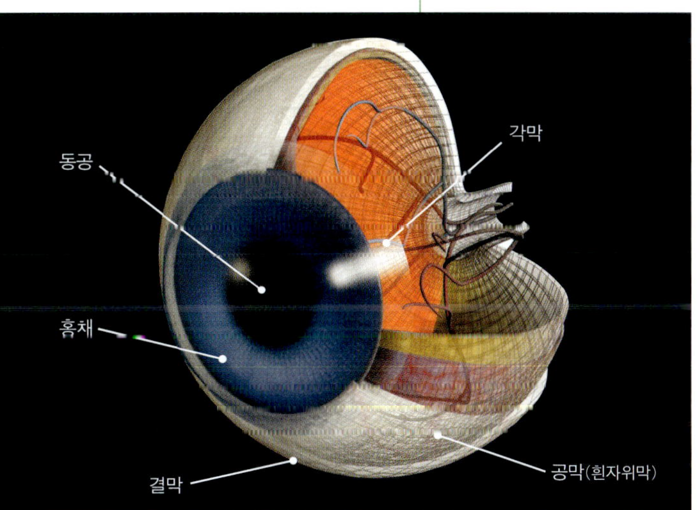

눈의 앞부분

빛은 각막을 통과하여 눈으로 들어온다. 각막은 광선을 휘게 만들어 망막에 뚜렷한 초점이 맺힐 수 있게 돕는다. 그리고 나서 빛은 동공을 통과하여 뒤에 있는 망막으로 들어간다.
홍채(눈에 색깔이 있는 부분)는 외부 광선의 동공 통과를 차단하는 역할을 한다. 공막은 눈의 흰 부분으로 눈의 여러 구성 요소들을 제자리에 머물게 만든다.
결막에는 수분을 분비하는 세포가 들어 있다.

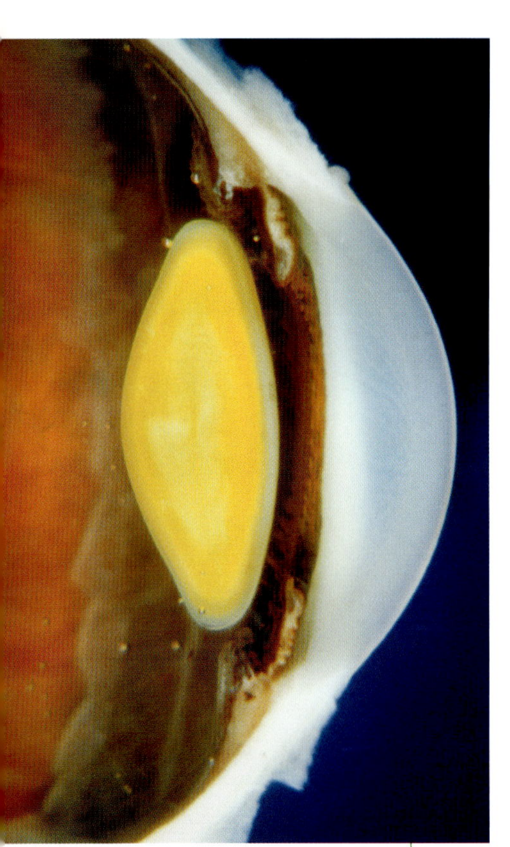

눈의 단면도. 오른쪽으로 각막(희미한 파란색 부분)과 중심에 수정체(노란색 부분)가 보인다.

홍채

홍채는 눈 속 색깔이 있는 부분으로 각막과 수정체 사이에 자리잡고 있다. 홍채의 색깔은 그 자체 색소 침착의 정도에 따라 결정된다. 즉 파란 눈을 가진 사람은 갈색 눈을 가진 사람보다 홍채 안에 있는 색소가 적다. 홍채의 주요 기능은 밖에서 동공을 통해 눈으로 들어오는 빛을 차단하며 빛의 양을 조절하는 것이다.

동공

동공은 홍채 중심에 있는 검은 부분으로, 빛은 동공을 통과하여 망막으로 향한다. 어두운 곳에서는 동공이 확장되어 더 많은 빛이 들어오게 하고, 밝은 빛이 있는 곳에서는 눈을 통해 망막으로 너무 많은 빛이 들어오지 않도록 동공의 크기가 작아진다.

동공의 크기는 사용하는 여러 가지 약물에 따라 영향을 받을 수 있다. 예를 들어 코카인을 섭취하는 사람은 종종 동공이 확장되며, 헤로인을 섭취하는 사람은 동공의 크기가 정상보다 작다.

수양액

수양액은 눈 앞쪽에 있는 액체이다. 각막과 수정체에 영양분을 공급하고 눈 앞부분 안쪽의 노폐물을 제거하는 기능을 한다.

렌즈(수정체)

눈 가운데에 자리잡고 있는 수정체는 각막과 더불어 망막에 빛의 초점을 만들어 내는 역할을 한다. 수정체에는 무수하게 많은 미세 수정체 섬유소들이 질서 정연하게 배열되어 있어서 빛이 통과할 때 간섭을 받지 않고 망막에 도달할 수 있게 한다. 사람이 나이가 들면 수정체가 점점 혼탁해지는 백내장이 발생하기도 한다.

유리체액

눈의 수정체와 망막 사이에 있는 큰 구획 부분을 유리체방이라 하는데, 이곳에는 젤리와 같은 농도의 유리체액이라 불리는 투명한 물질이 들어 차 있다.

유리체방의 주요 기능은 눈의 정상적인 형태를 유지하고 망막에 초점이 정확하게 맺힐 수 있도록 빛이 통과하는 투명한 경로를 만들어내는 것이다.

유리체액은 눈 전체 부피의 약 80%를 차지한다.

망막

망막은 눈으로 들어온 빛을 받아들이고 처리하는 중요한 조직이다. 눈을 카메라

작동 구조로 비유한다면, 망막은 눈으로 본 이미지를 포착하는 필름이라 할 수 있다. 밍막에는 추상체와 간상체라 불리는 수백만 개의 광수용체(감광체)가 들어 있으며, 대부분의 광수용체 세포는 간상체(간상세포)로 망막 주위에 자리잡고 있다. 간상체는 주로 밤에 기능하며 야간 시력과 동작 감지에 중요한 역할을 한다.

망막 중심(황반)에 있는 광수용체 세포의 대부분은 추상체이다. 추상체는 빛이 밝은 환경 속에서 주로 기능하며 색조 감각과 미세 시각을 구별한다.

시신경

시신경(제2의 뇌신경)은 망막에서 나온 신호를 뇌에서 해석할 수 있도록 전달하는 중요한 조직체이다. 시신경은 백만 개 이상의 신경돌기로 이루어져 있고 뇌의 각 부분으로 시각 정보를 전달한다.

황반

황반은 망막의 중심 부분에 있으며, 맑고 뚜렷한 시력을 갖는 데 매우 중요한 역할을 한다. 황반의 손상 원인은 일반적으로 나이가 들면서 황반이 변성되거나 당뇨병성 망막병증으로 인한 황반부종 때문이다. 원인을 불문하고 황반에 손상이 생기면 대개 심각한 시력 저하가 일어난다.

비록 안구 전체 조직이 잘 기능한다 하더라도 시신경이 손상되면 눈을 통해 들어온 시각 정보가 뇌로 전달되지 못하므로 결국 실명한 것과 다름 없다.

눈의 개요도

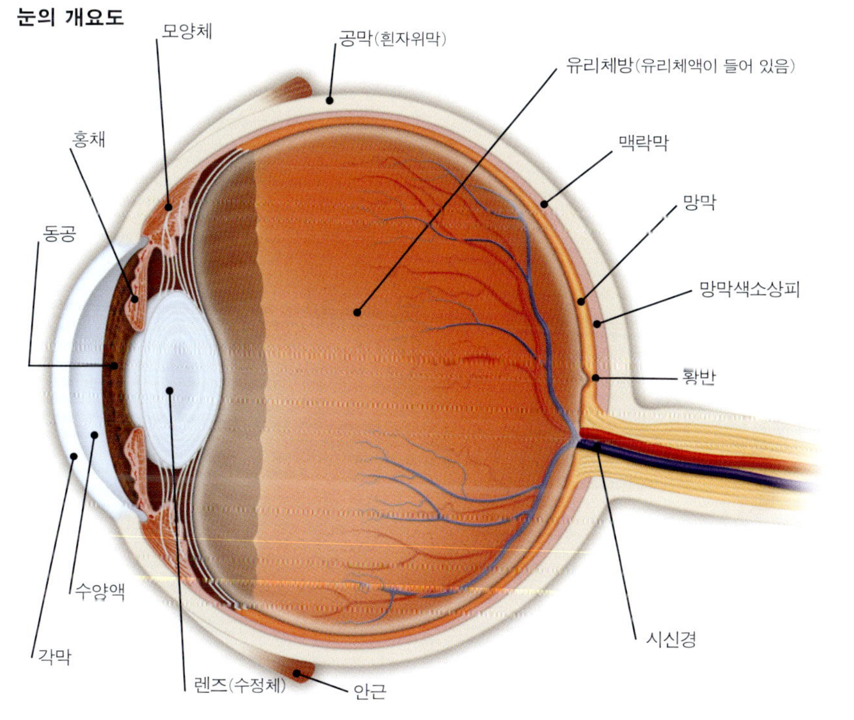

수정체는 망막에 상이 맺히도록 빛을 가져다준다. 빛은 유리체방을 지나 망막에 도달하며 시신경은 시신호를 뇌로 전달한다.

중심와高

황반 중앙에 있는 자그마하게 함몰된 오목하게 패인 부분으로 이곳에는 추상체만 들어 있다. 가장 뚜렷한 상이 맺히는 곳이다.

맥락막

맥락막은 망막색소상피와 눈의 뒷벽 사이에 자리한 도관 조직으로 망막과 망막색소상피로 영양분을 공급하는 기능을 한다.

맥락막에는 멜라닌이라 부르는 색소가 들어 있으며, 이 색소는 밖에서 들어오는 빛을 흡수하여 눈이 뇌로 전송하는 이미지의 간섭을 막는다.

망막색소상피

망막색소상피는 망막 바로 뒤 맥락막 앞에 자리잡고 있다. 이 조직체의 여러 가지 기능 중에는 광수용체를 지원하고 퇴화된 광수용체를 청소하는 중요한 기능이 있다.

안근

눈의 안벽 바깥 면에 붙어 있는 근육은 여섯 개가 있다. 두 눈으로부터 뻗어 나온 근육은 함께 작용하여 두 눈이 동시에 하나의 물체를 바라볼 수 있게 한다.

안근은 사람이 책을 읽거나 운전 중에 있을 때 신속하게 한 물체에서 다른 물체로 초점을 맞출 수 있도록 정확하게 눈을 움직인다.

눈꺼풀

위와 아래쪽의 두 눈꺼풀은 바깥 부분은 얇은 피부층으로 되어 있고, 안쪽 면에는 수분이 있는 결막층으로 이루어져 있다.

눈꺼풀의 기능은 눈꺼풀을 수시로 깜빡이면서 눈으로 들어오는 빛의 통로를 가로막는 이물질로부터 눈을 보호하는 것이다.

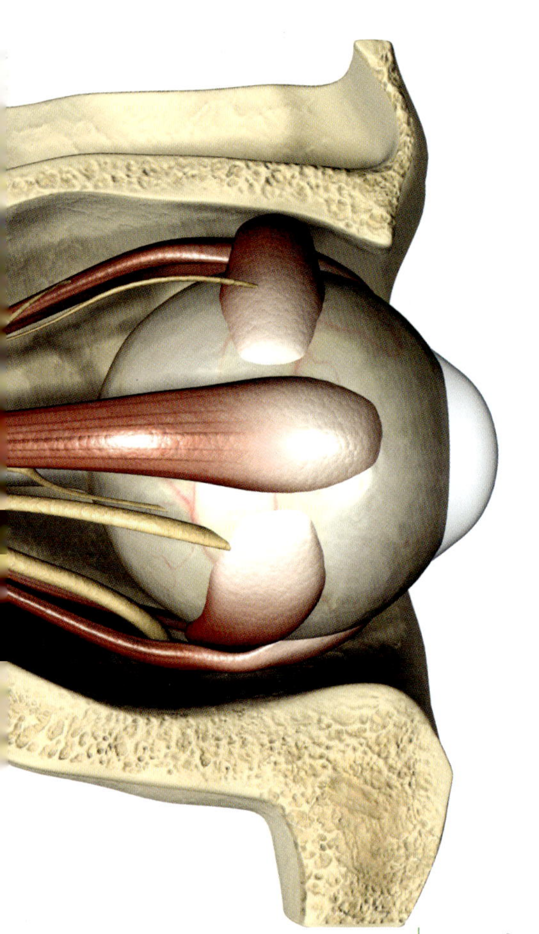

안구는 골성안와 중심에 자리잡고 있다. 안근은 안구에 붙어 있으며, 눈이 여러 방향을 바라볼 수 있도록 움직임을 돕는다.

사람의 눈은 분당 평균 15회에서 20회 정도 자율적으로 깜박이는데 매일 약 3만 번 정도 깜박인다.

안와

안와는 각 안구가 들어 앉아 있는 조직의 포켓으로, 벽은 일곱 가지의 서로 다른 안면 뼈로 이루어져 있다. 각 안구는 안와의 중심에 자리잡고 있으며, 안와 내에서 근육, 신경, 혈관, 지방 및 눈물배출 시스템 조직에 둘러싸여 있다. 시신경은 안와의 뒤쪽으로 빠져 나와 시각 정보를 뇌로 전달한다.

눈물배출 시스템

눈물배출 시스템은 눈물을 만들어내 눈 표면에 눈물을 배급하고 과다한 눈물은 배출시키는 기능을 한다.

눈물샘은 안와(눈 소켓) 위 바깥 부분에 자리잡은 조직체로 눈 표면을 적시는 눈물을 만들어내는 중요한 부분이다.

눈물점은 눈물이 눈으로부터 코로 빠져나가는 구멍으로 눈꺼풀 위, 아래 안쪽에 두 개가 있다.

코눈물주머니는 눈과 코 사이 피부 아래에 자리잡은 작은 주머니로 눈에서 나온 눈물을 모아 코로 빠져나가게 도와준다.

코눈물관은 피부 아래에 있는 관으로 코눈물주머니에서 나온 눈물이 이 관을 통해 아래에 있는 코로 흘러나간다.

눈물막은 눈의 앞 표면을 적시며 각막에 영양분을 제공하고 눈의 건조를 방지하며 눈 표면의 이물질을 제거한다. 눈물 속에는 물, 지질, 점액의 세 가지 성분이 있다.

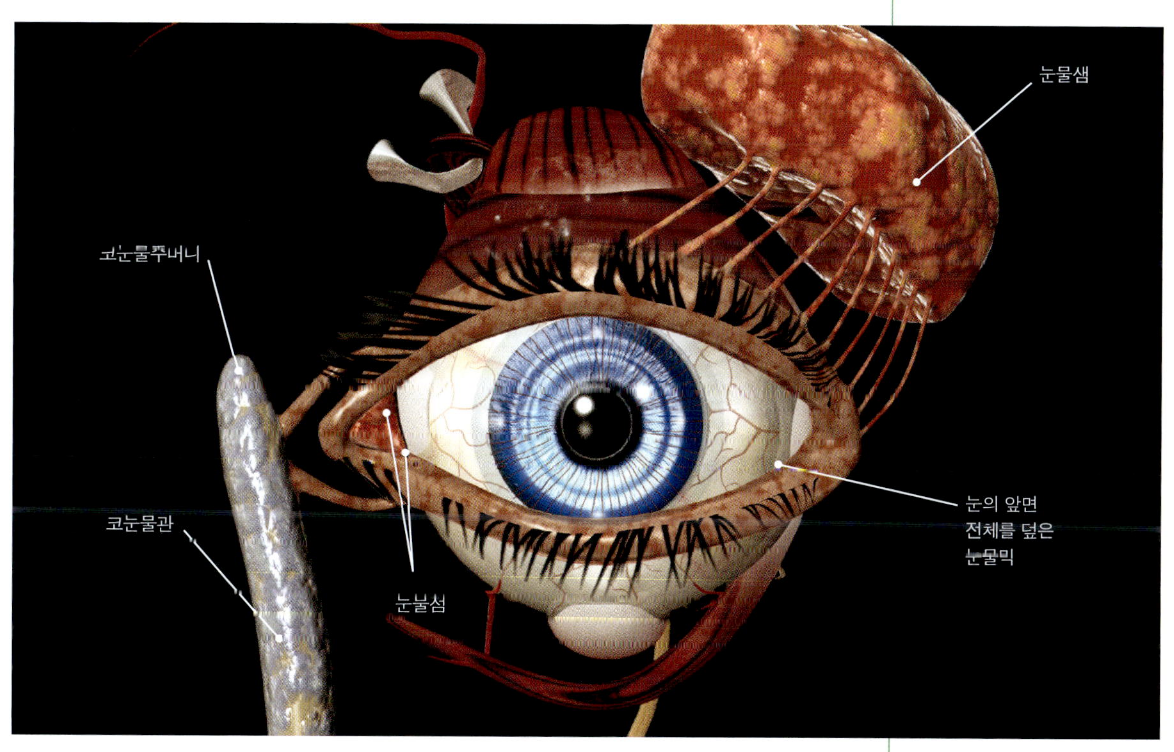

눈물은 눈물샘에서 만들어져 눈의 앞 표면을 적신 후 눈물점으로 들어가 코눈물주머니와 코눈물관을 통과하여 결국 코 속으로 배출되고 아래 목구멍으로 들어간다. 눈물은 눈의 앞 표면을 덮고 있지만 안방수와 유리체액으로 들어 찬 눈의 내부와 직접 연결되지는 않는다.

눈은 어떻게 사물을 보는가

한 물체를 바라볼 때에는 그 물체가 받은 빛의 일부가 물체에서 반사되어 눈으로 들어오는 것이다. 광선이 도달하는 눈의 첫 번째 조직체는 각막이다. 빛은 각막을 통과하면서 굴절되거나 약간 휘어져서 초점을 만들어낸다. 각막을 통과하여 들어간 빛은 눈의 더 깊은 곳을 향해 계속 여행한다. 광선이 만나게 되는 다음 조직체는 홍채와 동공이다. 홍채는 광선을 눈의 더 깊은 곳으로 들어가지 못하도록 차단하며 동공을 지나 들어간 광선에 한해 처리를 한다.

동공의 크기는 주변 환경의 밝기에 따라 변한다. 날씨가 화창하고 밝은 날에는 동공이 수축하여 광선이 과다하게 눈으로 들어오는 것을 막고, 반대로 주변이 어두워지면 눈의 뒤쪽으로 들어오는 빛의 양을 극대화시키기 위해 동공을 확장한다.

광선이 도달하는 다음 조직체는 수정체다. 수정체는 광선을 약간 더 굴절시키거나 휘게 해 초점을 만들어내는데, 유리체방을 통과하여 망막에 초점을 만든다. 망막 속의 서로 다른 광수용체들은 각각 다른 빛의 파장에 의해 자극을 받는다. 망막 속 활성화된 세포들이 만들어낸 신호는 시신경으로 전달되고, 시신경은 이 신호를 다시 뇌로 전달하며, 뇌는 이 신호를 처리하여 감각을 만들어낸다.

물체는 태양이나 다른 광원의 빛을 받아 눈에 보이게 된다. 광선의 일부는 물체로부터 반사되어 사람의 눈으로 들어온다.

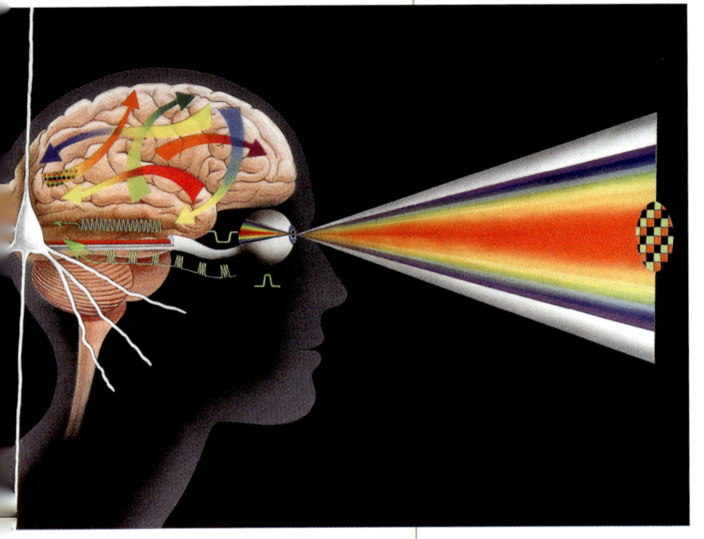

시력

시력은 눈이 얼마나 미세하게 바라볼 수 있는가를 알아보는 측정치이다. 아직 말도 하지 못하는 아기의 경우에는 물체에 눈을 고정시키고 눈으로 물체를 따라갈 수 있는 능력이 있는지로 시력을 알아본다. 어린 아이들의 시력은 여러 가지 그림을 거리를 바꾸며 보여 주면서 측정할 수 있다. 청소년이나 성인은 크기가 다른 여러 가지 알파벳이 들어 있는 스넬렌 시력표를 이용하여 주기적으로 측정하는데, 시력표로부터 정해진 거리만큼 떨어진 곳에 서서 판독할 수 있는 알파벳의 크기가 작을수록 시력은 좋은 것이다. 시력 테스트할 때에는 대개 한쪽씩 눈을 가리고 측정해서 각 눈의 시력을 알아본다. 시력은 광학적 교정장치(안경이나 콘택트렌즈)를 착용하고 테스트하여 교정장치를 통해 눈의 시력이 얼마나 향상되는지 알아볼 수 있다.

20/20 시력

시력 테스드 결과는 분수로 나타낸다. 분수의 분자는 시력표로부터 떨어져 서서 시력표에 있는 가장 미세한 항목을 판독할 수 있는 거리(단위: feet)를 말한다. 또 분수의 분모는 정상 시각을 가진 사람이 시력표로부터 떨어져 서서 시력표상의 동일한 항목을 판독할 수 있는 거리(단위: feet)를 나타낸다.

예를 들어 만일 시력이 20/200이라면 시력표상의 가장 작은 문자를 읽을 수 있는 거리가 20피트이지만 정상 시각을 가진 사람은 이와 동일한 문자를 200피트 떨어진 거리에서 읽을 수 있다는 의미이다. 그러므로 완벽한 시력은 20/20이다.

색조감각

망막에는 여러 가지 특별한 광수용체라 불리는 세포들이 있는데 이들은 서로 다른 파장의 빛을 흡수한다. 광수용체 세포는 간산체아 추상체의 두 가지 종류가 있나. 산상제는 빛이 희미한 횐경에시 물체를 감지하시난 색조를 감지하진 못한다. 이는 어두운 곳에서 물체의 색깔 구별이 어려운 이유이기도 하다. 반면에 추상체는 밝은 환경 속에서 최고

자외선의 파장은 특별한 감지장치 없이 인간의 눈에 보이지 않지만, 몇몇의 새와 물고기는 자외선 범위의 파장을 감지할 수 있다.

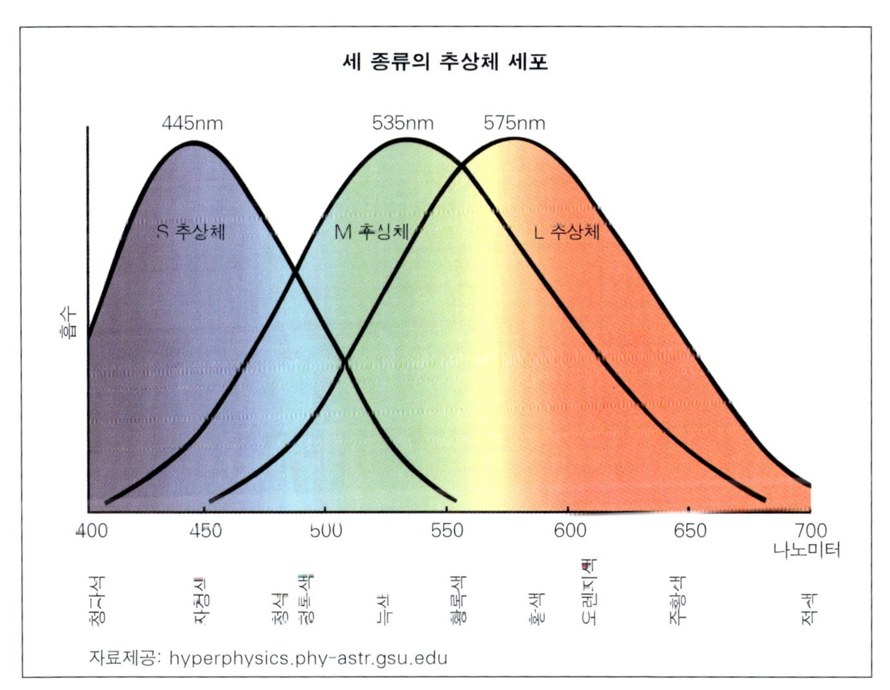

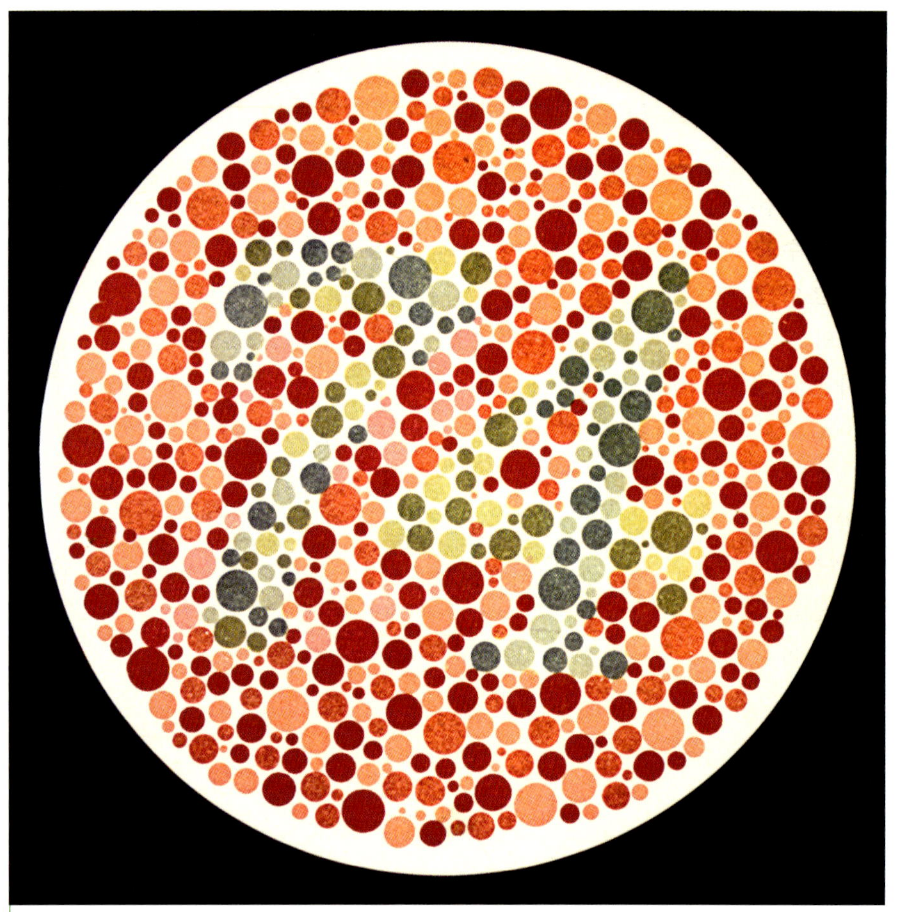

로 반응한다. 추상체 세포는 S 추상체, M 추상체, L 추상체의 세 가지 종류가 있다. 세 가지 종류의 추상체 세포는 각각 정해진 빛의 파장에 최대로 반응한다. S 추상체는 짧은 파장의 빛에, M 추상체는 중간 정도의 파장의 빛에, 그리고 L 추상체는 길이가 긴 파장의 빛에 반응한다.

인간의 망막은 350나노미터에서 750나노미터까지의 파장을 가진 빛을 인식할 수 있다. 청색이나 보라색을 띤 물체는 400~500나노미터 범위의 파장을 지닌 빛을 제외한 나머지 모든 빛을 흡수한다. 이렇게 짧은 파장을 가진 빛은 물체 표면으로부터 반사되어 망막 속에 있는 S 추상체를 자극한다.

색맹이어도 대부분의 사람들은 색을 볼 수 있으며, 단지 서로 다른 색상과 색조를 잘 구별하지 못할 뿐이다.

마찬가지로 주황색이나 적색을 띤 물체는 600~700나노미터 범위의 긴 파장 빛을 물체로부터 반사하며 나머지 파장의 빛을 흡수하는데, 반사된 빛을 L 추상체가 감지한다. 뇌는 빛을 인식하려고 자극받은 망막 속의 각각 서로 다른 광수용체 세포로부터 전달된 신호를 조합한다. 사람이 볼 수 있는 가시광선의 아래 파장에 있는 빛은 자외선이며 가시광선의 위 파장에 있는 빛은 적외선이다.

남성의 약 5~8%, 여성의 약 1% 미만이 색맹이다. 색맹은 대개 유전적인 영향을 받으며, 가장 흔한 색맹은 적-녹 색맹이다. 이는 추상체 세포 중 어느 한 종류의 결함 때문으로, 예를 들어 M 추상체 세포가 녹색 파장의 빛에 반응하는 대신 적색에 가까운 파장의 빛에 반응하면 생긴다.

색맹 검사는 흔히 이시하라식 색맹 검사Ishthara color test 방식을 이용한다. 이 검사는 수많은 점으로 이루어진 일련의 그림으로 이루어졌다. 즉 그림의 배경은 한 색조의 점으로 이루어졌고, 그 그림 속에 다른 색조의 점으로 숫자가 써있다. 정상의 색조 감각을 가진 사람은 그림 속 숫자 인식에 어려움이 없지만 색맹이면 숫자 확인에 어려움을 겪는다. 유전적으로 물려받은 색맹 외에도 시신경에 가해진 어떤 장애가 색상 인식 능력을 저하시키기도 한다.

시야

시야는 앞을 똑바로 바라보고 있을 때 주변 혹은 측면 시각의 크기이다. 건강한 눈은 안쪽(코를 향해)으로 $60°$, 밖(코 바깥쪽을 향해)으로 $100°$, 중간선으로부터 위로 $60°$, 아래로 $75°$의 폭을 볼 수 있다. 녹내장이나 늘어진 눈꺼풀 그리고 뇌졸중 같은 질환은 사람의 주변 시야를 감소시킬 수 있다.

주변 시야는 다양한 방식으로 측정할 수 있다. 가장 보편적인 검사로는 대면 시야검사, 골드만 시야검사, 표준 자동 시야측정법이 있다. 시야검사를 행할 때에는 대개 검사를 하지 않는 눈은 덮개로 가리고 검사한 후 다른 쪽을 검사해 각각의 눈을 별도로 검사한다.

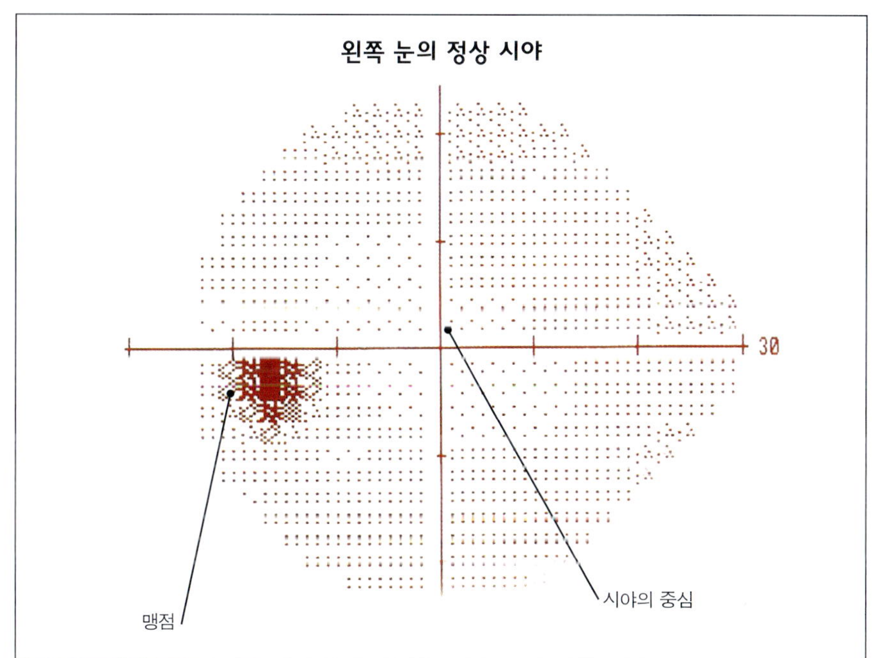

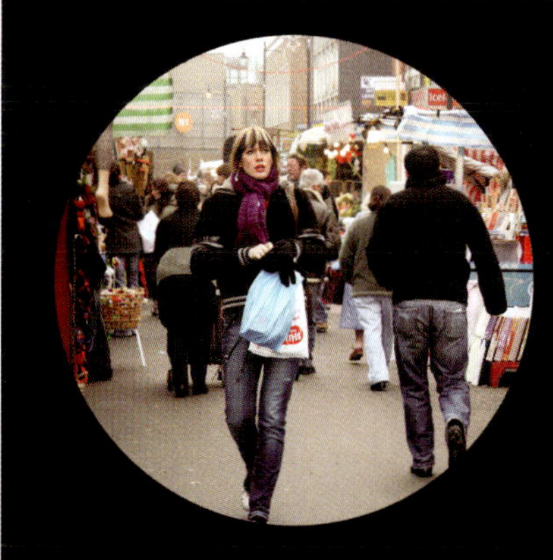

정상 시야

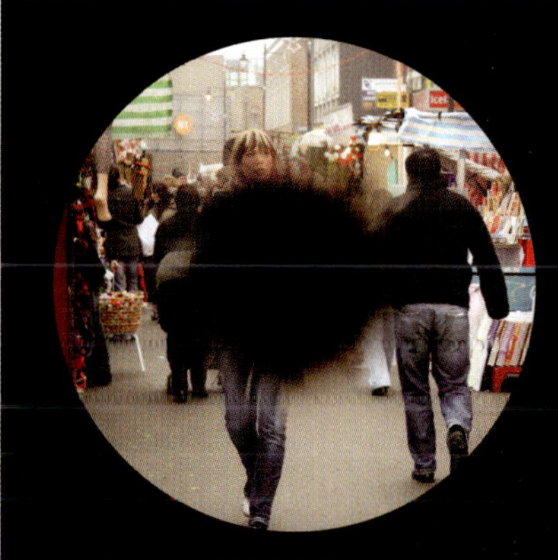

망막에 황반변성이 있으면 중심
시각을 상실할 수 있다.

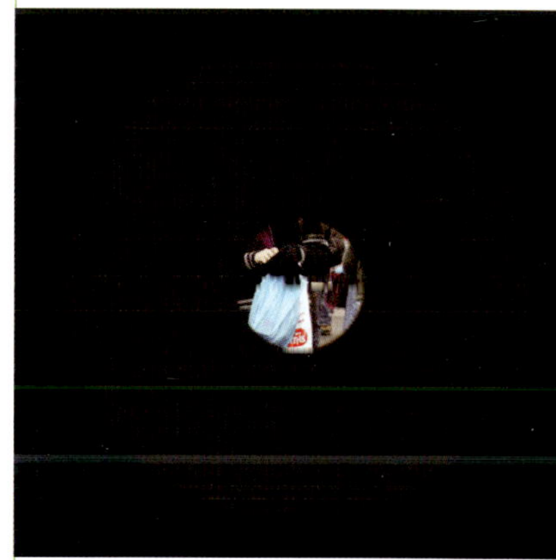

녹내장이 심해지면 주변 시야의
상당부분을 잃는다.

19쪽 아래에 있는 그림은 정상으로 판정받은 시야의 검사 결과 예를 보여주는 것이다. 이것을 보면 출력물의 중심에는 가장 뚜렷하고 선명한 시각이 자리한다. 출력물의 중심에서 벗어난 곳에는 검은 점이 있음을 볼 수 있는데, 이것은 맹점을 나타낸다. 맹점은 한 마디로 시신경 다발이 지나가는 통로로, 사람의 눈에는 모두 맹점이 있다. 하지만 이 부분에는 시세포가 분포하지 않고 시신경은 눈으로 들어온 빛을 흡수할 수 없으므로(시신경의 기능은 망막의 신호를 뇌로 보내는 것이다) 사람은 맹점에 자리잡은 물체를 볼 수 없다.

사람은 대개 맹점이 있음을 알아채지 못하는데 이는 우리가 물체를 볼 때 두 눈으로 동시에 바라보기 때문이다. 즉 한쪽 눈의 맹점에 자리잡은 물체는 다른 쪽 눈의 맹점에는 없기 때문에 볼 수 없다.

질환은 눈이나 뇌의 여러 조직에 영향을 미칠 수 있으며, 관여한 조직에 따라 시야에 영향을 미치는 정도가 달라진다. 예를 들면 나이 들어 일어나는 망막의 황반변성은 망막 중심부 세포에 손상을 입혀 중심 시각의 상실로 이어진다. 그러나 망막 중심부 밖에 자리잡은 세포는 영향을 받지 않으므로 이런 환자는 대개 정상적인 주변 시야를 가진다.

이와 달리 녹내장은 주변의 정보 전달 세포에 영향을 미치므로 주변 시야가 저하된다. 녹내장이 점점 심해진 환자는 갈수록 시야가 좁아지는 관모양 시야를 가지게 되며, 이렇게 되면 시각 중심부의 물체만 볼 수 있다.

법적맹(법적 시각상실)

미국, 캐나다 및 많은 유럽 국가들의 경우, 법적맹은 양쪽 눈(필요 시 안경이나 콘택트렌즈 등을 착용한 상태에서) 중 더 좋은 쪽 눈의 최대 교정 시력이 20/200 이하이고 주변 시야가 20° 이하일 경우로 정의한다. 이것이 의미하는 것은 비록 안경이나 콘택트렌즈를 착용하고 두 눈으로 시력표의 가장 큰 알파벳 대문자 'E'를 볼 수 있다 하더라도 법적맹의 조건에 해당될 수가 있다는 것이다. 호주의 경우에

안과 의료전문가 선택 방법

- 해당 의료인의 학위와 자격을 살펴보고 올바른 교육을 받았는지 확인한다.
- 안과 의료전문가에게 진료에 필요한 교육훈련이나 서비스 수행 경험을 충분히 가지고 있는지 물어본다.
- 만일 외과적 처치를 필요로 할 경우, 의료인에게 동일한 외과 처치 수행 횟수가 얼마나 되는지 물어본다.
- 받고자 원하는 진료에 경험이 있는 가족이나 주변 지인 혹은 자신의 일차 진료 담당의사의 추천을 받는다.

는 안경이나 콘택트렌즈를 착용하고 두 눈 중 더 좋은 쪽 눈의 시력이 6/60 이하이고 시야가 10° 미만일 경우 또는 이 두 가지가 모두 해당될 경우를 법적맹으로 정의한다.

　마지막으로 법적맹의 시력 수준과 차량 운전에 요구되는 시력 수준이 다르다는 것을 알아야 한다. 미국의 경우 운전에 요구되는 시력은 주州마다 다르며 저시력전문가국제학회International Academy of Low Vision Specialists에서는 각 주에서 요구하는 기준을 제공하고 있다. 캐나다의 경우 시력이 20/50보다 나쁘면 운전면허 취득 자격이 없거나 주간 운전에 한정된 면허만 받을 수 있다. 상세한 정보는 국립캐나다맹인협회CNIB에서 알아볼 수 있다. 호주의 경우 각 주별 도로교통관리국의 관련 규정을 확인해야 한다.

> 법적맹을 어떤 빛도 전혀 볼 수 없는 상태로 오해해서는 안 된다. 사실 법적맹인 사람들도 많은 활동을 충분히 할 수 있을 정도로 잘 볼 수 있다.

안과전문의

시력에 문제가 있어 안과전문의의 도움을 구해야 할 경우 적절한 도움을 줄 수 있는 자격을 갖춘 능숙한 사람을 찾아가는 것이 중요하다.

안과의사

안과전문의는 의사다. 미국의 경우 안과의사는 대학과 의과전문대학의 학위를 가지고 있으며, 각 4년 동안 학위취득을 위한 공부와 의과대학 졸업 후 추가 3년 동안 환자의 눈을 치료하는 의학 및 외과치료 훈련 과정을 거쳐야 한다. 한국에서는 6년 동안 의과대학에서 공부를 한 후 1년의 인턴과 4년의 전문의 과정을 거친다.

검안사

검안사는 안과진료 전문가로 미국의 경우 4년간의 대학 과정과 4년간의 검안전문학교 학위 과정을 거친다. 한국의 경우 2년제 이상의 학부 과정을 거친다.

　이들은 안경과 콘택트렌즈를 처방하고 눈의 질환을 진단하는 공식 훈련 과정을 이수한다. 미국의 어떤 주에서는 사소한 안질환의 경

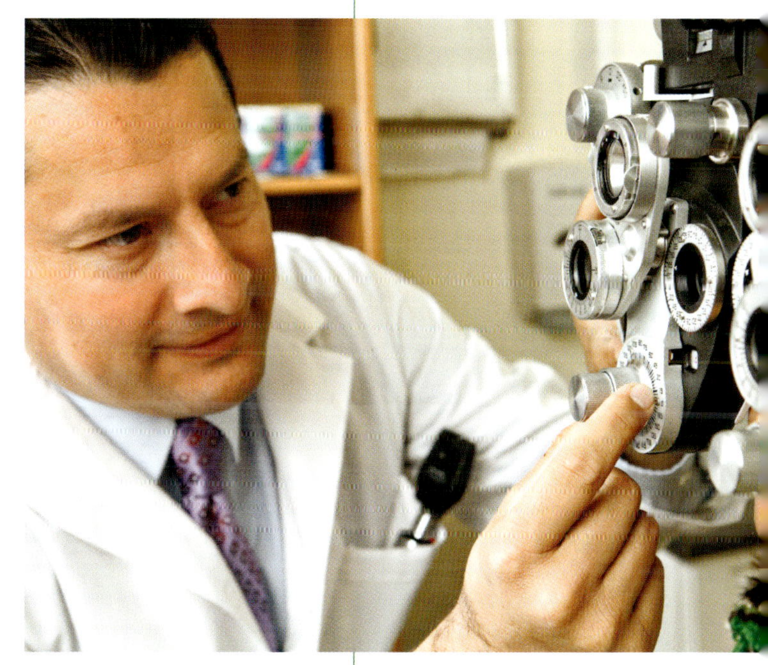

검안사가 환자의 안경 처방을 확인하기 위해 장비를 사용하는 모습

우 검안사가 치료를 위해 의약품을 처방할 수도 있다. 하지만 외과적 치료는 할 수 없다.

안경사

안경사는 필요한 안경을 전문적으로 제작하는 사람으로 안경의 틀을 점검하여 렌즈를 정확하게 안치시키는 일을 한다. 하지만 안경사는 투약 처방을 하거나 외과적 처치를 할 수 없다. 한국에서는 검안사와 안경사의 구별이 없다.

사시교정 전문가

사시교정 전문가는 눈의 움직임이나 정렬에 문제가 있는 환자를 돌보는 전문가이다. 이들은 보통 사시나 복시를 치료하는 안과의사를 보조하며, 프리즘과 광학

안과 의료인의 유형	
안과의사	● 정규 안과 검진 수행 ● 백내장이나 녹내장 같은 눈의 질환을 진단하고 치료 ● 당뇨망막병증과 같이 눈에 영향을 미치는 생리적 상태 진단 ● 안경, 콘택트렌즈, 저시 보조 도구와 투약 처방 ● 백내장 수술이나 굴절교정수술 같은 외과적 처치 수행
검안사	● 정규 안과 검진 수행 ● 백내장이나 녹내장 같은 눈의 질환 진단 ● 당뇨망막병증과 같이 눈에 영향을 미치는 생리적 상태 진단 ● 안경, 콘택트렌즈, 저시 보조 도구 처방 ● 눈의 외과적 처치는 수행하지 않음
안경사	● 안경을 보정하거나 맞춤 제작 ● 알맞은 크기의 안경 틀을 제작하기 위해 얼굴 측정 ● 알맞은 안경류 보급 ● 고객에게 알맞은 안경류 착용 및 관리 방법을 알려줌 ● 안경이나 콘택트렌즈를 처방하지는 않음 ● 눈의 질환을 치료하거나 검사하지 않음

장비를 사용하여 눈의 정렬을 돕는다. 사시교정 전문가 역시 투약 처방이나 외과적 처치는 할 수 없다.

호주와 뉴질랜드의 경우도 유형별 안과전문 진료인의 자격이나 교육훈련 과정이 약간 다르긴 하지만 미국과 거의 비슷하다. 한국의 경우 사시교정 전문가는 없다.

일상 검안

일상 검안은 대개 안과진료 전문가가 눈에 관한 완전한 이력을 알고 눈의 상태를 파악하기 위해 시작한다. 검안 도중에 받게 될 질문 중에는 눈 때문에 귀찮은 문제가 있는지, 백내장이나 녹내장 같은 안질환이 있는지, 가족 중 눈에 문제가 있는 사람이 있는지 등이 포함된다. 알고 있는 어떤 특별한 눈의 문제가 있으면 검안 일에 눈 진단 결과나 과거 눈에 관한 치료기록의 복사본을 가져가면 매우 유용하다.

이것 이외에 의사가 물어보는 것은 눈에 상처를 입은 적은 없는지 혹은 눈에 외과적 처치를 한 경우가 있는지에 관한 것들이다. 안과진료 전문가는 안경이나 콘택트렌즈 착용 여부를 알아보고자 할 것이다. 만일 가장 최근의 안경 혹은 콘택트렌즈 처방기록을 가지고 있다면 검안일에 가져가는 것도 유용하다. 안과 이외의 다른 의료기록도 물어볼 수 있는데, 그 이유는 당뇨병, 고혈압, 갑상선 질환은 시간이 경과함에 따라 눈에 손상을 줄 수 있기 때문이다.

안과의사는 환자의 모든 처방과 처방전 없이 사용한 약, 비타민 및 건강식품에 관해서도 알아볼 것인데, 그 이유 또한 종류에 따라 눈에 해로운 것과 도움이 되는 것이 있기 때문이다. 기타 질문으로 담배나 불법약품 사용 여부를 물어볼 수도 있다. 환자는 이런 질문에 정직하게 대답해야 하며, 그렇게 함으로써 의사는 완전한 병력(의료기록)을 남길 수 있다.

안과 검진 스케줄

안과 검진의 빈도는 나이, 병력, 자신이 아는 눈의 상태, 그리고 눈의 상태에 관한 가속의 이력 등 여러 가지 요인에 따라 좌우된다.

미시건 수립대 의과대학의 켈로그 안과센터에서는 바람직한 검진 빈도를 25쪽 표와 같이 추천했는데, 여기에는 개인이 나이에 따라 얼마 만에 안과 검진을 받아야 하는지에 관해 정리되어 있다.

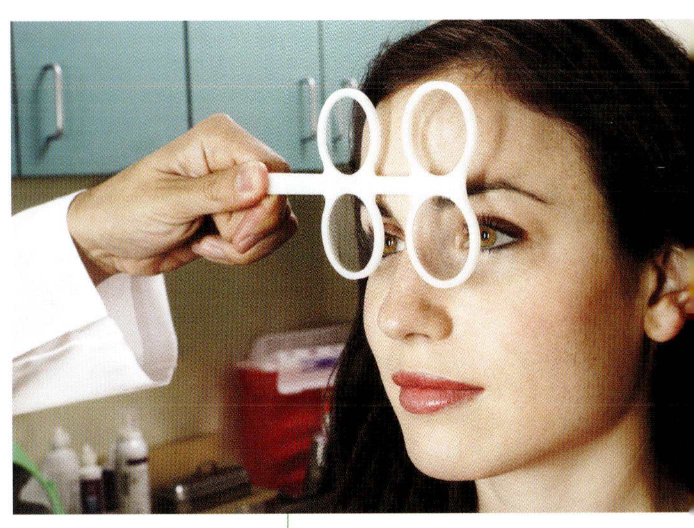

안과의사는 검진하기 전 환자 눈의 이력과 병력(의료기록)을 확인한다.

안과의사에게 물어봐야 할 질문

- 오늘 검진 시 어떤 종류의 눈 검사를 행하게 됩니까?

- 지난번 검진 이후 나의 눈에 새로운 문제점이 발견된 것이 있습니까?

- 내 양쪽 눈의 시력이 지난번에 비해 달라진 게 있나요?

- 내 눈에 가족력에 기인한 어떤 이상은 없나요? 만일 그런 이상이 있다면 부모, 배우자 및 자녀들도 검진을 받아야 할까요?

- 만일 내 눈에 어떤 문제가 있다면 그것을 해결할 가장 최선의 방안은 어떤 것입니까?

높은 위험을 가지고 있기 때문에 안과 검진을 자주 받을 필요가 있는 그룹	
어린이	● 조산 신생아(미숙아) 특히 출생 체중이 작고 산소 보충을 요하는 경우
	● 출생 시 모성 감염 혹은 약물 남용의 이력이 있는 경우
	● 출산 중 태아가 고통을 겪은 경우
	● 선천성 눈 이상의 가족력이 있는 경우 이런 사례에는 사시, 약시, 백내장, 망막모세포종 같은 것들이 포함된다.
	● 의학적으로 시력에 영양을 미칠 수 있는 상태 이런 사례에는 겸상적혈구병, 당뇨병, 중추신경계 질환, 유전적 영향 혹은 신진대사 이상 같은 것들이 포함된다.
	● 부동시(굴절좌우부동) 두 눈의 안경 처방에 큰 차이가 있는 경우
	● 강력한 근시, 원시, 또는 난시 교정 처방
	● 선천성 백내장, 녹내장, 사시, 약시
	● 안과의 외과적 처치 이력이 있는 경우
성인	● 당뇨병
	● 고혈압
	● HIV/AIDS
	● 가족이나 개인의 녹내장 이력이 있는 경우 또는 나이와 관련된 망막황반변성
	● 콘택트렌즈를 착용한 사람
	● 눈을 외과적으로 치료한 이력이 있는 경우
	● 눈에 상처를 입은 이력이 있는 경우
	● 눈에 영향을 미칠 수 있는 의학적 상태(4장 참조)
	● 눈에 영향을 미칠 수 있는 약을 복용하는 경우(5장 참조)

출처: 미시건 주립대 의과대학 켈로그 안과센터

또 24쪽에는 특정한 병력을 가졌거나 눈의 손상 위험이 커서 안과진료 전문가를 가까이 해야 할 이력을 가진 사람들의 목록을 표로 작성했다.

시력 검사

성인의 표준 안과 검사는 대개 각 눈의 시력 검사로 시작한다. 원거리 시력 검사는 한쪽 눈을 덮고 다른 한쪽 눈으로 표 위에 있는 문자를 판독한다. 이 검사를 통해 교정 렌즈 없이 또는 현재 처방된 렌즈를 통해 얼마나 잘 볼 수 있는지를 검사한다. 만일 선명하게 보이지 않을 경우에는 안과진료 전문가는 굴절 검사를 실시하고 렌즈의 여러 가지 조합을 시도해 새로운 처방으로 시력이 더 나아지는지 확인한다.

원거리 시력을 검사한 후에 근거리 혹은 판독 시력을 평가한다. 보통 신문이나 잡지를 손으로 잡고 읽을 수 있는 거리만큼 떨어져서 작은 문자가 있는 카드를 두고 가장 작게 인쇄된 글씨를 판독한다. 만일 작은 글씨를 분명하게 읽을 수 없으면 독서를 위한 교정 렌즈가 필요한 것이다. 근거리 시력의 최적화를 위한 판독 처방의 적절한 정도를 결정하기 위해 측정값을 취한다.

안과 검진을 받을 때는 가급적 친구나 사랑하는 사람과 함께 가는 것이 좋다. 말을 들어주는 또 다른 사람이 곁에 있으면 안과의사가 눈 상태에 관해 이야기하는 정보를 정확히 기억하는 데 도움이 될 것이다.

눈의 정렬과 주변 시야

양쪽 눈이 각각 정확하게 정렬되었는지 그리고 여러 방향(위, 아래, 좌, 우, 코를 향한 방향)으로 응시할 수 있는지를 관찰하기 위해 검사가 이루어진다. 동공 검사는 방을 가로질러 응시하도록 한 상태에서 진료 의사가 밝은 광선을 눈 속으로 비추어 수행한다. 양쪽 눈의 기능이 정상적인 경우 밝은 광선은 양쪽 눈의 동공이 수축되도록 자극한다.

통상 행하는 검사를 통해 주변 시야도 점검한다. 이 단원 앞부분에서 간략히

안과 검진 빈도	
나이	빈도
0~6개월	소아안과의사에게 최소 1회
6개월~18세	매 2~4년마다
19~39세	매 3~5년마다
40~64세	매 2~4년마다
65세 이상	매 1~2년마다

출저: 미시건 주립대 의과대학 켈로그 안과센터

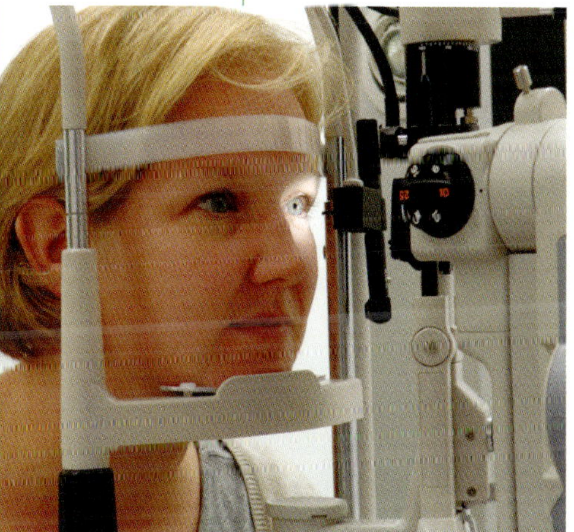

안과 진료의가 세극등을 사용하여 눈을 검사하는 모습

언급한 것처럼 시야 검사 방식은 여러 가지가 있다. 주변 시야를 검사하는 간단한 방식은 한쪽 눈을 가리고 앞쪽을 빤히 응시하도록 하는 것이다. 이때 검사자가 피검사자 주변 시야에서 손가락을 들어 올려 피검사자 눈에 보이는 손가락이 몇 개인지 물어본다. 나머지 다른 눈도 역시 마찬 가지 방식으로 검사한다.

세극등

세극등은 안과진료 전문가가 눈을 검사할 때 편리하게 사용하는 도구이다. 이것은 등의 밝기와 확대 수준을 조절하면서 검사하는 장비로, 검사자는 눈의 앞부분과 뒷부분에 있는 여러 조직의 정상 기능 여부를 집중적으로 점검할 수 있다.

피검사자는 턱을 턱 안치대에 붙이고 전방을 향해 기대는 자세를 유지해야 하며, 만일 검사를 진행할 때 머리 자세가 불편하면 편한 자세가 될 수 있도록 검사자에게 요청해야 한다.

검사자는 눈 앞부분의 모든 조직을 검사한다. 마취용 점안액을 주입하여 일시적으로 눈 앞부분의 감각을 없앤 후 플루오레신(형광물질)으로 눈 앞부분을 적시고 등을 밝혀 청색 필터에 노출된 모습을 검사한다. 또 검사자는 마취용 점안액과 플루오레신을 이용하여 눈의 안압을 점검한다.

눈의 압력을 점검하려면 피검사자는 눈을 크게 뜬 채 정상적인 호흡을 유지하고 안압계라는 세극등이 부착된 장비에 눈을 갖다 댄다. 눈 표면에 공기를 한 번 훅 하고 불어넣는 방식으로 안압을 검사한다.

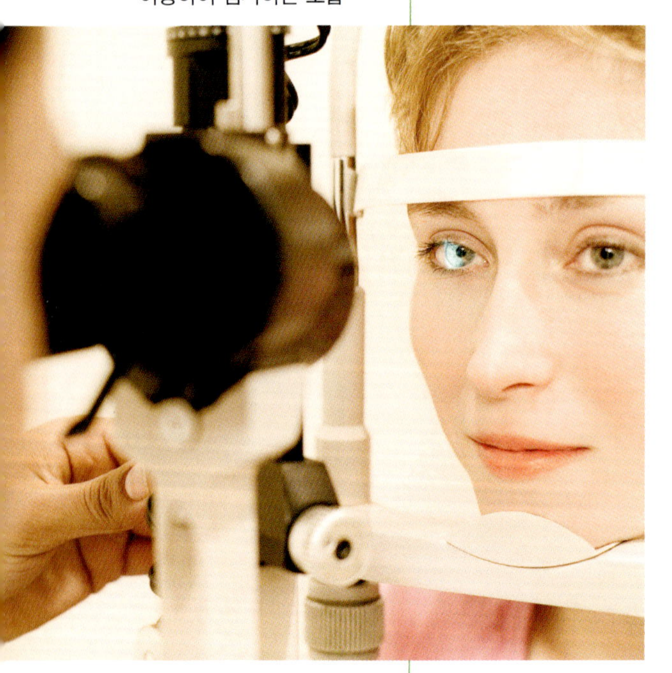

환자의 왼쪽 눈을 세극등을 이용하여 검사하는 모습

동공의 확장

종합 안과 검진에는 동공 확장 검진도 포함되는데 이 검사를 통해 눈의 뒤쪽 조직의 상세한 모습을 알아볼 수 있다. 동공 확장 검진에는 페닐에프린이나 트로피카마이드 점안액과 같은 약이 종종 사용된다. 투약 후 약 30분 정도 지나야 동공 확장이 일어나며 동공이 확장되면 일시적으로 시각이 흐릿해진다. 동공 확장이 지속되는 시간은 동공 확장용 점안액의 종류와 강도 그리고 홍채의 색깔 등 여러 가지 요인에 따라 좌우되는데, 보통 대부분 4~8시간 정도 동공 확장이 지속된다. 만일 24시간 이상 동공 확장이 지속되면 안과진료 전문가에게 알려야 한다. 동공 확장 검사 진행 중에 수정체, 유리체액, 망막, 혈관, 시신경 검사도 함께 이루어진다.

영아와 어린이 경우는 일상적인 종합 안과 검사의

내용이 다르다. 가족 중 눈에 관련된 질환을 가진 사람이 있다면 어린아이도 주기적으로 안과 검사를 받도록 하는 것이 바람직하다. 또 만일 부모가 녹내장, 당뇨망막병증이나 노환에 따른 망막황반변성과 같은 특정 질환이 있다면 여기에 소개된 검사 이상의 심도 깊은 검진을 받아야 한다. 이런 증상이 염려되는 사람은 반드시 안과 주치의와 상의해야 한다.

일반적인 안과 검사	
검사	기능
시력 검사	운전이나 독서와 같은 일상적인 활동 수행에 문제가 없게 잘 볼 수 있는지 확인
굴절	원거리나 근거리 시각을 향상시키기 위한 교정 렌즈 착용의 필요성 확인
안구 운동	바라보고자 하는 모든 방향으로 안구가 제대로 잘 움직이는지 확인
동공 검사	동공이 밝은 빛에 제대로 반응하는지 확인 시신경이 제대로 기능하는지 확인
시야 검사	각 눈의 주변 시야 점검
세극등 검사	안과진료 전문가가 눈의 앞부분 및 뒷부분에 있는 모든 조직의 상세한 모습을 확인하고 얻기 위해 수행
안압 측정	각 눈의 안압 점검, 안압이 높은 것은 녹내장 위험 요인이다.
동공 확장 검안경 검사	확장 점안액으로 동공을 확장시켜 망막, 혈관 및 시신경과 같은 조직의 모습을 자세히 살펴본다.

2

맑고 선명한 완전한 시각

소수의 복을 타고난 사람들은 영원히 안경이나 콘택트렌즈 없이 살아갈 수 있지만 나머지 다수의 사람들은 시각을 최적화할 수 있는 시각 교정 장치의 도움이 필요하다. 오늘날에는 기술의 발전으로 편리하게 착용 가능한 안경이나 콘택트렌즈가 만들어지고 있으며 굴절교정수술을 택하는 사람들도 점점 더 많아지고 있다.

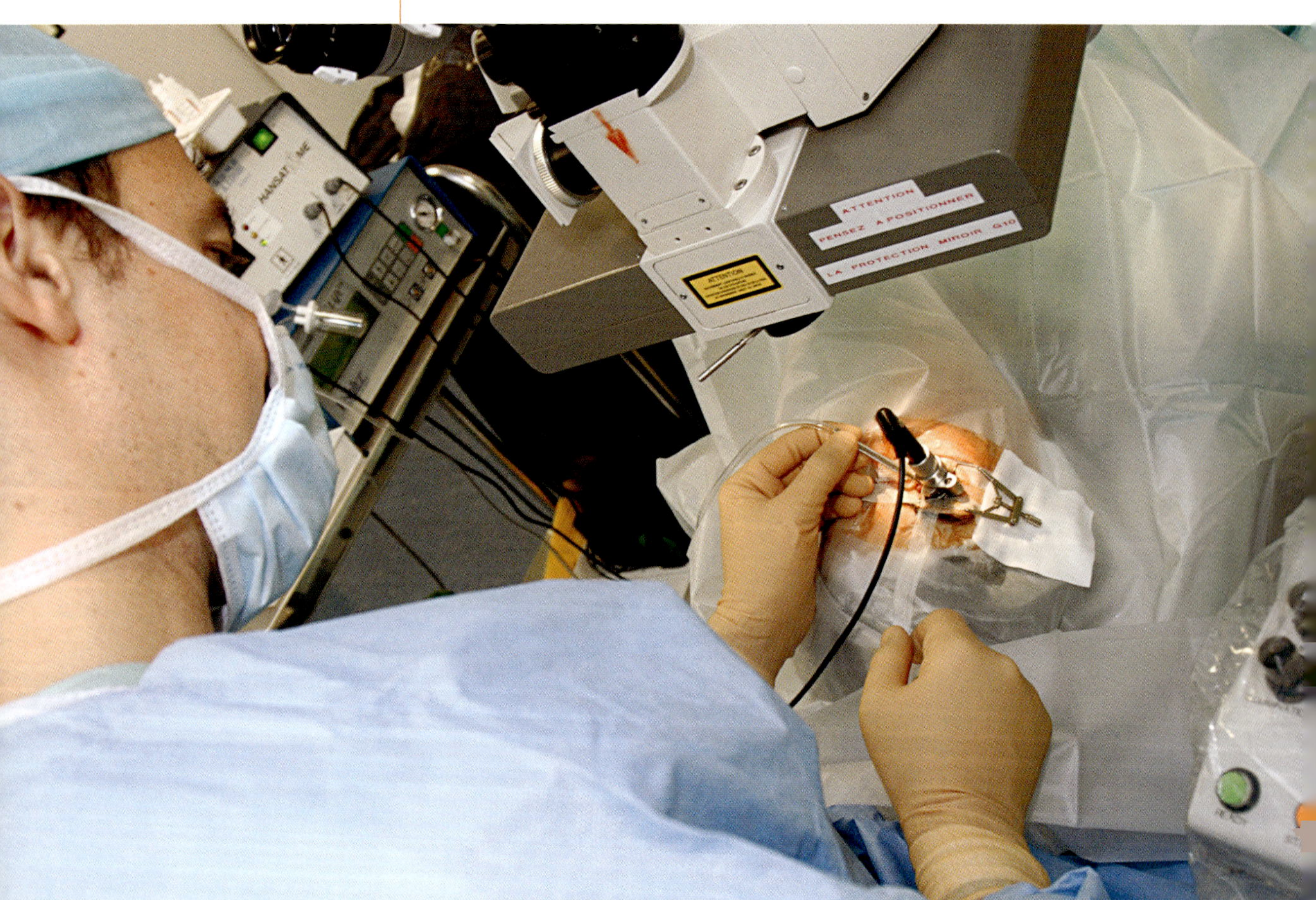

시각 최적화하기

완벽한 모양의 안구는 탁구공처럼 정확한 구형이며 안경의 도움 없이 가깝거나 먼 거리의 물체 모두를 뚜렷이 볼 수 있다. 그러나 많은 사람들의 안구는 약간 불완전하게 발육하여 정확한 구형의 모습에서 벗어난다. 안구가 완벽한 구와 아주 조금이라도 차이가 난다면 우리의 눈은 근시나 원시 또는 난시가 될 것이다. 이런 이유로 가장 잘 볼 수 있도록 안경이나 콘택트렌즈가 필요하다.

근시

컴퓨터 앞에서 작업할 경우에는 문제 없지만 먼 거리에 있는 물체의 식별은 어려운가? 만일 먼 거리에 있는 물체를 잘 보기 위해 안경이 필요하다면 근시일 가능성이 높다. 인구의 약 25% 정도가 근시를 갖고 있는데, 근시는 먼 거리에 있는 물체가 흐릿하게 보여 안경이나 콘택트렌즈가 없거나 물체를 눈 앞으로 가까이 가져오지 않으면 뚜렷이 보이지 않는다. 근시의 원인에는 각막의 형태, 눈 속 본래 수정체가 자리잡은 위치와 모습, 정상보다 길쭉한 안구의 형상 등과 같은 여러 가지 요인이 포함된다. 하나 혹은 그 이상의 이런 요인들이 원거리 물체의 상을 눈 속 망막 위에 정확하게 맺히지 못하게 하고 망막 앞쪽에 맺어지게 함으로써 흐릿한 상의 모습을 뇌로 전달하는 것이다.

원시

먼 거리에 있는 표식은 읽을 수 있지만 책을 볼 때에는 눈을 비스듬히 뜨게 되는가? 원시는 인구의 약 10% 정도를 차지한다. 많은 어린이들은 원시였다가 대개 성인으로 자라면서 원시로부터 벗어나게 된다. 그러나 노안으로 인한 원시는 먼 거리에 있는 물체는 물론 가까운 거리의 물체도 보기 어려워진다. 원시가 되는 데

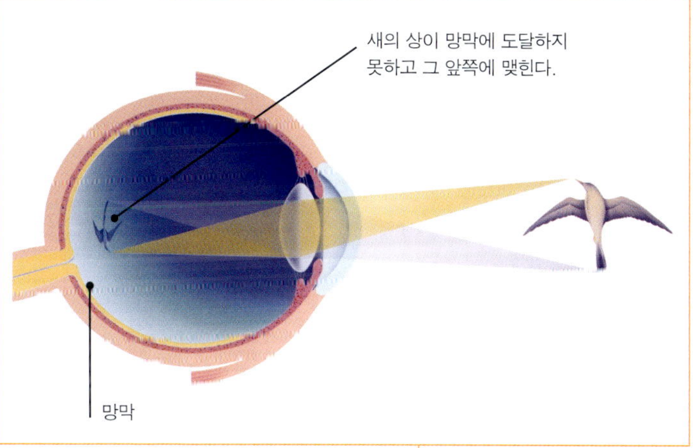

영향을 미치는 요인은 근시가 되는 데 영향을 미치는 것과 같으며 각막의 형상, 수정체의 형태와 자리잡은 위치, 그리고 정상보다 짧은 안구와 같은 요인들이 포함된다. 원시가 되면 먼 거리에 있는 물체의 상이 망막이 아닌 망막 뒤쪽에 맺히게 되어 역시 흐릿한 상의 모습이 뇌의 시각을 담당하는 부분으로 전달된다.

눈 속의 수정체는 그 자체 형상을 변화시키거나 조절하여 사물을 세밀하게 볼 수 있게 해준다. 이런 조절 능력은 나이가 들어감에 따라 상실된다.

노안

노인들이 책이나 신문을 볼 때 눈에서 멀리 떨어뜨려 읽는 것을 보면서 이상하게 생각한 적은 없는가? 이는 노안 때문으로 나이가 들어 눈의 조절 능력이 상실되었기 때문이다. 젊을 때는 물체가 눈에 가까이 다가오면 수정체의 모양을 변화시키거나 조절하여 초점을 맞출 수 있었지만 중년에 이르면 우리 눈 안쪽의 모양체가 수축 능력을 상실하기 시작하고 수정체도 점점 두꺼워지고 굳어지게 된다. 이렇게 되면 눈의 조절 능력은 전보다 못하게 되어 교정 장구의 도움 없이 보는 것은 점점 어려워지게 된다.

난시

정상적인 각막은 마치 모든 축이나 방향으로 균등한 곡률을 가진 부분적인 구와 같은 형태를 띠며, 눈의 수정체는 대개 모든 방향으로 균등한 곡률을 가진다. 그러나 난시가 있는 사람은 각막 혹은 수정체의 일부 축이 다른 것보다 더 가파르다. 이렇게 되면 상이 망막 위에 정확하게 맺히지 못할 뿐 아니라 근시나 원시가 있으면 뇌로 전달되는 상의 모습도 흐릿한 모습이 된다. 보통 근시나 원시가 있으면 난시도 함께 찾아온다.

안경

안경은 시력을 바로 잡아주는 용도로 사용할 수 있는 것 중 가장 안전한 선택 수단이다. 안경은 눈이 초점을 잡는 방식을 변화시킨다. 근시안을 가진 사람의 망막 앞쪽에 잡히던 초점을 망막 위에 바로 잡히게 하여 뚜렷한 상을 뇌로 전달한다. 이와 마찬가지로 원시안을 가진 사람의 경우도 망막 뒤쪽에 잡히던 초점을 망막 위로 잡히게 하여 뚜렷한 상의 모습을 만들어낸다. 안경은 또한 거의 대부분의 난시를 교정할 수 있다. 만일 노안의 경우에는 독서용이나 이중초점 안경을 사용하여 나이가 들어 자연적으로 상실된 눈의 조절 능력을 보상하고 초점 집중 능력을 키워 가까운 거리의 시력을 향상시킨다.

안경을 고를 때 유념할 사항

수많은 여러 가지 종류의 안경 중에서 어떤 안경이 자신에게 가장 알맞은 것인지 어떻게 알 수 있는가? 이 물음에 대한 답은 개개인이 가진 눈의 특이한 문제에 따라 좌우되는데, 각각의 특이한 문제는 서로 다른 조합에 따라 적용되기 때문이다.

안경을 맞추는 과정은 여러 가지 단계로 이루어진다. 먼저 안과의사는 최적의 시력을 얻도록 처방하기 위해 검안을 수행한다. 이때 현재 착용하고 있는 안경을 측정하고, 이를 시점으로 기존 처방에 조정이 필요한지 알아본다. 처방을 받은 후에는 안경사에게 그 처방을 가져가서 안경 틀을 고르고 렌즈를 맞춘다.

안경 맞춤을 성공적으로 하려면 자격이 있는 안경사를 찾는 것이 매우 중요하다. 때로는 렌즈 제작을 어떻게 하는가에 따라서 특별한 문제를 교정하거나 경감시키기도 하며, 안경 처방이 안경 틀에 잘 들어맞지 않을 경우 처방에 가장 잘 맞는 안경 틀을 찾아야 하기 때문이다. 훌륭한 안경사는 어떤 안경 틀이나 렌즈가 고객의 굴절 문제에 가장 적합한지 자문해줄 것이다.

안경은 다른 시각 교정 장치와 달리 감염이나 알레르기의 위험이 전혀 없기 때문에 가장 건강하고 안전한 교정 수단이다. 또 처방이 바뀌더라도 교체가 쉬우

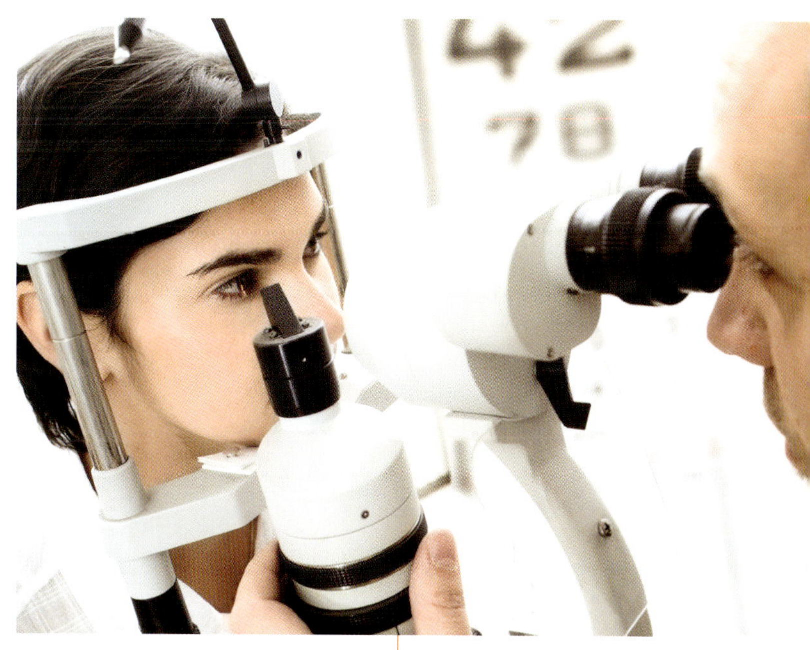

안과전문의는 세극등 검사를 통해 눈의 내부 조직을 살펴볼 수 있다.

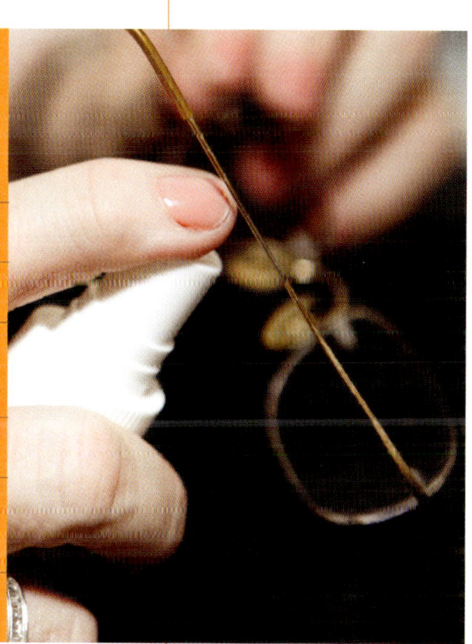

안경 착용 시 주의사항

- 안경의 렌즈는 매일 물과 부드러운 비누 또는 렌즈 세척제로 잘 씻어 이물질이나 기름기를 제거한다.

- 렌즈는 부드럽고 깨끗한 천으로 잘 닦아 말린다.

- 렌즈를 휴지나 다른 종이를 이용해 닦지 않는다.

- 안경을 가혹한 온도 조건에 방치하지 않는다(예를 들어 안경을 자동차 계기판 위에 놓지 않는다).

- 안경 렌즈의 면이 바닥에 닿게 두지 않는다.

- 렌즈에 손상이 갈 수도 있기 때문에 암모니아나 표백제가 들어 있는 가정용 세척제로 안경 렌즈를 세척하지 않는다.

- 안경을 사용하지 않을 때에는 케이스에 넣어 보관한다.

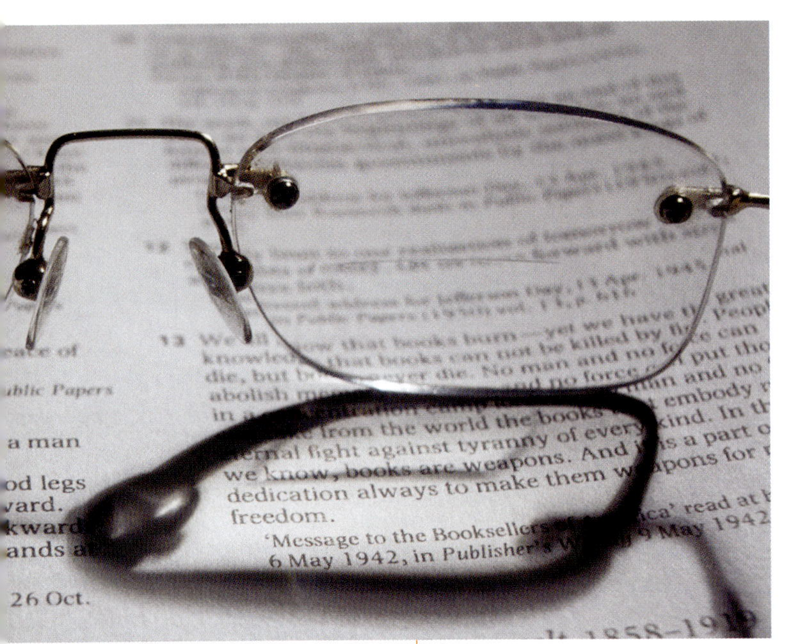

이 이중초점 안경은 렌즈의
윗부분과 아랫부분 사이에
구분 선이 있다.

며, 유행에 따라 안경 틀과 렌즈의 종류를 다양하게 선택할 수 있기 때문에 자신에게 어울리는 안경을 선택할 수 있다.

단일시 안경

단일시 안경은 각 렌즈의 도수가 단 하나만 있는 것으로 눈이 근시나 원시 또는 난시일 경우에 한해 맞춤 렌즈가 끼워진다.

이중초점 안경

이중초점 안경은 윗부분으로 원거리, 아랫부분으로 근거리 시각을 교정하며 두 부분 사이에 구분 선이 있다. 이중초점 안경은 대개 노안이 생긴 성인이 착용하며, 드물지만 눈의 조절 능력에 문제가 있는 어린이도 착용한다.

삼중초점 안경

삼중초점 안경은 원거리 윗부분, 중거리 중간 부분, 근거리 아랫부분 교정용의 세 부분으로 나뉘고 각 부분은 구분 선이 있다. 렌즈의 중거리 교정 부분은 컴퓨터 작업, 독서, 자동차 계기판이나 연주용 악보 판독과 같은 용도에 적합하다.

프로그레시브 안경(이중 혹은 다중초점 렌즈)

프로그레시브 렌즈는 각 렌즈의 윗부분은 원거리, 아랫부분은 근거리 교정용이지만 둘 사이에 뚜렷한 구분 선 없이 렌즈의 도수가 위에서 아래로 점진적으로 변하도록 만들어진 것이다. 이렇게 점진적으로 도수가 변하는 중간 부분을 중거리 시각 교정에 사용한다. 렌즈의 구분 선이 없으면 외모 면에서 더 나아 보일 수 있지만 중거리 및 근거리 교정용 구획이 이중초점 안경이나 삼중초점 안경에 비해 작으므로 중거리나 가까운 거리의 '가장 뚜렷한 초점'을 잡아주는 부분을 찾기가 다소 어렵다. 또 왼쪽이나 오른쪽 측면을 볼 때 이중초점이나 삼중초점 렌즈에 비해 상이 뒤틀려 보인다.

안경점에서 구입하는 독서용 안경

멀리 떨어진 사물을 보는 데 안경은 필요 없지만 독서용으로 안경이 필요할 경우 안경 처방 없이 안경점에서 필요한 안경을 구할 수 있다. 자신에게 가장 알맞은 도수는 나이와 눈의 수정체가 스스로 모양을 변화시켜 거리에 따라 물체를 볼 수

OPTICAL ILLUSION

사람들은 독서용으로 처방된 안경이 눈에 더 좋을 것으로 생각한다. 실은 처방 없이 구할 수 있는 일반 안경도 처방된 안경 못지 않다.

있게 하는 조절 능력, 백내장 치료 여부 등의 요인에 따라 좌우된다. 젊은 사람들은 대개 도수가 낮은 안경이 필요하지만 백내장을 앓은 나이든 사람들은 높은 도수의 안경이 필요하다. 독서용 안경을 구입할 때는 진열대에서 안경을 고른 후 잡지나 책을 읽어 보면서 자신에게 가장 알맞은 안경을 선택하면 된다.

안경의 재료

예전에는 렌즈를 유리로 만들었지만 오늘날에는 보다 안전하고 가벼운 플라스틱을 사용한다. 렌즈는 정규 플라스틱, 고굴절도 플라스틱, 폴리카보네이트 등의 재료로 만든다.

고굴절도 렌즈는 정규 플라스틱 렌즈에 비해 얇고 가벼워서 도수가 높은 안경을 처방받아 렌즈의 두께가 아주 두꺼워질 수밖에 없는 경우에 유용하게 정규 플라스틱 렌즈를 대체할 수 있다. 또 정규 플라스틱 렌즈보다 깨짐에 대한 저항성도 약간 더 나으며 자외선도 차단할 수 있다.

폴리카보네이트 렌즈는 가볍고 깨짐에 대한 저항력도 좋아 대개 스포츠용 안경이나 어린이용 안경에 사용한다. 특히 이 렌즈는 한쪽 눈만 시력이 양호한 사람들에게 시력이 양호한 쪽 눈을 보호하는 용도로 사용된다. 폴리카보네이트 렌즈 역시 자외선을 차단할 수 있다.

렌즈 코팅

안경의 렌즈에 여러 가지 다양한 코팅을 한다. 코팅에 따라 값이 비싼 것도 있으며 보통 안경 비용의 상당한 부분을 차지하기도 한다.

자외선 코팅은 고굴절도 렌즈나 폴리카보네이트 렌즈에 관계없이 플라스틱 렌즈에 추가할 수 있으며, 따라서 자외선을 차단하는 렌즈를 따로 제작할 필요는 없다.

방현 코팅 역시 종종 추천되는데, 눈부심을 방지하여 실제 시각을 향상시킨다.

내긁힘성 코팅은 정규 플라스틱 렌즈에 적용할 수 있는 실용적인 코팅이다.

안경 틀

안경 틀의 종류는 계속 늘어나고 있으며 플라스틱과 금속제 안경 틀이 대부분을 차지한다. 새로운 티타늄 안경 틀은 파손에 대한 저항성이 강하며 폴리카보네이드 안경 틀은 폴리카보네이트 렌즈와 함께 사용하면 스포츠 활동이나 한쪽 눈을 보호하는 안경으로 안전하게 사용할 수 있다.

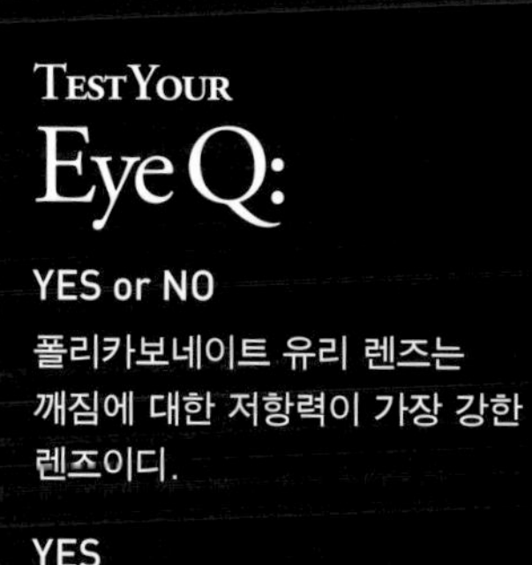

안전이 최우선

사람의 눈은 운동 중이나 특정 위해물질로 인해 쉽사리 손상을 입을 수 있다. 이렇게 손상이 일어나면 대부분 돌이키기 어렵거나 불가능하기 때문에 사고를 미연에 방지하는 것이 눈을 최상의 상태로 보호하는 가장 슬기로운 방법이다.

안경과 자외선 차단

자외선 차단 안경을 착용하는 것은 나이에 상관없이 좋은 습관이다. 자외선에 너무 많이 노출되면 나중에 나이가 들어 백내장이나 망막황반변성의 위험이 높아질 수 있다. 자외선으로부터 보호받으려면 자외선 차단 코팅 안경을 처방받아 쓰거나 자외선 차단 코팅이 된 선글라스를 이용해야 한다. 정규 플라스틱 렌즈는 자외선 차단 코팅을 할 수 있고, 고굴절도 렌즈와 폴리카보네이트 렌즈는 이미 자외선이 차단되도록 만들어져 있다. 선글라스의 경우 눈의 건강이 렌즈의 색보다 더 중요하므로 먼저 자외선 차단 렌즈를 사용한 제품인지를 살펴야 한다. 만일 안경을 선글라스와 구분 없이 쓰기 원한다면 광변렌즈(변색렌즈)나 전이렌즈를 생각해 볼 수 있다. 이런 렌즈는 빛이 희미한 곳에서는 투명하게 되어 선명하게 보이지만 야외처럼 햇빛이 밝은 곳에서는 어두워진다. 정규 플라스틱 렌즈나 고굴절도 플라스틱 렌즈 또는 폴리카보네이트 렌즈에 제작할 수 있고 색조도 다양하다.

자외선 차단 안경 이외에도 챙 넓은 모자는 얼굴과 머리가 햇빛에 지나치게 노출되는 것을 막아주며 자외선으로부터 눈을 보호하는 데 도움이 된다.

보안경과 눈의 보호

잔디 깎기, 회전 풀베기 작업, 공작기계 사용, 해머 작업과 같이 눈에 작은 물체가 튀어 들어갈 위험이 있는 모든 작업에는 보안경을 착용하는 것이 필수적이다. 눈의 상처, 특히 안구 속으로 이물질이 침투해 들어가는 것과 같은 상해는 치명적으로 사람의 시력에 지울 수 없는 장애를 가져올 수도 있다. 보안경은 공산품 가게에서 쉽게 구할 수 있다. 가장 효과적인 것은 고글 형태의 보안경으로 눈을 완벽하게 덮어 보호한다. 한쪽 눈만 좋은 시력을 가진 사람은 위험한 작업 시 보안경을 반드시 착용해야 할 뿐 아니라 평상시에도 폴리카보네이트 렌즈로 만든 안경을 항상 착용해야 한다.

어린이와 눈의 보호

어린이에게는 장난감을 가지고 놀 때나 적절한 상황에서
보안경을 착용하는 습관을 들이도록 하는 것이 필요하다.

- 어린이가 직접 불꽃놀이 화약에 점화를 하거나 그
  가까이서 서 있지 못하게 한다.
- 어린이를 잔디 깎기가 돌아가는 근처에 오지 못하게
  한다. 잔디 깎기에서 튀어나오는 돌 조각이나 이물
  질로 인해 눈에 심각한 상처를 입을 수 있다.
- 일상생활에 사용되는 화학약품이나 스프레이 같은
  물건은 어린이의 손이 닿지 않는 곳에 두도록 한다.
- 종이클립, 낚시바늘, 고무밴드, 철사로 만들어진 옷
  걸이, 탄력 있는 고무줄 같은 흔히 볼 수 있는 것들이
  눈에 상처를 입힐 수 있으므로 주의해야 한다.
- 학교에 다니는 어린이들은 특히 실습이나 과학 실험
  을 할 경우 항상 보안경을 착용하도록 마련해주어야
  한다.

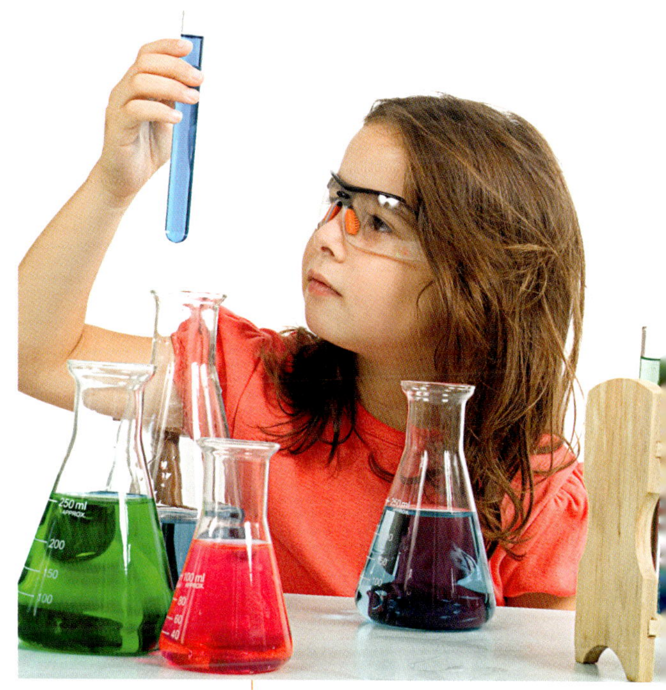

어린이에게 눈을 보호하는
좋은 습관을 갖도록 잘
가르치는 것이 바람직하다.

스포츠 활동 시의 눈의 보호

안경이나 콘택트렌즈를 착용하는 성인이나 어린이는 운동을 할 경우 적절한 보
안경을 착용해야 한다. 이런 보안경은 잘 깨지지 않는 폴리카보네이트 재질의 렌
즈와 틀로 만들어진 것이 좋다.

- 야구 선수는 배팅할 때에 보호 헬멧과 폴리카보네이트 재질의 안면보호구를
  착용해야 한다.
- 하키 경기에서 선수는 미국의 경우 하키장비인증위
  원회HECC, 캐나다의 경우 캐나다표준협회CSA의 인
  증을 통과한 폴리카보네이트 재질의 보호 헬멧과 철
  사로 만들어진 안면보호구를 착용해야 한다.
- 농구, 축구, 테니스, 라켓볼과 같은 경기를 할 때에는 처방을 통해 제작할 수
  있는 폴리카보네이트 렌즈의 스포츠용 보안경을 착용하는 것이 바람직하다.
- 권투는 눈에 심각한 상해를 줄 수 있는 경기지만 눈을 보호할 수 있는 적절한
  장구가 없다. 만일 두 눈 중 한쪽이 눈만 좋은 시력을 가시고 있는 사람이라
  면 경기에 임하건 임하지 않건 간에 그 눈이 입을 상해 위험에 대해 먼저 신
  중히 생각해야 한다.

사람들의 눈에 입는 심각한 상해는
25세 이전의 젊은 나이에 대부분
일어난다.

콘택트렌즈

안경을 착용하는 것이 번거롭다면 콘택트렌즈를 대안으로 생각해볼 수 있다. 콘택트렌즈는 얇은 플라스틱 디스크로 각막이나 안구 앞쪽의 투명한 부분을 덮을 수 있도록 디자인된 것이다. 콘택트렌즈는 표면장력의 작용으로 각막 위에 자리 잡아 눈 표면의 눈물막 위에 콘택트렌즈를 부착시킨다. 안경과 마찬가지로 콘택트렌즈는 근시, 원시, 난시와 노안을 교정할 수 있다.

자격을 갖춘 안과전문의를 통해 맞춤 처방을 받은 알맞은 콘택트렌즈를 착용해야 안전하고 편안한 생활을 할 수 있다. 콘택트렌즈 처방은 안경 처방과는 다른데, 그 이유는 필요한 시력 교정 처방 외에 콘택트렌즈의 지름과 곡률도 처방에 포함되기 때문이다. 알맞은 콘택트렌즈를 맞추기 위해 종종 다양한 렌즈와 조합해 보는데, 이 과정을 참을성 있게 견뎌야 가장 안전하고 편안한 최적의 콘택트렌즈를 착용할 수 있다. 대부분의 사람들이 시력 교정을 위해 콘택트렌즈를 착용하지만 다음과 같은 경우에는 착용이 바람직하지 않다.

- 콘택트렌즈를 잘 다루지 못하거나 세척을 안 할 경우
- 눈의 감염에 취약하거나 심한 알레르기가 있을 경우

소프트 콘택트렌즈

콘택트렌즈는 다양한 재질로 만들어진다. 소프트 콘택트렌즈는 어느 정도 시간이 지나면 마모되므로 버리고 새것으로 바꿔야 한다. 매일 새것으로 바꿔야 하는 콘택트렌즈는 값이 비싸기는 하지만 세척할 필요가 없다. 하지만 2~4주 사용하는 소프트 콘택트렌즈는 매일 세척해주어야 한다.

소프트 콘택트렌즈는 가장 흔히 처방되는 렌즈로 권장 착용 기간도 하루에서 수주에 이르는 것들이 있다. 이 렌즈는 여러 재질의 플라스틱으로 만들어진다. 최근에는 실리콘 하이드로젤(실리콘과 다른 플라스틱의 혼합물)이 콘택트렌즈의 최첨단 재질로 등장했다. 오랫동안 사용했던 재료에 비해 실리콘 하이드로젤은 각막 속으로 더 많은 산소가 침투할 수 있게 해주어 안구 건강에 유리하다. 이 렌즈는 젖은 상태를 유지할 수 있으며 대개 다른 재질의 렌즈보다 착용감도 더 편하다. 또 단백질이나 이물질의 렌즈 표면 축적에 대한 저항성도 강하다.

소프트 콘택트렌즈는 근시나 원시 교정 외에 약간의 난시도 교정할 수 있다. 이것은 콘택트렌즈가 눈물막 위

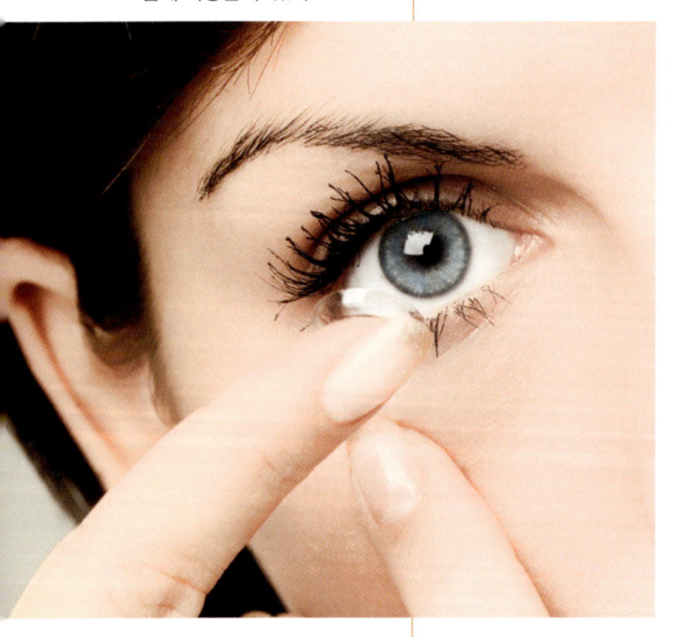

보통 얼마간 콘택트렌즈를 눈에 끼우는 연습을 하다보면 쉽게 착용할 수 있다.

에 떠 있어서 각막 위로 구면층을 형성하기 때문에 가능한 것이다. 콘택트렌즈 밑면과 각막 표면 사이의 공간에 눈물막이 들어차게 되는데, 이것이 불균일한 각막 표면의 영향력을 상쇄시킨다.

토릭렌즈는 보통의 난시에 사용하며, 난시를 교정할 수 있도록 두 가지 곡률이 있는 형태로 만들어진다. 이 때문에 눈을 깜박거릴 때에 덜 움직인다.

다초점 콘택트렌즈는 노안이 있지만 안경을 바라지 않는 사람들이 선택한다. 이 렌즈는 부드럽거나 딱딱한 통기성 재질로 만들어지며, 여러 형태가 있지만 기본적으로 하나의 렌즈로 근시와 원시 모두를 교정할 수 있도록 조합되었다.

모노비전 렌즈는 노안을 가진 사람이 사용한다. 이 경우 각 눈에 단일시 콘택트렌즈를 넣는데 두 눈 중 우세안은 원시 교정을 하고, 나머지 눈은 근시 교정을 한다. 교정된 시력의 질은 다초점 콘택트렌즈에 비해 단일시 콘택트렌즈가 약간 낫지만 깊이를 인식하는 지각은 야간 감소한다.

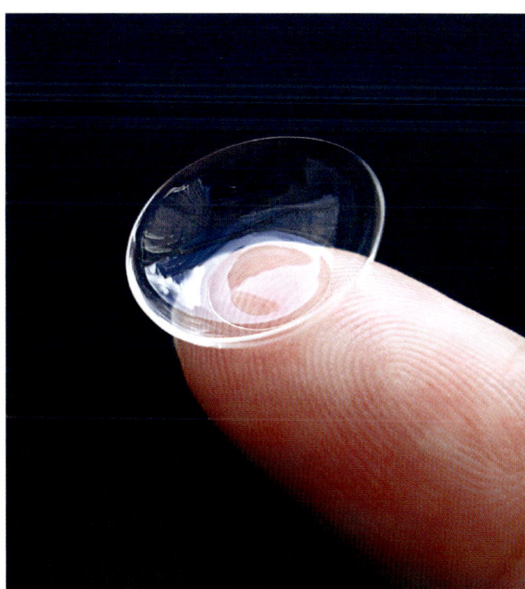

소프트 콘택트렌즈는 사용하기 쉽고 편리하기 때문에 가장 많이 사용되는 렌즈이다. 렌즈의 부드러운 중심 부분을 자세히 보라.

콘택트렌즈 착용 요령

- 콘택트렌즈를 눈에 삽입한 후에는 케이스를 온수로 세척하고 공기 중에서 완전히 말린다. 케이스는 주기적으로 세척하고 교체해주어야 한다.

- 가능하면 집에서 스스로 만든 것보다 공장에서 만들어진 세척용액을 사용한다. 집에서 만든 세척용액은 눈에 감염을 일으키거나 착용감을 불편하게 만드는 원인이 될 수 있다.

- 사용 후 버릴 수 있게 만들어진 렌즈는 소독하지 않는다.

- 종류가 다른 세척용액은 섞어 사용하지 않는다.

- 콘택트렌즈를 다루거나 눈을 만지기 전에는 비누로 손을 잘 씻는다.

- 자신의 콘택트렌즈를 다른 사람과 같이 사용하면 안 된다.

- 색조가 들어간 콘택트렌즈는 반드시 안과의사의 처방을 받아 사용한다.

- 불법 혹은 밀매 콘택트렌즈를 구입하지 않는다.

- 콘택트렌즈는 안과의사가 처방한 권장 기간대로 착용한다.

- 콘택트렌즈를 입에 넣은 다음 눈에 삽입하지 않는다.

- 콘택트렌즈 착용 후 전에 없던 이상한 증상을 발견하면 안과의사를 찾아 철저하게 안과 검진을 받고 검진을 마칠 때까지 착용을 중지한다.

다른 종류의 콘택트렌즈

앞에 언급한 것에 비해 널리 알려지진 않았지만 확실한 장점을 가진 다른 종류의 콘택트렌즈도 있다.

경질 통기성 렌즈는 소프트 콘택트렌즈에 비해 폭 넓게 사용되진 않지만 여러 가지 장점이 있기 때문에 많은 사람들이 선택하여 착용한다. 이 렌즈는 초기의 경질 콘택트렌즈를 더욱 현대적으로 개량한 것으로, 실리콘과 통기성 재질을 조합한 실리콘 아크릴레이트로 만들어진다. 이 재질은 풍부한 산소가 렌즈에 스며들어 각막으로 들어갈 수 있게 한다.

그러나 재질이 딱딱하기 때문에 소프트 콘택트렌즈처럼 착용감이 항상 편하지 않으며 눈에 적응되는 기간도 오래 걸릴 수 있다. 경질 통기성 렌즈로 만들어진 원환 콘택트렌즈와 다초점 콘택트렌즈도 있다. 경질 통기성 콘택트렌즈는 특히 심히 불균일한 난시 교정에 유용하며, 특별한 각막 문제가 있을 경우, 즉 각막에 상처가 있거나 외과적 처치를 한 경우에는 안경보다 이런 종류의 콘택트렌즈를 사용하면 더 나은 시력을 얻을 수 있다.

하이브리드 렌즈는 연질과 경질의 통기성 콘택트렌즈를 조합한 것으로 최근 많은 사람들에게 호응을 얻고 있다. 하이브리드 렌즈는 중심부는 경질이나 가장자리는 연질의 재질이 둘러싸고 있다. 따라서 경질 통기성 렌즈와 연질 통기성 렌즈의 장점이 결합된 제품이다. 다초점 하이브리드 콘택트렌즈도 만들어진다.

각막굴절 치료(드림렌즈)

어느 정도 근시나 난시는 있지만 콘택트렌즈나 안경을 사용하고 싶지 않을 경우 각막굴절 치료법을 생각해볼 수 있다. 이 치료법은 특별히 맞춤 제작된 경질 통기성 콘택트렌즈를 밤새 착용해서 각막의 형태를 일시적으로 변화시켜 낮 동안에는 콘택트렌즈나 안경없이 생활할 수 있게 한다. 하지만 밤에 이 렌즈를 착용하지 않으면 각막의 곡률은 다시 원래의 형태로 되돌아간다. 이것은 밤새도록

처방된 기간보다 더 오래 콘택트렌즈를 착용하고 싶을 수도 있지만 제조업체의 권장사항을 잘 따르는 것이 가장 좋다. 이렇게 해야 눈이 편안하고 감염이나 알레르기의 위험을 줄일 수 있다.

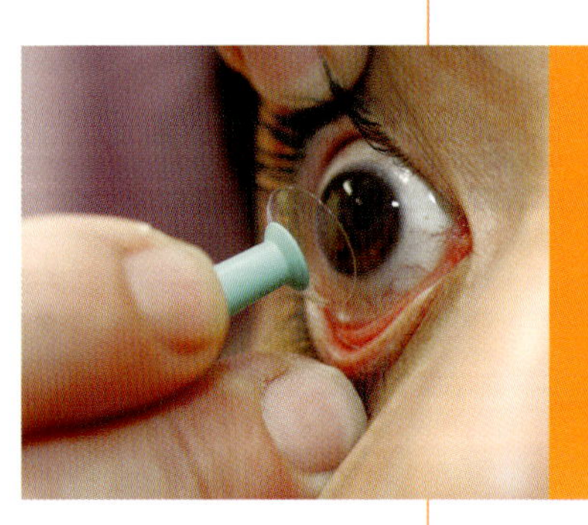

제대로 된 맞춤

한 쌍의 제대로 된 콘택트렌즈를 맞추는 일은 발에 잘 맞는 운동화 한 컬레를 고르는 것과 다름없는 일임을 생각해야 한다. 자신에게 맞는 사이즈를 잘 알고 있더라도 구입하기 전에 여러 컬레의 운동화를 직접 신어보는 것처럼 렌즈도 자신에게 가장 알맞은 것을 골라야 한다.

렌즈를 착용해야 하는 몇 안 되는 경우 중 하나지만 수면 중
렌즈로 인한 감염의 위험이 전혀 없다고 할 수는 없다.

미용 콘택트렌즈

평소에 눈의 색깔을 바꿔보고 싶다고 생각한 적이 있다면 다
양한 미용 콘택트렌즈를 이용하면 된다. 색조를 띤 미용 렌
즈를 사용하면 홍채의 색깔을 바꿀 수 있으며, 따라서 눈의
색깔을 바꿀 수 있다. 비록 이런 유형의 콘택트렌즈는 처방
이 필요 없지만 제대로 착용하려면 안과의사와 상담하는 것
이 바람직하다. 또 눈의 문제를 교정하거나 가려주는 다른
종류의 미용 렌즈도 있다. 만일 눈에 홍채가 없다면(눈에 상처
를 입거나 유전적 요인으로 없을 수 있음) 렌즈에 홍채가 그려진
미용 콘택트렌즈를 이용할 수 있다. 마찬가지로 눈에 상처를
입은 사람도 인공 눈동자가 있는 콘택트렌즈를 착용할 수 있
고 기형적인 눈을 가진 사람도 다른 눈처럼 홍채가 그려진
미용 콘택트렌즈를 착용할 수 있다. 복합적인 안구의 문제가 있는 경우에는 콘택
트렌즈 맞춤에 풍부한 경험을 가진 훌륭한 안과전문의를 찾는 것이 중요하다

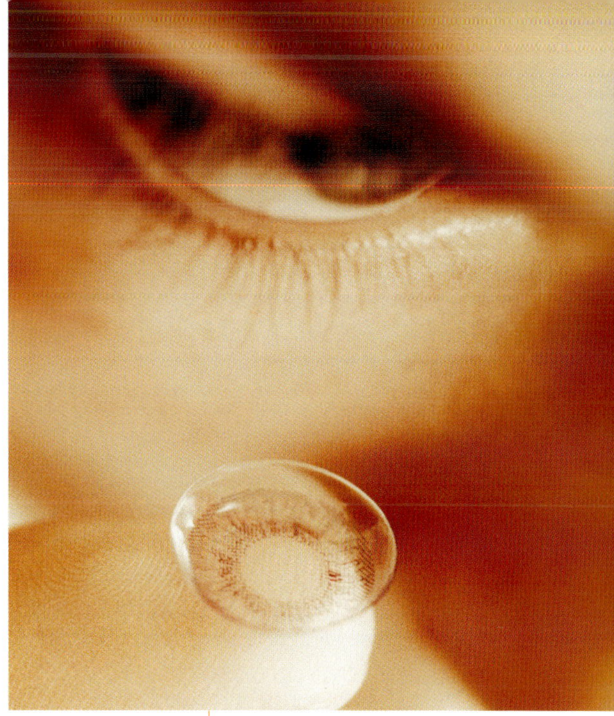

콘택트렌즈 속의 색을 띤
홍채 무늬는 렌즈에 인쇄된
것이다.

렌즈 세척하기

콘택트렌즈의 세척과 소독에는 두 가지 기본적인 방법이 있다.

다용도 세척용액을 가장 많이 사용하는데, 하나의 용액으로 세척과 소독을 동시에
처리할 수 있기 때문이다. 다용도 세척용액은 단순하고 상대적으로 빠
르며 속에 들어 있는 세척제도 부드럽고 내성도 양호하지만 사람
에 따라 맞지 않는 사람도 있다.

과산화수소 제품은 콘택트렌즈를 세척한 다음 또 다른 별도
의 과산화수소 용액으로 소독해서 렌즈를 중화시킨다. 이
세척 방법은 이찌 보면 세척과 소독에 별도의 용액이 필요
하므로 귀찮은 방법이긴 하지만 렌즈가 더 깨끗하고 처리가
끝날 즈음에는 렌즈 표면에 방부제가 전혀 남지 않는다.

콘택트렌즈 착용의 위험성

콘택트렌즈의 착용은 때로는 각막궤양을 포함한 각막 감염의 원인이 될 수 있다.
이런 감염은 대개 항생제 점안액으로 치료할 수 있지만 각막의 반흔화 또는 천공
(각막에 구멍이 뚫리는 것)을 유발할 수 있으며, 이럴 경우 장기적으로 시력에 매우

심각한 손상을 가져올 수 있다. 또 기타 합병증으로 안구건조증이나 알레르기 반응 등이 있을 수 있으며, 결막이나 안구의 가장 바깥부분을 덮은 부위에 염증(거대 유두 결막염)을 유발할 수도 있다.

콘택트렌즈를 착용한 채 잠을 자면 이런 감염 위험이 더 증가한다. 일정 기간 착용한 후 버리는 콘택트렌즈는 반드시 그 권장 사용 기간 이상 착용하면 안 된다. 또 하루 중 콘택트렌즈를 착용할 수 있는 시간에도 제한이 있다. 안과의사와 주기적으로 상담하면서 착용한 콘택트렌즈가 너무 마모되지는 않았는지도 확인하여 각막에 내성이 없어지거나 심각한 문제가 발생하는 것을 미연에 막아야 한다. 예비용 안경을 마련하여 종종 눈에 휴식을 주는 것도 좋다. 콘택트렌즈를 착용할 때는 눈이 상처 입는 일에 대비해야 한다. 만일 운동 경기를 할 때 콘택트렌즈를 착용한다면 보안경 사용 수칙을 잘 따라야 한다. 또 한쪽 눈만 양호한 시력을 갖고 있어 시력 보정을 위해 안경 대신 콘택트렌즈를 착용했다면 콘택트렌즈를 착용한 눈 위에 폴리카보네이트 재질의 외알 안경을 쓰는 것이 좋다.

굴절교정수술

안경이나 콘택트렌즈에 의지하고 싶지 않다면 굴절교정수술을 받을 수 있다. 근시, 원시, 난시를 치료하여 시력을 향상시키는 외과 수술이 근래에 엄청나게 확산되었다. 가장 흔히 볼 수 있는 유형이 엑시머 레이저 수술로, 자외선 영역의 빛을 에너지로 사용하는 엑시머 레이저로 각막의 형태를 바꾼다. 이 외과 수술은 1960년대 초에 개척되어 이후 수많은 기술적 발전이 이루어졌다. 2007년에는 전 세계 약 1천7백만 명의 사람들이 라식 수술을 받았으며, 오늘날 가장 보편적으로 행해지는 외과 수술이다.

피판 처치 방식

굴절교정수술은 사용하는 기술에 따라 분류할 수 있다. 가장 흔한 방식은 부분적인 두께를 가진 각막 판을 이용하는 것으로, 라식laser assisted in-situ keratomileusis (레이저 각막곡률성형술) 수술은 이 부류의 수술 방식 가운데 가장 흔히 이루어지는 것이다. 외과 의사는 각막의 한 부분을 고정시키고 각막 절제용 장비나 수술용 칼날을 사용하여 각막 조직판을 보통 100~130마이크로미터의 두께로 잘라낸다. 이 판을 들어 올리고 레이저를 이용하여 그 아래 각막 조직의 일부를 제거한 후에 다시 판을 원래 위치로 내려준다. 최근에는 펨토세컨드 femtosecond 레이저가 개발되어 실제 칼날을 사용하지 않고 두께도 더욱 균일하게 각막 판을 잘라낼 수 있게 되었다. 라식 수술은 국소마취나 마취용 점안액을 사용하는 통원 수술이다.

'파면 라식 Wavefront LASIK'은 라식 수술에 사용되는 컴퓨터 소프트웨어로 환자 개인별 맞춤 수술을 가능하게 한다. '파면' 기술은 미세한 빛의 광행차 또는 개인별 각막 형태에 존재할 수 있는 불균일성을 교정한다. 파면 기술을 이용하면 더 나은 굴절교정 결과를 얻을 수 있다.

비-피판 처치 방식

위에 설명한 것과는 대조적으로 피판을 만들지 않고 각막의 형태를 재구성하는 표면 처치 방식이다.

PRK photorefractive keratectomy (레이저 각막절제술) 수술 방식은 레이저로 각막의 가장 바깥 면을 절제하여 그 형태를 재구성하는 것이다. 이 방식은 라식 수술과 달리 어떤 피판도 만들지 않으며 수술 후 회복 기간 동안 압박 콘택트렌즈를 착용해야 한다. 회복 기간이 라식 수술에 비해 길어 더 불편할 수도 있지만, 수술 결과는 라식 수술과 유사하면서 피판 수술 시 합병증의 위험을 감소시킨다.

라섹 laser assisted sub-epithelium keratomileusis (레이저 각막상피하성형술) 수술은 라식과 PRK 수술 기법을 조합한 것이다. 수술을 시작할 때 알코올 용액을 이용하여 각막의 가장 바깥 조직 세포층을 연하게 만든 다음 특별히 제작된 외과용 칼날을 이용하여 50마이크로미터 두께로 층을 잘라 들어 올린다. 이 층은 라식 수술의 피판보다 얇다. 레이저를 이용하여 각막의 형태를 가공한 후에 바깥층의 세포 조직을 다시 원래 위치로 되돌려 놓고 치유한다. 이는 라식 수술 시 각막 피판과는 다르게 눈에 보이는 피판이 없다. 치유가 될 때까지는 PRK 수술 후와 마찬가지로 불편함이

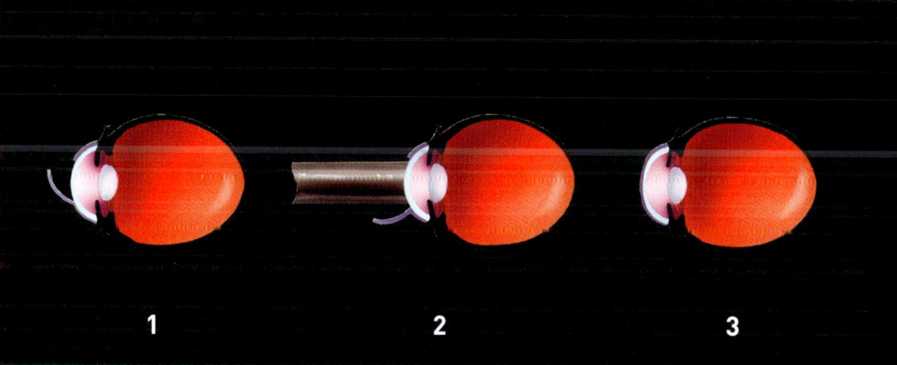

있지만 치유 기간은 짧다.

에피라식 수술은 라섹 수술 기법과 비슷하지만 알코올과 구식 외과용 칼날을 사용하지 않고 특수 제작된 칼날을 사용하여 세포 조직의 윗부분 층을 잘라 들어 올리는 새로운 수술 기법이다. 라섹 수술의 경우와 마찬가지로 잘라 들어 올린 층 아랫부분 각막을 레이저로 가공 성형한 후 들어 올렸던 상부 세포층을 다시 원래 위치로 되돌린다. 알코올 용액을 사용하지 않기 때문에 치유 과정이 보다 편안할 수 있다.

PRK, 라섹, 에피라식 수술은 모두 국소마취 시술 형태로 외래 환자에게 점이루어진다. 라식 수술을 안전하게 할 수 없을 정도로 각막이 너무 얇을 경우에 영구적인 각막 피판을 만들지 않으므로 이 수술 기법들 중 한 가지를 선택해 시술한다.

굴절교정수술의 목적은 안경이나 콘택트렌즈 의존도를 줄이려는 것이지만 상황에 따라 안경이나 콘택트렌즈를 필요로 할 때도 있다.

기타 굴절교정수술

다음에 소개되는 수술 기법은 앞서 언급한 것에 비해 그리 널리 알려진 것은 아니지만 그래도 이용할 수 있는 수술 기법이다. 어떤 수술 기법이 자신에게 가장 알맞은 것인지는 안과의사에게 문의하는 것이 바람직하다.

TK thermal keratoplasty(열각막이식성형술) 기법은 각막에 8개 또는 16개의 고리를 만들어 태워서 각막 조직을 수축시키고 형태를 변화시켜 원시나 특정 종류의 난시를 교정한다.

LTK laser thermal keratoplasty(레이저 열각막이식성형술) 기법은 TK 기법과 비슷하며, 각막을 태우기 위해 홀뮴 holmium 레이저를 사용하는 점만 다르다.

CK conductive keratoplasty(전도성 각막이식성형술) 기법은 열각막이식성형술과 비슷하지만 각막을 태우기 위해 고주파 전기탐침을 사용한다.

인택스 intacs는 사소한 근시나 난시 교정을 위해 원추각막 교정 링 조각을 각막 속으로 이식하는 수술법이다. 이 인택스 수술 장비는 초승달 형상의 플라스틱 조각으로 일단 이식이 이루어지면 각막을 편평하게 누르는 작용을 한다.

파킥 phakic 안구 내 렌즈는 삽입할 수 있는 콘택트렌즈 같은 것으로 근시를 교정한다. 이 렌즈는 눈 속의 수정체 앞부분에 넣는데, 레이저 수술법으로 두께가 최대로 얇아진 각막에도 상관없이 정도가 심한 근시를 교정한다. 이 렌즈는 필요 시 제거할 수도 있으며, 다른 수술법에 비해 침습성이 약간 더하긴 해도 훌륭한 치료방안이 될 수 있다.

백내장 수술도 굴절교정수술의 일종이다. 백내장을 수술을 통해 제거한 후에 안과의사는 삽입할 렌즈의 종류와 강도를 결정한다. 만일 시력에 현저한 영향을 끼치는 백내장을 가지고 있으면 위에 언급한 각막 굴절교정수술 말고 백내장 수술을 통해 더 나은 결과를 얻을 수 있다.

드물게 행해지는 굴절교정수술

RK(방사상 각막절개술)나 AK(궁형각막절개술) 같은 오래된 수술 기법들은 대부분 레이저 수술법으로 대체되었지만 아직도 드물게 시술되고 있다. 공막통광transscleral light 요법 같은 새로운 수술 기법도 테스트가 이루어지고 있는 중이다.

RKradial keratotomy 수술로 근시나 난시를 교정하는데, 안과전문의는 다이아몬드 칼날을 이용하여 각막에 방사상 절개를 한다.

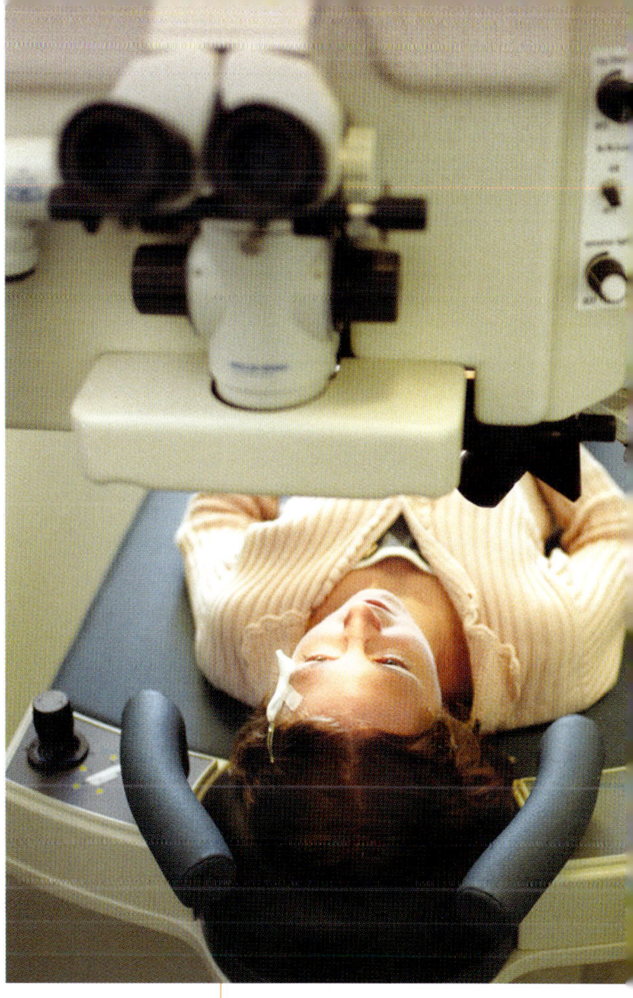

굴절교정수술은 신속하고 상대적으로 고통이 덜한 수술법이지만 고려해야 할 위험 요인도 있다.

AKarcuate keratotomy 수술 역시 난시를 치료하기 위해 각막 가장자리에 비슷한 형태의 절개를 한다. AK 수술은 백내장 수술과 함께 병행하여 시술할 수 있으며 백내장 제거 후 남아 있는 난시를 줄일 수 있다.

공막통광 요법은 눈의 조절능력을 자극하기 위해 모양체를 강화하는 레이저를 사용한 새로운 굴절교정수술법으로 안경이나 콘택트렌즈를 사용하지 않고 판독 시력을 향상시킨다. 이 수술법은 아직 실험 단계에 있으며 아직 널리 보급되지 않았다. 안전성이나 효과는 테스트가 더 진행되어야 확인될 수 있을 것이다.

굴절교정수술의 위험성

굴절교정수술은 대부분 성공적으로 시술이 이루어지지만 '실제' 수술이므로 다른 외과 수술과 마찬가지로 위험성이 상존하고 합병증도 발생할 수 있다. 수술과 치유과정 및 수술 후 결과에 대해 현실적인 기대를 가질 필요가 있다. 라식 수술의 경우 환자의 90%가 안경이나 콘택트렌즈를 착용하지 않고 20/40 이상의 시력을 다시 찾으며, 65%는 20/20 이상의 시력을 얻는다. 그러나 대략 3%의 굴절교

수술 방식	설명	장점	위험 요인
라식	각막 피판을 잘라내고, 레이저를 이용해 잘라낸 각막 피판 아랫부분을 다시 성형한 후 각막 피판을 제자리에 돌려 놓는다.	가장 흔한 굴절교정수술법으로 풍부한 경험이 축적되어 있으며, 수술 중이나 수술 후에 불편한 점이 거의 없다.	과다 또는 과소 교정, 안구건조증, 현시(눈부심), 훈륜(무리), 감염, 염증, 각막 반흔화(흉터발생), 얇아진 각막의 취약성
PRK	각막 성형을 하기 위해 레이저를 이용해 각막의 표층과 그 하부 조직을 제거한다. 각막 표층은 스스로 다시 자라난다.	라식 수술을 하기에 각막이 너무 얇은 경우나 눈의 동공이 너무 클 경우에 더 나은 수술 방식이다. 영구적인 각막 피판이 없으므로 각막 취약화가 일어나지 않는다.	과다 또는 과소 교정, 안구건조증, 현시(눈부심), 훈륜(무리), 감염, 염증, 각막 반흔화(흉터발생) 수술 후 완치될 때까지 통증이 있으며, 라식, 라섹 또는 에피라식 수술에 비해 회복기간이 길다.
라섹	각막 표층을 절개하여 들어 올리기 위해 알코올과 수술용 칼날을 사용한다. 레이저로 각막 하부 조직을 성형한 후 다시 절개된 각막 표층을 제자리로 되돌려 놓는다.	라식 수술을 하기에 각막이 너무 얇거나 가파른 경우에 더 나은 수술 방식이다. 영구적인 각막 피판이 없으므로 각막 취약화가 일어나지 않는다.	과다 또는 과소 교정, 안구건조증, 현시(눈부심), 훈륜(무리), 감염, 염증, 각막 반흔화(흉터발생) 수술 후 완치될 때까지 통증이 있으며, 라식 수술에 비해 회복기간이 길고, 수술에 사용되는 알코올이 자극을 줄 수 있다.
에피라식	각막 표층을 절개하여 들어 올리기 위해 외과 수술용 칼날을 사용한다. 레이저로 각막 하부 조직을 성형한 후 다시 절개된 각막 표층을 제자리로 되돌려 놓는다.	라식 수술을 하기에 각막이 너무 가파르거나 얇은 경우 더 나은 수술 방식이다. 영구적인 각막 피판이 없으므로 각막 취약화가 일어나지 않는다. 알코올을 사용하지 않으므로 각막에 가해지는 영향이 없어 편안하다.	과다 또는 과소 교정, 안구건조증, 현시(눈부심), 훈륜(무리), 감염, 염증, 각막 반흔화(흉터발생) 수술 후 완치될 때까지 통증이 있으며 라식 수술에 비해 회복기간이 길다.
RK	각막을 성형하기 위해 다이아몬드 칼날을 이용하여 각막을 방사상 형태로 잘라낸다.	오래된 수술 기법으로 더 많은 축적 연구 자료를 얻을 수 있다.	과다 또는 과소 교정, 안구건조증, 현시(눈부심), 훈륜(무리), 감염, 염증, 각막 반흔화(흉터발생) 수술 결과가 시간이 지남에 따라 변할 수 있으며, 오늘날 다른 수술 방법에 비해 그리 널리 사용되지 않는다.
AK	난시를 완화시키기 위해 각막 가장자리를 따라가며 절개한다.	난시 교정을 위해 다른 방식의 안과 수술과 병행 시술할 수 있다.	과다 또는 과소 교정, 안구건조증, 현시(눈부심), 훈륜(무리), 감염, 염증, 각막 반흔화(흉터발생) 수술 결과 예측이 어려울 수도 있다.

굴절교정수술

수술 방식	설명	장점	위험 요인
TK	각막을 성형하기 위해 고리 형태로 각막 속을 태운다.	영구적인 각막 피판이 없으므로 각막 취약화가 일어나지 않는다.	과다 또는 과소 교정, 안구건조증, 현시(눈부심), 훈륜(무리), 감염, 염증, 각막 반흔화(흉터발생) 수술 결과가 시간이 지남에 따라 변할 수도 있다.
LTK	각막을 성형하기 위해 레이저를 이용하여 고리형태로 각막 속을 태운다.	각막 취약화가 일어나지 않는다. 레이저를 이용하기 때문에 열각막이식성형술AK이나 전도성 각막이식성형술CK에 비해 더 정확할 수 있다.	과다 또는 과소 교정, 안구건조증, 현시(눈부심), 훈륜(무리), 대조 감응도 저하, 감염, 염증, 각막 반흔화(흉터발생) 수술 결과가 시간이 지남에 따라 변할 수도 있다.
CK	각막을 성형하기 위해 전기탐침을 이용하여 고리형태로 각막 속을 태운다.	영구적인 각막 피판이 없으므로 각막 취약화가 일어나지 않는다.	과다 또는 과소 교정, 안구건조증, 현시(눈부심), 훈륜(무리), 대조 감응도 저하, 감염, 염증, 각막 반흔화(흉터발생) 수술 결과가 시간이 지남에 따라 변할 수도 있다.
인택스	각막의 형태를 변화시키기 위해 플라스틱 재질의 장구를 각막 속에 이식한다.	이식된 장구는 필요 시 제거할 수 있으며, 영구적인 각막 피판을 생성시키지 않는다, 비정상적으로 가파른 각막일 경우에 유용한 수술 방식이다.	과다 또는 과소 교정, 현시(눈부심), 훈륜(무리), 대조 감응도 저하, 감염, 염증, 각막 반흔화(흉터발생) 라식 수술보다 수술 기법이 더 어렵다.
파킥 안구 내 렌즈	플라스틱 재질의 렌즈를 안구 내부에 이식하여 근시를 교정한다.	아주 가까운 거리밖에 볼 수 없는 심한 근시안을 가진 경우에 더 나은 수술 방식이다. 영구적인 각막 피판을 생성시키지 않는다.	과다 또는 과소 교정, 현시(눈부심), 훈륜(무리), 감염, 염증, 백내장 생성, 안압 문제, 각막 혼탁화 라식 수술에 비해 침습성이 더 강하며 신 수술 기법인 만큼 위험선이 높다.
백내장	눈 속의 원래 수정체를 제거하고 인공 수정체를 이식하여 눈의 굴절 이상을 교정하는 수술이다.	가장 흔하게 시술되는 굴절교정수술 방식이 한 종류이다. 백내장으로 인한 혼탁함을 제거하여 가능한 최상이 시력을 다시 얻을 수 있다.	과다 또는 과소 교정, 출혈, 감염, 염증, 망막박리, 복시, 시각 손실, 후발 백내장 라식 수술에 비해 침습성이 더 강하다.

정수술 환자는 수술 후 6개월 이내에 합병증을 앓으며, 대부분은 심하지 않지만 그중 0.5%의 환자는 정도가 심각하여 그에 걸맞은 치료를 받는다.

가장 흔한 합병증은 과다 또는 과소 시력 교정인데 이는 치료를 통해 바로잡을 수 있다. 안구건조 증상은 눈의 메마름을 느끼는 것으로, 특히 수술 후 눈이 회복될 때에 나타난다. 현시(눈부심), 훈륜(무리), 약간의 (색)대조감응도 저하 같은 문제도 사람에 따라 나타나는 증상이다. 눈의 감염이나 각막 반흔화(흉터발생), 각막 피판 하부 세포 조직의 비정상적 증식과 같은 심각한 합병증도 드물게 일어난다.

대부분의 굴절교정수술이 원거리 시각을 교정할 수 있도록 고안되었기 때문에 굴절교정수술을 받은 많은 중년층 사람들은 수술 후 판독 시력에 도움이 필요하다. 근시안과 노안을 함께 가지고 있지만 굴절교정수술을 받기 전 안경이나 콘택트렌즈를 착용하지 않고도 글씨를 읽을 수 있었다면 굴절교정수술 후에 글씨를 읽기 위해 안경이나 콘택트렌즈가 필요할 수도 있다. 다음과 같은 조건이면 굴절교정수술이 바람직하지 않다.

- 굴절교정수술을 생각한다면 나이가 최소한 18세 이상이어야 한다. 20대 중반 전까지는 눈의 굴절 상태가 안정화되지 않을 수도 있기 때문이다.
- 만일 임신 중이거나 녹내장이 있을 경우, 각막이나 망막에 어떤 문제가 있을 경우, 포도막염(안구 안쪽의 염증) 이력을 가진 경우, 당뇨병, 혈관질환, 자가 면역질환이나 상처 치유와 관련된 문제를 가지고 있으면 수술이 바람직하지 않을 수 있다.
- 지난 한해 동안에 안구포진을 앓은 적이 있으면 수술을 받으면 안 된다.

국소 각막 형태 판독기가 눈으로 밝은 빛의 고리를 투사한다. 반사된 빛을 가지고 각막의 형태를 만들어내기 위한 정확한 모형을 만들 수 있다.

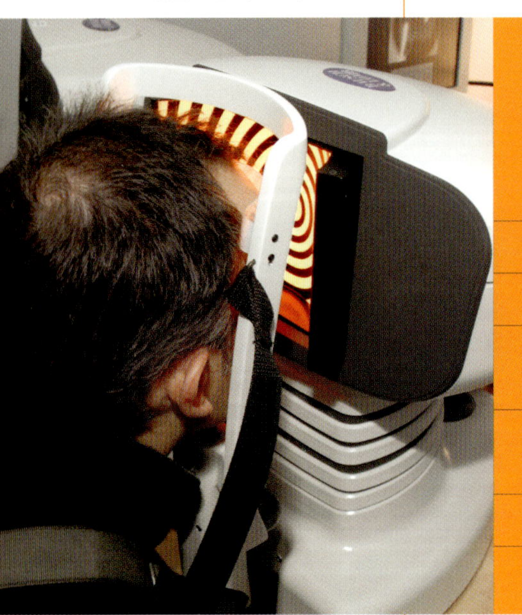

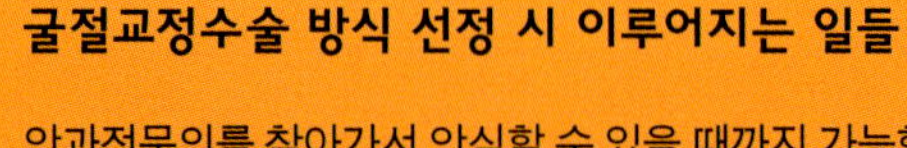
굴절교정수술 방식 선정 시 이루어지는 일들

안과전문의를 찾아가서 안심할 수 있을 때까지 가능한 한 필요한 많은 궁금점들을 물어보도록 한다.

- 시력과 안경 필요성 여부를 검사받는다.
- 안압을 측정하고, 눈의 앞부분에 대한 현미경 검사도 이루어진다.
- 망막과 시신경을 들여다 보기 위해 양쪽 눈의 동공을 확장시킨다.
- 난시나 다른 비정상적인 모습이 있는지 보기 위해 각막을 상세히 스캔하며 각막의 두께도 측정한다.
- 이렇게 각막을 측정한 값을 엑시머 레이저 프로그램에 사용해 수술 과정 중 각막 성형의 기초로 사용한다.
- 눈 동공의 크기를 측정하며 안구건조 증상 여부를 검사한다.
- 양쪽 눈의 정렬 오류를 배제하기 위해 눈의 움직임도 점검해야 한다.

- 심한 근시, 심한 원시, 비정상적인 난시는 유형에 따라 일부 수술이 적합하지 않을 수도 있다. 수술에 앞서 눈 전체를 종합적으로 검진할 수 있는 안과전문의를 찾는 것이 중요하다.

굴절교정수술은 대개 각막의 두께를 얇게 만들며 일단 전개된 각막 피판은 원래의 각막처럼 강하지 않기 때문에 굴절교정수술을 한 눈은 만일 어떤 상처를 입으면 더욱 심하게 손상될 수 있다. 이런 이유 때문에 만일 수술 후 접촉이 이루어지는 운동이나 활동을 할 경우에는 눈을 보호하는 안경류나 장구에 대해 특별한 주의를 기울여야 한다.

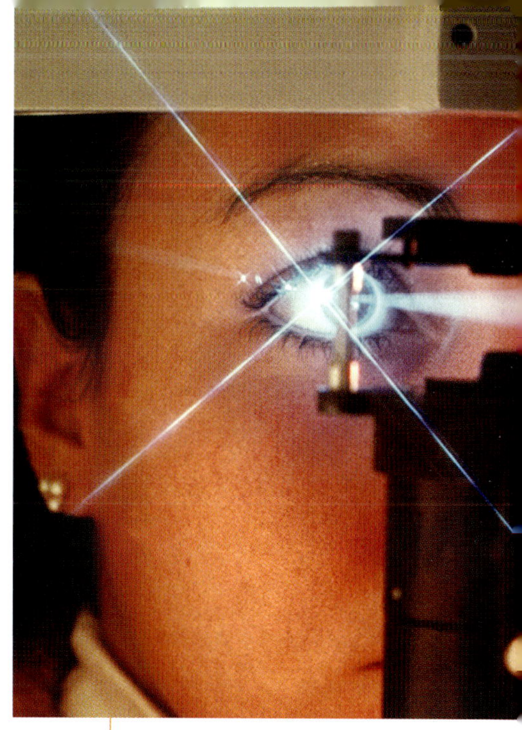

레이저를 이용하면 각막 조직을 깎아내는 성형 소요 시간이 1분도 채 되지 않는다.

굴절교정수술의 준비 요령

올바른 안과전문의를 찾는 것이 가장 중요하다. 안과전문의 중에는 추가로 특별한 각막과 굴절교정수술 훈련을 받은 사람도 있지만, 이런 훈련을 받지 않았어도 훌륭한 안과전문의도 많다. 편안하고 안심할 수 있는 안과의사를 만나야 한다. 안과의사는 수술을 하기 전 초기 안과 검진을 해야 하며 환자의 모든 질문에 답을 줄 수 있어야 한다. 또 수술을 책임진 안과의사가 수술 후 안과 검진도 책임질 수 있어야 한다.

굴절교정수술 비용은 만만치 않다. 이는 보통 선택 수술로 간주되어 의료보험에서 수술 비용을 보장해주는 경우는 별로 없다. 수술과 관련된 눈에 보이는 모든 비용을 기록하고 어떻게 충당할 것인지 반드시 계획을 세워야 한다. 또 수술후 결과에 대해 현실적인 기대치를 가지는 것도 중요하다. 굴절교정수술을 한다고 해서 안경이나 콘택트렌즈 착용의 필요성이 완전히 없어지는 것은 아니다. 굴절교정수술의 목적은 안경이나 콘택트렌즈 의존도를 줄이는 것이지만 상황에 따라 안경이나 콘택트렌즈가 필요할 때도 있다. 눈은 일생 동안 계속 변화가 일어나며 이는 수술 후에도 역시 마찬가지로 계속된다는 것을 기억해야 한다.

수술 전에는 각막의 형태에 영향을 끼칠 수 있으므로 콘택트렌즈의 착용을 피해 각막이 원래 형태로 되돌아 가도록 기회를 주어야 한다. 수술을 담당할 안과전문의는 각막이 원상 회복되는 데 필요한 기간을 알려줄 것이다.

굴절교정수술이 이루어지는 날

굴절교정수술 당일에는 비눗물로 얼굴을 깨끗이 씻고 눈화장은 피한다. 수술 전 간단한 식사를 하는 것은 문제가 없으나 술이나 졸음이 오는 약은 피하도록 한다. 수술 병원까지 바래다 주고 데리고 올 사람을 찾는 것이 바람직하다.

수술을 행하기 직전에 마취 및 항생제 점안액을 투여하면, 경미하게 진정된 느낌을 받을 수 있지만 수술이 이루어지는 내내 깨어 있는 상태가 지속된다. 항상 그렇지는 않지만 한 번에 양쪽 눈의 굴절교정수술을 받는 것이 보통이다. 각 눈마다 수술에 소요되는 시간은 약 10~15분 정도이다. 사람들 대부분은 어떤 통증도 자각하지 못하지만 압력이 가해지는 것은 느낀다.

안과전문의의 수술이 끝나면 대개 밤에 착용하는 눈 보호대나 보안경을 준다. 수술이 끝난 당일에는 쉬는 것이 좋으며, 사람에 따라 수술 후에 '눈 속에 있는 어떤 것'이 주는 자극이나 느낌을 자각하는 사람도 있는데 이는 흔히 나타나는 현상으로 점차 사라진다.

라식 수술의 단계별 시술

라식 수술을 할 때 환자는 경사진 의자나 침대에 눕는다. 수술이 이루어지는 눈은 멸균처리된 천으로 덮어 마취용 점안액을 투여하고 의사는 각막에 잉크로 향후 각막 피판의 자리를 표시한다.

눈꺼풀을 잡아주는 장구를 이용해 눈을 뜬 상태를 유지시키고 각막에 흡입 고리를 두어 눈에 압력을 가해 안정된 상태를 유지시킨다. 고리가 자리잡는 동안에는 시각이 흐릿해진다. 그리고 나서 레이저나 각막절제용 미세 수술칼날을 이용해 각막 피판을 절개한다. 흡입 고리를 제거하고 각막 피판을 살짝 뒤로 접으면 각막 조직의 하부가 노출된다.

각막 위로 엑시머 레이저의 위치를 잡아주고 각막 조직을 깎아내는 동안 환자는 고정된 불빛에 눈의 초점을 맞춘다. 이 수술 과정은 대개 60초 미만의 시간이 소요된다. 뒤이어 각막 피판을 원래 자리로 되돌린 후 가장자리를 매끄럽게 다듬고 나서 각막 피판이 제자리에 들어붙을 때까지 몇 분 정도 기다린다. 수술이 이루어진 눈에는 눈 보호대나 보안경을 씌운다.

수술 후 처치

수술이 끝난 당일과 그 이후 회복 기간 동안 눈의 회복 상태에 따라 시술을 행한 안과의사에게 주기적으로 검진을 받아야 하며 의사의 안약 처방을 받는다. 비록 완전한 회복이 이루어지기까지 몇 달이 소요되지만 수술 이후 눈의 시력에 변화가 있음을 자각할 수 있을 것이다. 수술 당일에 손수 운전하지 않는 것이 좋다. 만약 손수 운전해야 할 경우라면 의사와 상의한 후 결정한다.

또 의사는 수술 이후 며칠 혹은 몇 주 동안 격렬한 운동을 피하라고 권할 것이다. 수술 이후 최소 일주일 동안은 눈 화장품 사용을 피해 감염 위험을 방지한다. 또 눈에 비누나 물이 들어가지 않도록 접촉을 피해야 하므로 수영은 몇 주 동안 피해야 한다. 특별한 활동에 대해 질문이 있으면 안과의사와 상담하는 것이 좋다.

안과의사에게 물어봐야 할 질문

- 굴절교정수술 후 회복 과정에서 무엇을 기대해야 할까요? 몇 주 혹은 몇 달이 소요되나요?

- 라식 수술과 관련된 합병증은 무엇이고, 다른 굴절교정수술과 다른 점은 무엇인가요?

- 나의 눈 상태가 라식 수술을 받기에 문제가 되는 점은 없나요?

- 이 수술과 관련된 위험 요인을 감수할 수 있을 정도로 수술을 통해 얻을 혜택의 가치는 충분한가요?

굴절교정수술 점검표

내 눈이 수술을 받는 데 문제는 없는가?

- ☐ **직업에 미치는 영향** 굴절교정수술을 받았을 때 현재 하고 있는 일에 문제는 없겠는가?
- ☐ **의학적 건강 상태** 자가면역질환이나 기타 주요 질병은 없는가?
- ☐ **눈의 상태** 안경이나 콘택트렌즈를 착용하는 것 외에 눈에 다른 문제는 없는가?

- ☐ **투약** 회복에 문제가 될 수도 있는 스테로이드나 다른 약물을 복용하는가?
- ☐ **굴절의 안정성** 지난 해에 눈의 처방에 변화가 있었는가?
- ☐ **동공의 크기** 눈의 동공은 어둑한 상태에서 아주 큰 크기로 확장되는가?
- ☐ **각막 두께** 각막의 두께가 얇은 것은 아닌가?

- ☐ **굴절 이상의 정도** 안경이나 콘택트렌즈를 단지 한시적으로 착용하는가? 예외적으로 강력한 처방이 필요한가?
- ☐ **눈물의 생산** 안구건조증이 있는가?
- ☐ **수술 비용** 수술에 소요되는 비용을 실제로 감당할 수 있는가?

수술에 관련된 위험 요인과 그 한계

- ☐ **과다 또는 과소 치료** 바라는 결과를 얻기 위해 한 번 이상의 수술을 감내할 수 있는가?
- ☐ **수술 후에도 글씨를 읽으려면 안경이 계속 필요할 수도 있음** 눈에 노안의 증상은 없는가?
- ☐ **수술 후 회복 결과가 오래 지속되지 않을 수도 있음** 수술 후 상기석으로 흐레되는 결과가 알려져 있지 않음을 알고 있는가?

- ☐ **영구적으로 시각을 잃을 수도 있음** 수술 환자 중 일부는 시각을 상실하거나 실명을 경험하게 됨을 아는가?
- ☐ **안구 건조** 메마른 눈이 갈수록 악화될 수도 있고 만성적인 안구건조증으로 진행될 수도 있음을 아는가?
- ☐ **시각적 증상의 진전** 현시(눈부심), 훈륜(부리)에 대해 알고 있으며 야간 운전에 어려움을 줄 수도 있음을 아는가?

- ☐ **색대조 감응도** 자신의 시각이 어두운 불빛에서 극도로 감퇴될 수도 있음을 아는가?
- ☐ **양안 치료** 두 눈을 동시에 치료할 경우 추가적인 위험 요인이 있음을 아는가?
- ☐ **환자 제공용 정보** 자신의 수술에 사용되는 레이저에 관한 정보가 들어 있는 소책지를 읽이 보았는기?

좋은 안과의사를 찾는 방법

- ☐ **의료 경험** 해당 안과의사의 굴절교정수술의 시술 경험은 얼마나 되는가?
- ☐ **수술 장비** 해당 안과의사는 자신이 받고자 하는 수술에 FDA가 승인한 수술 징비를 사용하는가? 안과의사는 수술용 칼날을 단 일회만 사용하는가?

- ☐ **장기적인 간호와 관리** 안과의사는 환자인 자신의 사후 관리와 간호에 관심을 두고 있는가? 수술 전 및 수술 후의 간호 방법은 시술을 담당한 외과 의사가 아닌 다른 의사가 제공힐 수도 있다.

- ☐ **안심할 수 있는 의사** 자신의 담당 의사를 잘 알고 있다고 느끼며 편안하게 정보를 서로 똑같이 교환하는가?
- ☐ **정보의 공유** 담당 의사가 자신의 모든 질문에 충분한 시간을 힐애하어 답을 주려는 자세를 가지고 있는가?

수술 전, 수술 시 및 수술 후 사전 숙지 및 예비 사항

- ☐ **수술에 관한 사전 평가 및 시술 전에 콘택트렌즈를 착용하면 안 됨** 콘택트렌즈를 착용하지 않고 오래 견딜 수 있는가?
- ☐ **수술 후 회복에 며칠의 시간이 걸릴 수도 있음** 필요 시 며칠 동안 휴가를 네이 회복에 필요한 휴식을 취할 수 있는가?

- ☐ **수술 후 며칠 동안은 사물을 또렷하게 볼 수 없음을 예상해야 함** 수술 후 즉시 사물을 뚜렷이 볼 수 없음을 알고 있는가?
- ☐ **눈 보호대나 보안경 착용에 대비해야 함** 수술 후 상해를 막기 위해 눈을 보호할 필요성이 있음을 알고 있는기?

- ☐ **수술 동의서를 읽어보아야 함** 담당 의사는 수술 동의서 서식을 제공하였는가?
- ☐ **안약을 투약해야 함** 주기적으로 안약을 눈에 넣을 수 있는가?
- ☐ **어느 정도의 통즈/불편을 감수해야 함** 이느 정도 통증을 겪게 틸지 미리 알고 있는가?

자료 출처: 미국식품의약국FDA

3

눈의 질병

이 장에서 다루는 많은 안질환 중 적어도 한 가지는 아마 누구라도 한 번쯤은
겪어본 적이 있는 흔한 질환일 것이다. 이 책을 읽으므로 해서 안과의사를 찾지
않아도 되는 것은 아니지만, 이런 문제를 잘 이해하고 안과에 간다면 제대로
필요한 질문을 하는 데 도움이 되며 자신이나 다른 누군가가 가지고 있는 눈의
문제가 어떤 유형인지 알 수 있을 것이다.

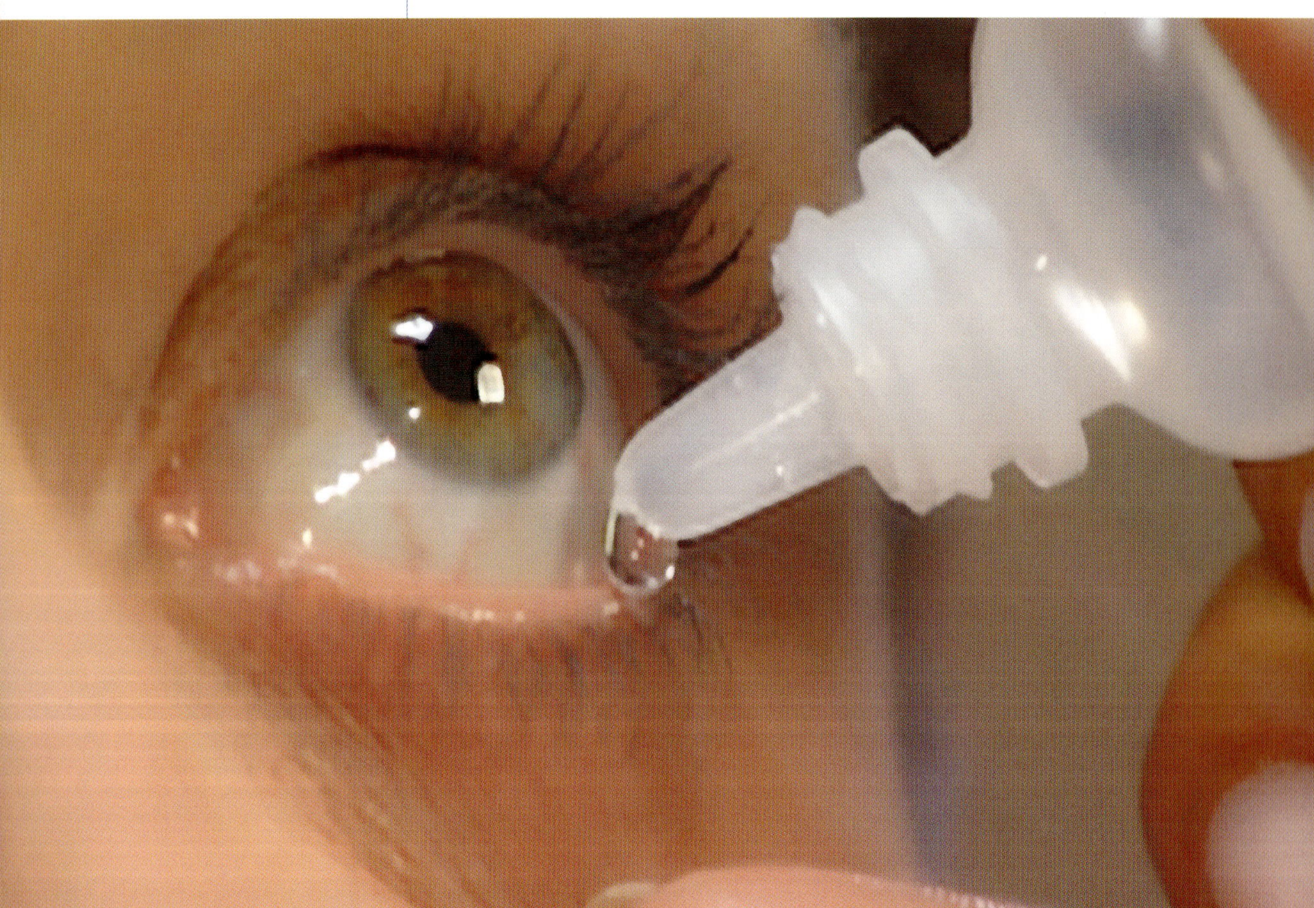

눈의 충혈

거의 모든 사람은 살면서 눈의 충혈을 겪어본 적 있다. 많은 물질이 눈의 충혈 원인이 될 수 있으며 그중에는 해로운 물질도 있고 종류에 따라 위험한 것도 있다. 무엇이 눈의 충혈을 유발하는지 알면 그때 그때의 특별한 상황에 잘 대처할 수 있다.

결막 하부 출혈

만일 눈의 흰자 위에 선명하게 붉은 반점이 있다면 이것은 대개 결막 아래 혹은 안구 흰 부분 위 가장 바깥 조직층의 미세혈관이 출혈된 것이다. 이런 출혈은 누구를 막론하고 알 수 없는 어떤 분명한 원인이나 기침, 힘을 가하거나 혈액 희석용 약제 투약, 눈의 상처로 인해 일어날 수 있다. 또 그렇게 흔치는 않지만 이런 현상이 잦다면 고혈압이나 출혈성 질병도 결막 하부 출혈의 원인이 될 수 있다.

이런 유형의 출혈은 그 자체가 눈에 위험한 것은 아니며 대개 1~2주가 지나면 스스로 사라진다. 보통 이런 문제가 있다 해도 약간의 자극을 느끼는 것 외에는 시력이 변하거나 통증을 겪진 않는다. 이렇게 충혈된 반점에서 약간의 자극을 감지한다면 약국에서 판매하는 인공눈물을 하루에 여러 번 눈에 주입하여 자극을 완화하는 방법을 쓸 수도 있다. 드물지만 비조전 고혈압이나 출혈성 질병 같은 결막 하부 출혈에 원인이 되는 질환인 경우에는 안과의사는 향후 치료를 위해 기정 주치의에게 문의해보도록 권할 것이다.

상공막염

상공막염은 상공막 혈관이나 결막 아래 안구 표면 또는 가장 바깥층에 염증이 있는 것을 의미한다. 이 염증은 공막염과 비슷하게 보이기도 한다(52쪽을 볼 것). 상공막염은 거의 대부분 눈의 흰자 위 어느 한 부분을 붉게 만들며 무르고 쓰린 통증을 느끼지만 흔히 시력은 정상으로 유지된다. 이런 문제가 있으면 안과 병원을

결막 하부 출혈

결막 하부 출혈과 함께 다음과 같은 증상이 있다면 신속히 안과 병원을 찾아야 한다:

- 최근 눈에 상처를 입었을 경우
- 시각이 희미할 경우
- 현저하게 눈의 통증을 느낄 경우
- 복시가 있을 경우
- 안구가 앞으로 튀어나올 경우
- 출혈 반점이 자주 발생하거나 몇 주가 지나도록 사라지지 않을 경우

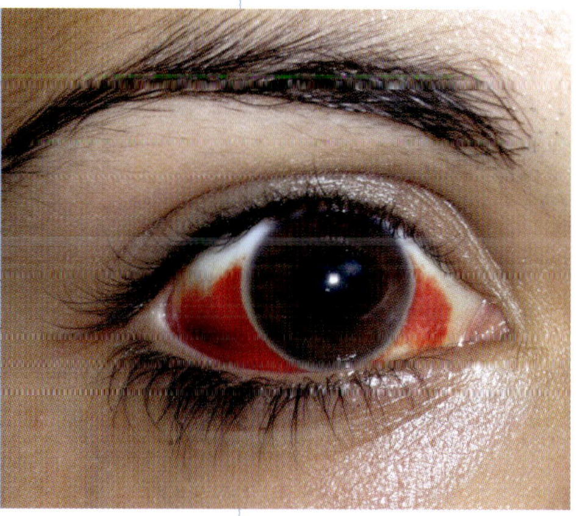

찾아가 더 심각한 문제 발생을 예방하는 것이 바람직하다.

상공막염의 발생 원인이 특별히 알려지진 않았지만 안과의사는 어떤 감염이나 또 다른 의학적 문제가 있는지 여부를 검사한다. 만일 염증의 정도가 경미할 경우 안과의사는 인공눈물로 치료하면서 눈의 윤활을 도모할 수 있지만, 염증의 정도가 보다 심각하다면 약한 스테로이드 점안액이나 경구 투약용 항염증제를 처방할 것이다. 보통 상공막염은 다시 재발하더라도 스스로 사라진다.

공막염

공막염은 공막이나 안구의 두꺼운 흰자 위벽 내부 깊은 곳에 있는 혈관의 염증이다. 이 염증은 약간 더 위험한 눈 충혈의 원인이지만 다행히 상공막염에 비해 흔한 것은 아니다. 공막염이 유발하는 눈의 통증은 대개 상공막염으로 인한 통증보다 심하며 시각도 흐릿하게 변한다. 만일 이런 증상을 자각할 경우 즉시 안과의사를 찾아야 하는데, 이 질환이 악화되거나 안구의 벽이 얇아지는 위험에 처할 수 있기 때문이다. 공막염을 앓는 사람의 50%는 류머티스성 관절염이나 전신홍반성 낭창 또 드물긴 하지만 광범위한 감염과 같은 관련된 결합조직질환을 가지고 있다. 안과의사는 공막염이 있는 환자가 오면 이런 질환의 보유 여부를 알아보기 위해 혈액검사를 권할 수도 있다. 또 공막염은 눈에 보이는 충혈된 부분뿐 아니라 안구 여러 곳에 염증을 유발할 수 있기 때문에 눈 전체를 종합적으로 검진하게 된다. 일단 실험실 검사를 통해 감염을 확인하면 대개 경구 투약용 항염증제로 치료를 시작한다. 그런데 이런 약으로도 치료가 충분치 않다면 경구 투약용 스테로이드 약제가 주어지고, 그래도 또 치료가 안 되거나 문제가 되는 부작용이 발생한다면 안과의사는 최종적으로 다른 면역억제 약물을 고려할 것이다.

결막염

거의 모든 사람이 살아가면서 한 번쯤은 유행성각결막염(홍안병)에 걸린다. 결막염은 결막(안구의 가장 바깥층)의 염증이 생긴 것으로 안질의 가장 흔한 원인 중 하나이다. 결막염은 바이러스 감염, 박테리아 감염, 알레르기 또는 점안액의 부작용과 같은 여러 가지 이유로 인해 발생할 수 있다.

결막염이 발생하면 안구의 흰자위 부분이 분홍색이나 붉은색으로 변하는 것을 보게 된다. 또 분비물이 나오기도 하고 속눈썹이 늘어 붙으며 눈에 자극을 느낄 수 있다. 한쪽 눈에서 시작된 증상은 나머지 다른 쪽 눈으로 퍼지기도 한다. 이 질환은 전염성이 아주 강하므로 주변 사람이나 가족의 일원이 결막염을 앓을 경우 조심해야 한다.

바이러스 결막염을 앓을 경우 취해야 할 행동:

- 눈을 만지는 일을 피한다.
- 다른 사람들과의 접촉을 피한다.
- 수건이나 내의를 함께 쓰지 않도록 한다.
- 손을 자주 씻는다.
- 눈에 착용하는 모든 안경류를 적절하게 세척하고 잘 관리한다.

바이러스 결막염은 결막염의 가장 흔한 주범이다. 이런 유형의 바이러스 감염은 흔한 감기처럼 대개 몇 주에 걸쳐 스스로 호전된다. 눈에 발생한 가려운 결막염의 원인이 바이러스에 의한 것이면 눈에서 나오는 분비물은 수성이고, 시각도 정상 또는 정상에 가까우며, 최근에 코감기를 앓았을 수도 있다. 안과의사는 눈을 검사하여 바이러스성 결막염인지 아니면 다른 원인에 의한 결막염인지 구별할 수 있으며, 인공눈물이나 눈을 편안히 해주는 시원한 안대를 처방해줄 수도 있다. 드물지만 바이러스는 각막 속 혼탁한 반점을 유발할 수도 있는데 이런 경우 약한 스테로이드 점안액으로 치료가 이루어진다. 바이러스 결막염은 초기 10~12일 동안에 전염성이 아주 강하므로 눈을 만지거나 눈을 만지고 난 후 다른 사람이나 물건에 접촉하는 일을 피하도록 조심해야 한다.

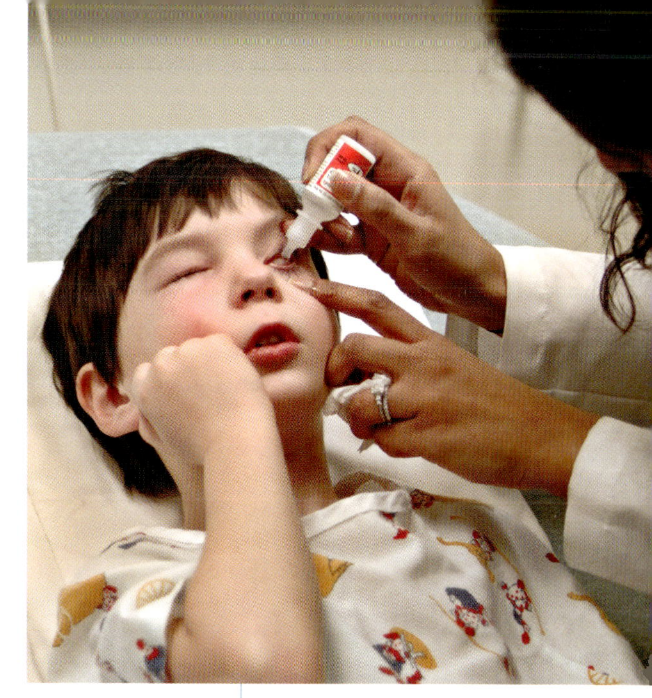

안과의사가 세균성 결막염을 앓는 어린 소년을 치료하고 있다.

단순포진 결막염 또한 바이러스에 의해 발생하지만 전형적인 결막염과는 약간 다르나. 단순포진 바이러스는 대개 다른 종류의 결막염에 비해 통증과 작열감도 더 심하다. 안과의사는 눈을 검신하면서 결막이나 눈꺼풀 위에 생긴 수포와 같은 이런 바이러스성 감염 징후를 볼 수 있다. 만일 이런 유형의 결막염을 확인하면 안과의사는 특별히 항포진성 약제를 처방할 것이다.

세균성(박테리아) 결막염은 흔한 바이러스 결막염보다 더 심각한 문제가 될 수 있다. 결막염이 세균에 의해 유발된 것이면 눈에서 고름 같은 분비물이 나오지만 크게 문제가 될 정도로 가렵지는 않다. 결막염을 유발하는 박테리아의 종류에는 여러 가지 임질을 유발하는 박테리아가 가장 위험한데 눈 속으로 침투가 빠르며 공격성도 강하기 때문이다. 다행히 임질을 유발하는 박테리아에 의한 결막염은 매우 드물다. 만일 세균성 결막염 증상이 심하게 보일 경우에 안과의사는 면봉으로 결막을 닦아내어 결막염의 원인이 된 박테리아를 배양해 확인해보기도 한다. 임질 유발 세균성 결막염을 제외한 세균성 결막염에는 항생제 점안액이 사용하여 치료하며, 임질균에 의한 결막염은 전신성 항생제 요법으로 치료한다(경구 투약용 항생제나 근육주사 항생제 사용).

알레르기성 결막염은 건초열을 포함한 알레르기와 관련있다. 만일 이런 알레르기를 앓은 이력이 있고 눈이 종종 붉어지거나 수성을 띠고 가려움증을 느끼면 알레

OPTICAL ILLUSION

많은 사람들은 대부분 눈병을 유발하는 단순포진 바이러스가 전염성이 매우 강할 것으로 믿지만 이 바이러스는 우리 주변에 있으며 성인의 90% 정도는 이 바이러스에 이미 노출되어 있다. 그러나 이렇게 노출되더라도 대부분은 이로 인해 눈병에 걸리지 않는다.

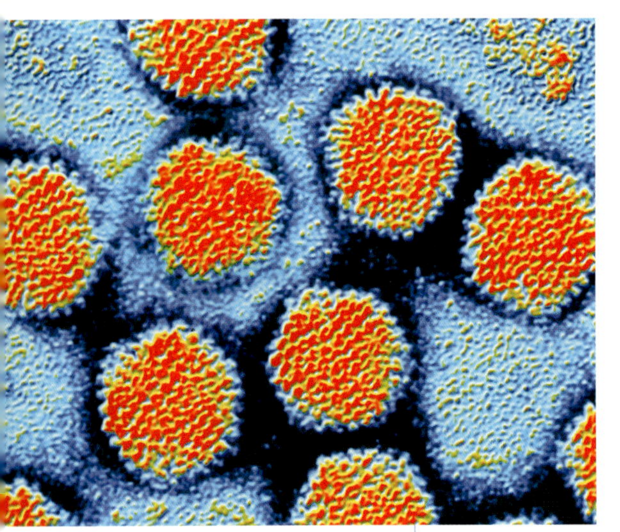

결막염 같은 눈에 감염을
일으키는 아데노바이러스
알갱이의 전자현미경 사진

르기성 결막염을 의심할 수도 있다.

안과의사는 눈을 검사하여 알레르기성 결막염인지 다른 원인에 의한 결막염인지 구별할 수 있다. 이 질환에 대한 최상의 치료법은 가능한 한 알레르기를 유발하는 것을 모두 없애는 것이다. 또 결막염의 증세가 심하지 않다면 약국에서 판매하는 인공눈물을 하루에 여러 차례 눈에 넣어주는 것도 도움이 된다. 알레르기성 결막염의 증세가 보통일 경우에는 약국에서 구할 수 있는 점안액은 물론 항히스타민 처방의 점안액을 이용하여 가려움증, 충혈 및 눈의 수성을 완화시킬 수 있다. 증세가 심한 경우 안과의사는 단기간 동안 쓰는 약한 스테로이드 점안액을 처방하기도 한다. 또 경구 투약용 항히스타민 약을 섭취하는 것도 눈은 물론 신체의 나머지 부분에 영향을 미치는 알레르기 증상에 도움을 줄 수 있다.

점안액 결막염은 약제 처리된 점안액을 주기적으로 사용할 경우 발생하기도 한다. 약제 처리된 점안액은 때에 따라 눈의 충혈을 유발하기도 한다. 점안액 속에 함유된 방부제가 주범일 경우도 있는데 사람마다 방부제에 대한 감수성이 서로 다르기 때문이며 경우에 따라 약물 처치가 자극이나 충혈을 유발할 때도 있다. 이런 상황이라면 대개 의사와 상담한 후에 원인이 되는 점안액을 사용하지 않는 것이 최선의 방책이다.

기타 눈의 감염

감염이 일어나면 결막을 제외한 눈의 나머지 부분에 영향을 미칠 수 있으며 눈의 충혈을 유발하기도 한다. 이들은 일차적으로 호흡기의 비말이나 수건 또는 수도꼭지 등에 남아 있던 입자를 통해 퍼진다. 기본적으로 손을 철저하게 씻는 것을 포함해서 위생상태를 양호하게 유지하는 것이 감염의 기회를 줄일 수 있는 방법이다.

콘택트렌즈를 착용하고 잠을 자면 각막 감염이나 전염성 각막염의 위험이 높아진다.

전염성 각막염은 각막의 감염 또는 안구 중심의 투명한 홍채에 일어난 감염을 일컫는 용어이다. 이런 감염은 대개 박테리아가 그 원인이지만 곰팡이(진균) 감염, 포진 바이러스, 비감염성 유발 요인들 모두 비슷한 모습의 문제를 야기한다. 만일 콘택트렌즈를 착용한 채 잠을 자거나 렌즈를 제대로 세척하지 않았을 경우 전염성 각막염의 발생 위험이 높아진다. 만일 이런 유형의 각막 감염이 발생하면 눈의 충혈, 눈의 통증, 빛 감수성, 분비물, 시력 저하 및 콘택트렌즈를 착용할 때 전에 없던 어려움을 만날 수 있다. 이런 문제가 일어나면 즉시 안과의사를 찾아가서 감염 상태를 조기에 검진하고 치료해야 상황이 심하게 악화되는 것을 막을 수 있다. 안과의사는 대개 항생제 점안액 처방을 통해 치료하는데 감염이 완전히 제거될 때까지는 몇 주의 시간이 소요될 수도 있다. 만일 콘택트렌즈를 착용했거나 감염 상태가 호전되지 않을 경우 안과의사는 콘택트렌즈나 렌즈 케이스 또는 각막의 표면을 긁어서 문제를 일으킨 박테리아를 배양해 확인할 수도 있다. 감염이 있을 때는 안과의사의 허락이 있기 전까지는 콘택트렌즈의 착용을 중단해야 한다.

안내염은 안구 안쪽 전체에 영향을 끼치는 감염이다. 대개 심한 감염은 안구를 투과한 상처 때문이거나 드물지만 안과 수술을 한 이후에 발생한다. 또 아픈 사람일 경우 혈류 속 박테리아와 곰팡이균이 눈에 정착하여 감염을 유발하기도 한다. 안내염이 있으면 눈이 충혈되고 극심한 통증과 시력의 상실로 이어진다. 안내염 자체가 응급을 요하는 질환이므로 특히 눈에 상처를 입은 후나 안과 수술을 받은 후 이런 증상이 자각되면 즉시 안과의사를 찾아야 한다.

　안내염의 치료는 염증의 진전 상태가 어떠한가에 따라 좌우되는데 대부분 가장 먼저 아주 강력한 항생제를 안구 속에 주사한다. 안과의사는 눈 속에서 배양액을 채취하여 감염을 일으킨 원인 균을 확인하기도 한다. 호전된 상황에 따라 치료용 항생제를 안구 속으로 주입하는 것보다 차라리 안구 뒷부분의 감염 부위를 깨끗이 제거하는 수술을 하기도 한다. 이런 중재가 이루어진 후에 안과의사는 아마 강력한 항생제 점안액을 처방할 것이다. 일단 감염 상태의 제어가 이루어지면 스테로이드 약제가 주어질 수도 있다. 눈에 따라 이런 감염에서 회복이 이루어진 후 시력을 되찾는 경우도 있지만 많은 사람들은 예전의 좋은 시력을 되찾지 못해 눈 안쪽에 심각한 손상을 입는다.

봉와직염

앞서 다룬 여러 가지 종류의 감염이 안구의 충혈을 유발하는 것과 달리 봉와직염은 눈 주변 피부나 눈꺼풀을 붉게 하는 감염이다. 거의 대부분 봉와직염은 박테리아가 원인이며, 대개 피부의 상처나 곤충에 물린 눈꺼풀 또는 신체의 공강을 통해 들어온다. 이 질환은 발생 장소에 따라 격막전부 봉와직염과 안와 봉와직염의 두 종류로 나뉜다.

격막전부 봉와직염은 안구가 들어 있는 안와(눈구멍)에 발생한 염증이 아니라 안구 주위의 눈꺼풀과 피부에

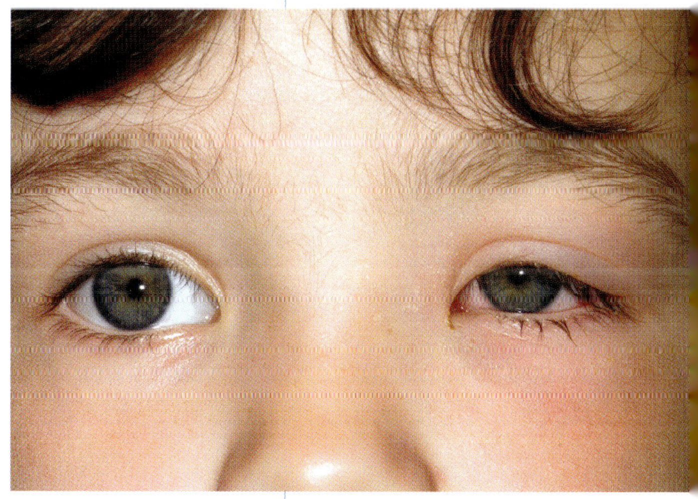

피부와 그 하부 조직의 박테리아 감염에 의한 안와 봉와직염으로 인해 어린 소녀의 눈 주위 세포 조직에 팽윤이 일어난 모습

감염된 염증을 기술하는 명칭이다. 이 경우 눈이 충혈되고 압통을 느끼며 눈을 뜨기 어려울 정도로 눈꺼풀이 부어오르기도 하고 때로는 약하게 발열이 일어날 수도 있다. 격막전부 봉와직염이 발생하면 안구 자체에 약간의 충혈이 있을 수 있으나 나머지 기능은 정상적으로 작용한다. 만일 봉와직염이 발생한 것으로 의심되면 즉시 안과의사를 찾아야 하는데 대부분의 경우 이 질환을 치료하는 데 경구 투약용 항생제가 필요하기 때문이다. 경구 투약용 항생제 투약으로도 감염 증세가 호전되지 않거나 나이가 아주 어린 아이에게 발병한 경우에는 병원에 입원하여 항생제 혈관 주입 치료를 받을 수도 있다.

안와 봉와직염은 격막전부 봉와직염에 비해 훨씬 심각한데 감염된 장소가 안구가 들어 있는 안와이고 뇌와 가깝기 때문이다. 대개 부비강염을 유발하는 박테리아가 안와 봉와직염도 발생시킨다. 이 경우 눈꺼풀 피부가 붉게 변하고 부어올라 압박을 받을 뿐 아니라 안구가 돌출되거나 제대로 움직일 수 없게 되어 눈을 움직일 때마다 통증을 느낀다. 이런 증상을 보일 경우 신속히 안과의사를 찾아야 한다. 안와 봉와직염 감염이 의심될 경우 의사는 안와와 부비동의 이미지를 스캔하고 감염 상태를 확인하기 위한 혈액 검사를 한다. 대개 안와 봉와직염에 감염된 환자는 입원해서 항생제 혈관 주입 치료를 받는다. 만일 안와에 농양(고름)이 들어차면 외과적 처치를 통해 배출시켜야 한다.

백내장

우리 대부분은 백내장에 걸렸거나 백내장 수술을 받은 사람을 주변에서 쉽게 볼 수 있다. 백내장은 태어났을 적에 투명하던 눈 속 수정체가 점점 혼탁하게 변하면서 발생한다. 백내장의 가장 흔한 원인은 나이가 들어가는 노화 현상 때문이지만, 눈의 상처, 스테로이드나 다른 어떤 약물을 통해 또는 방사선 노출이나 진성당뇨병, 눈의 감염 및 기타 눈의 질환으로 인해 발명하기도 한다. 또 흡연과 자외선 노출은 백내장을 악화시킬 수 있다. 가끔은 백내장을 가진 채 신생아가 태어나기도 한다.

백내장의 증상

백내장은 수년의 세월에 걸쳐 진행되며 만일 백내장이 생기면 한쪽 눈 또는 두 눈의 시력이 시간이 지남에 따라 점

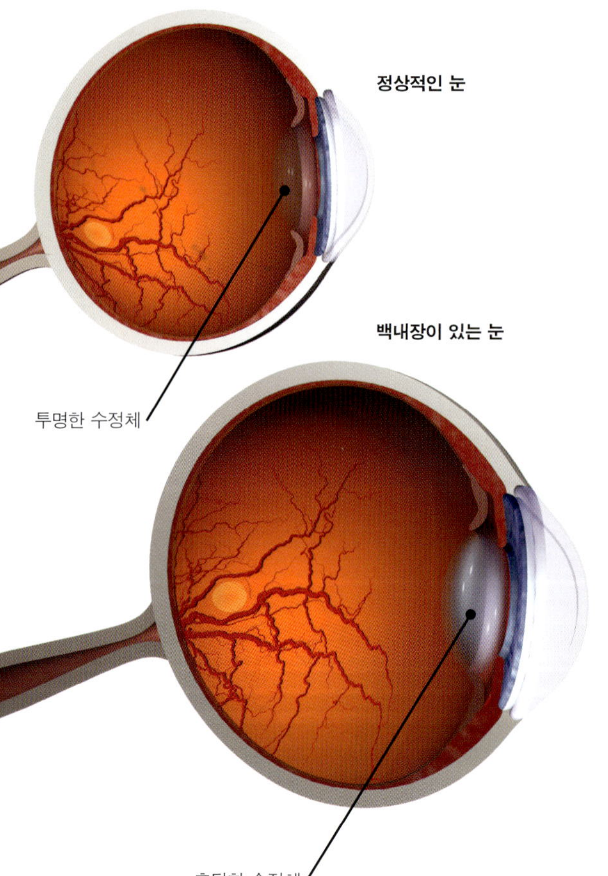

차 흐릿해지고 있음을 느끼게 된다. 특히 야간에 강하고 눈부신 빛의 섬광을 보면 문제가 있을 수도 있다. 색깔도 또렷하지 않게 보이고 분간하기도 애매해진다. 백내장은 점진적으로 시력이 나빠지며 갈수록 근시가 된다.

백내장의 진단과 치료

안과의사는 검진을 통해 환자의 백내장 발생 여부를 확인할 수 있다. 만일 백내장 발생 정도가 경미하면 별다른 치료가 필요치 않지만 만일 백내장이 시력과 중요한 일상 활동 수행에 현저한 영향을 미칠 정도로 혼탁하면 백내장 수술 치료를 생각해봐야 한다. 비록 백내장이 환자의 시력에 직접적인 영향을 끼치지 않을 경우라도 사람에 따라 백내장 수술을 통해 환자가 지니고 있던 망막황반변성(60쪽 참고), 당뇨병망막병증(87쪽 참고)과 같은 또 다른 눈의 문제를 의사가 쉽게 추적할 수 있게 해준다. 만일 안과의사가 백내장 수술을 하기로 결정했다면 눈동자를 확장시키고 철저한 검사를 수행해 전반적인 눈의 건강 상태를 점검하는 동시에 인공 수정체 삽입을 위한 검사를 해야 한다(58쪽 참고).

백내장 수술

거의 대부분 사람은 나이가 들면 백내장이 생기게 된다. 예를 들어 북미에서만 매년 150만 건 이상의 백내장 수술이 이루어지며, 기타 선진국도 마찬가지로 비슷한 비율의 백내장 수술이 이루어지고 있다. 이 수술은 대개 외래환자 시술 형태로 이루어지며 많은 사람이 국소마취로 약하게 진정된 상태에서 시술받는다.

백내장 수술을 할 때는 초음파 장비를 이용해 백내장에 걸린 수정체를 파쇄하여 안구에 미세하게 절개낸 곳을 통해 밖으로 빼내거나 각막을 수정체보다 더 크게 절개해 온전한 크기의 수정체를 제거한다. 그리고 나서 플라스틱 재질의 수정체를 눈 속에 삽입해 자리를 잡아준다. 전체 수술 과정은 대개 한 시간 미만으로 소요된다. 만일 두 눈의 백내장이 모두 심각한 상태일 경우 안과의사는 한쪽 눈 수술을 먼저 진행하고 몇 주의 간격을 둔 후 나머지 눈의 수술을 진행한다.

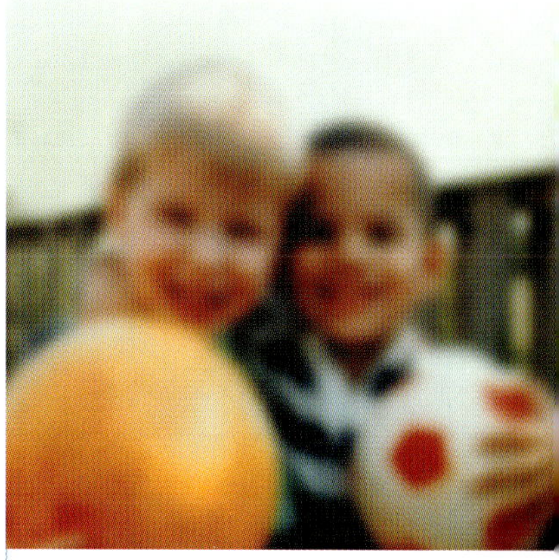

백내장을 가진 사람의 시각으로 본 장면. 백내장은 환자의 시야를 점차 흐리고 노랗게 번진 모습으로 보이게 하며 치료를 하지 않고 방치할 경우 시각이 완전히 흐려지게 된다.

수술 당일에는 비눗물로 얼굴을 깨끗이 씻고 눈화장은 하지 말아야 한다. 수술 전날 자정 이후에는 술을 마시거나 음식을 섭취하지 않도록 하고, 수술에 필요한 모든 약의 목록을 챙기고, 병원에 데려 가고 집으로 데려다 줄 사람을 미리 정해둔다. 마취제의 종류에 따라 수술이 이루어지는 동안 깨어 있거나 잠에 들 수도 있는데, 만일 깨어 있을 경우 밝은 빛을 볼 수도 있고 수술이 이루어지는 동안에 눈에 압박이 가해지는 것을 느낄 수도 있다. 백내장 수술이 끝나면 눈에 눈 보호대를 씌우기도 한다. 수술이 끝난 당일에는 휴식을 취하는 것이 좋다. 사람에 따라 수술 후 눈 속에 이물감을 자각하기도 하는데, 이는 정

일단 백내장이 현저하게 진행되었을 때 단 한 가지 효과적인 치료 방법은 수술을 통해 제거하는 것밖에 없다.

상적인 현상이므로 걱정할 필요 없다. 안과의사는 수술 후 환자에게 처방된 점안액을 언제부터 투약하는지 관련 지침을 알려줄 것이다.

수술 후 안과의사는 다음날 결과를 점검하고 그 이후는 회복 정도에 따라 주기적으로 검진해 점안액을 처방한다. 처방한 점안액에는 통상적으로 감염 방지를 위한 항생제(수술 전부터 항생제 점안액 투여를 시작하는 의사도 있다)와 염증을 막기 위한 스테로이드가 들어가며, 경우에 따라서는 2차 항염증성 점안액도 들어간다. 수술 후 일주일 혹은 그 이상의 기간 동안에 의사의 권고를 참고 삼아 격렬한 활동을 삼가는 것이 좋다. 안과의사에 따라서는 회복 기간의 일부 또는 전체 기간 동안 눈 보호대나 보안경의 착용을 요구하기도 한다. 수술 후 어떤 특별한 활동의 수행 가능성 여부에 관한 질문이 있으면 의사에게 문의하는 것이 좋다.

보통 백내장 수술 후 완전히 회복되기까지 4~8주 정도의 기간이 소요되며 수술 시 절개된 부위의 크기에 따라 기간이 좌우된다. 수술 후 눈이 회복되면 안경 착용의 필요성 여부를 가리기 위한 검사가 이루어지며, 만약 다른 한쪽 눈 역시 백내장이 심각하다면 그 눈 또한 수술받을 준비를 해야 한다.

백내장 수술의 위험성은 그리 높지 않으며 그 혜택에 비하면 과장된 측면이 있다. 백내장 수술 환자의 95%는 아무 탈 없이 잘 지내지만 어느 수술이건 합병증의 위험이 있음은 기억해야 한다. 특히 백내장 수술은 출혈, 감염, 염증, 안압 문제, 망막박리, 복시, 예기치 못한 굴절 이상과 시력 상실의 위험이 도사리고 있다. 경우에 따라 백내장 추출 후 한달 혹은 일년이 경과한 후에 후발 백내장이 발현되기도 한다(60쪽 참고). 따라서 안과의사의 충분한 상담을 통해 수술의 위험 요인과 수술을 통해 혜택받을 수 있는 것에 관해 잘 이해하고 나서 백내장 수술을 받을지 여부를 결정해야 한다.

인공 수정체 삽입은 백내장 수술 중에 이루어지며 환자의 굴절교정 문제를 해결하기 위한 것이다. 인공 수정체 삽입 결과에 따라 백내장 수술 후 안경 착용의 필요성 여부가 결정되며 안경이 필요하면 그에 따른 처방이 이루어진다. 백내장 수술을 받는 대부분의 사람들은 원시 교정을 위해 인공 수정체를 삽입하며 수술 후 글씨를 읽기 위한 안경을 착용한다. 만일 수술 후 원거리나 근거리 시각 보조용 안경 없이 지내기를 바란다면 새로운 다초점 수정체를 삽입할 수 있는데 이것은 원거리나 근거리 시각 보조 안경 착용의 필요성을 줄여준다. 이런 다초점 수정체 삽입은 단시 수정체 삽입에 비해 비용이 비싸며 수술의 성공

안과의사에게 물어봐야 할 질문

- 백내장 수술 시 어떤 수정체 삽입 방식을 택하는 것이 좋을까요?

- 백내장 수술 후 원거리나 근거리 시각 보조용 안경을 착용해야 할까요?

가능성도 다양하게 변화한다. 만일 이런 삽입 방법에 관심이 있으면 백내장 수술 전에 안과의사와 상담하도록 한다.

백내장 수술 후 독서용 안경 착용을 피할 수 있는 또 다른 대안은 모노비전 렌즈를 삽입하는 것이다. 이 방식은 한쪽 눈에는 원거리 시각 교정용 렌즈, 다른 쪽 눈에는 근거리 시각 교정용 렌즈를 삽입하는 것인데, 이런 해결책은 환자가 이미 모노비전 콘택트렌즈를 착용하고 있었다면 효과가 더 클 것이다.

만약 난시가 있는 환자가 백내장 수술을 목전에 두고 있다면 수술 후에도 난시는 대개 그대로 남아 있으며 수술 후 어쨌건 이를 교정할 수단이 필요하다는 사실을 인지해야 한다. 난시의 정도에 따라 이를 감소시킬 수 있는 여러 가지 방안이 있다. 한 가지 방안은 난시 교정용 토릭렌즈를 삽입하는 것이고, 또 다른 대안으로는 수술 시 난시를 줄여주는 궁형각막절개술AK(43쪽 참고)을 시술하는 것이다.

특정 굴절교정을 겨냥한 수술을 했더라도 수술 후 안경이 전혀 필요 없을 것이라는 생각은 버려야 한다. 정확한 도수를 가진 인공 수정 삽입체를 결정하기 위해 눈을 측정하는 장비는 최근 장족의 발전을 이뤘지만 그 측정치가 절대적으로 정확하진 않다. 예를 들어 만일 백내장 수술을 받기 전에 굴절교정수술을 받게 될 경우 인공 수정체 삽입을 위한 측정이 어려울 수 있다. 또 근시안이나 원시안을 가진 사람이 한쪽 눈에 백내장을 가졌을 경우에 백내장을 가진 눈은 수술 후 안경을 불가피하게 착용해야만 하는데, 그렇지 않으면 다른 쪽 눈과 불균형이 너무 기지기 때문이다. 백내장 수술 후 굴절교정 결과에 대한 가장 현실적인 생각은 안경 의존도의 감소로 바라봐야지 안경이 전혀 필요치 않을 것이라는 기대는 버리는 것이 좋다.

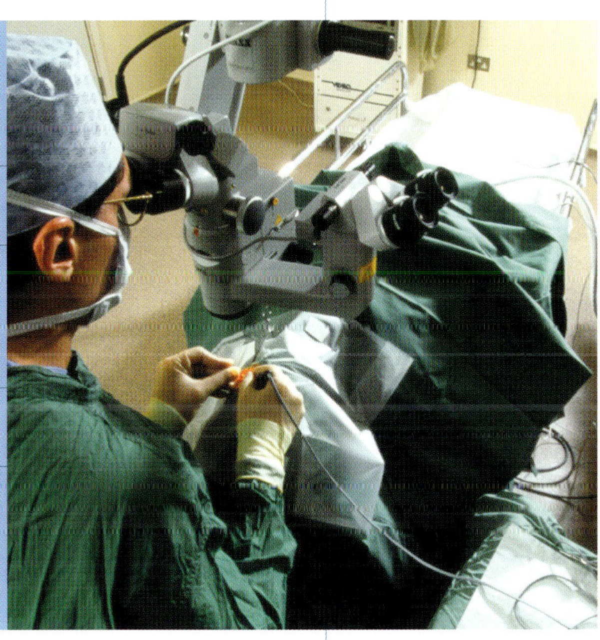

백내장을 수술하는
안과의사가 환자 눈에서
수정체 유화방식을 이용해
백내장을 추출하고 있다.

성공적으로 백내장 수술을 받기 위한 요령

- 수술을 담당할 안과의사와 편안한 관계를 맺고, 수술하기 전에 만나서 여러 가지 이야기를 나눌 기회를 만든다.

- 자신의 백내장 상태에 적용되는 수술의 위험과 혜택에 관해 잘 알아둔다.

- 일반적으로 백내장 수술을 받아야 할 시기는 백내장으로 인해 시력에 문제가 있어서 이를 위험을 무릅쓰고 제거하는 것이 더 나을 때 수술을 해야 함을 잊지 않아야 한다.

- 굴절교정 목표치를 수술 전에 안과의사와 협의하도록 한다.

- 만일 아스피린Aspirin이나 와파린Warfarin과 같은 항응혈성 약제나 탐수로진Tamsulosin(상표명 Flomax) 같은 전립선 비대증 치료약을 먹고 있다면 수술 전에 안과의사에게 알려야 한다.

후발 백내장

사람에 따라 백내장 수술을 받은 후에 어느 시점에 가서 다시 시력이 흐릿해지면서 백내장이 다시 발현되기도 한다. 이것은 후발 백내장에 의한 것일 수 있는데, 백내장 수술 후 어느 시점에서 이식된 수정체 뒤에 얇은 막이 형성되기 때문이다(후피막성혼탁 현상으로 알려져 있다). 이 막은 백내장 수술 후 수년의 기간이 경과한 후 수술 환자의 25% 정도에게서 발견되는 현상으로, 이런 현상이 발생하는 이유는 이전에 수술하면서 제거했던 백내장 세포의 흔적이 일부 남아 있었기 때문이다. 수술 시 백내장 세포 하나 하나를 완전히 제거하기란 실질적으로 거의 불가능하기 때문에 이 세포들이 이식된 수정체가 자리잡은 눈의 자연적인 지지 조직 속에서 점차 증식하여 이식된 수정체 뒤에 막을 형성하고 시각을 흐리게 만든다. 만일 이런 막이 형성되면 원래 백내장이 있었을 때와 같은 증상처럼 점차 시력이 흐려지고 밝은 빛을 볼 때 눈부심을 느끼게 된다.

후발 백내장 막이 시각에 현저한 영향을 미치게 될 경우 안과의사는 이 막을 제거하기 위해 레이저 수술을 행할 수 있다. 이 레이저 처치 방법은 외래 시술로 이루어지며 대개 시술 시 마취용 점안액을 사용한다. 이 레이저 수술에 따른 위험성은 경미하지만 망막박리, 안압 상승, 이식 수정체 이동 및 망막이나 각막의 팽윤과 같은 위험 요인이 있다. 일단 막을 제거하면 재발하는 경우는 거의 없다.

망막황반변성

'황반변성'이라는 용어를 듣게 되면 자동적으로 경우를 막론하고 실명에 이르게 되는 심한 질환이라는 생각을 할 수도 있다. 그러나 사실 황반변성의 정도는 광범위한 범위를 가지고 있어서 시력에 전혀 영향을 미치지 않는 아주 경미한 것부터 시각의 중심에 커다란 맹점이 생기는 심각한 증세까지 다양한 양상을 보인다. 황반변성은 나이 든 성인에게 흔히 찾아오는 경향이 있다. 이 질환은 가족 구성원에게 발생하는 경향 또한 보이는데 최근에는 부분적으로나마 황반변성 유발 유전자 확인 연구가 시작되었다. 황반변성의 위험을 증대시키는 다른 요인으로는 백인(코카서스 인종), 흡연, 고혈압 및/혹은 심장질환, 자외선 노출과 지방질 식사 등이 있다.

황반변성의 증상

눈에 황반변성이 생기면 갑자기 또는 점진적으로 한쪽 눈이나 양쪽 눈의 시각이 점차 흐릿하게 변하는 것을 느끼게 된다. 이 질환의 또 다른 증상은 예를 들어 직

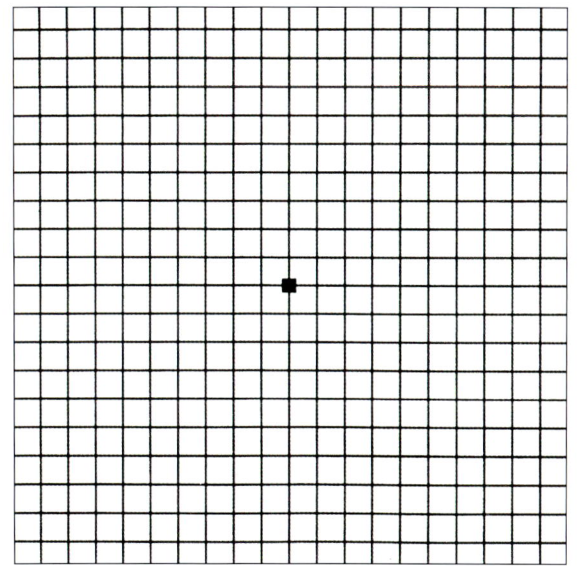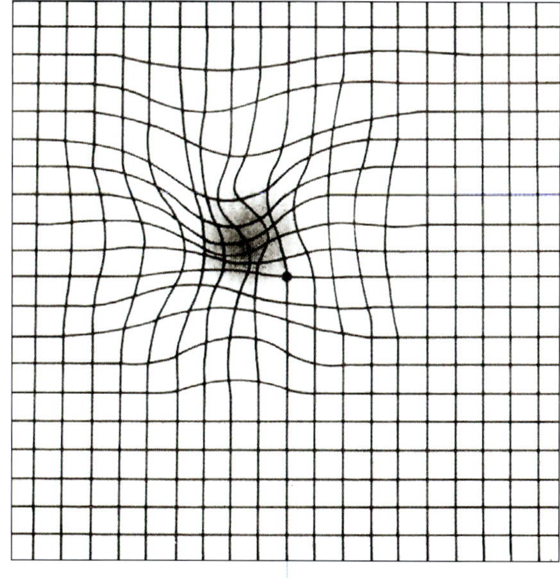

좌측 완전한 시야를
보여주는 암슬러 격자 사진
우측 황반변성이 진행된
시야의 사진

선이 굽은 형태로 보이는 중심부 시각의 뒤틀림 현상과 시각 중심부에 맹점이 생기는 현상이 포함된다. 이 맹점은 글씨를 읽거나 사람의 얼굴을 알아보는 것조차 어렵거니 불가능하게 만들고 색깔을 구분하는 것 역시 갈수록 어렵게 한다. 황반변성 질환이 의심된다면 가정에서 암슬러 격자를 이용해 중심 시각의 뒤틀림 정도를 관찰할 수 있다.

건성 대 습성 황반변성

황반변성은 다음과 같이 건성 황반변성과 습성 황반변성의 두 가지 범주로 나눌 수 있다. 두 가지 유형 모두 나이가 들어감에 따라 망막 하부에 드루젠drusen 이라는 비정상적인 물질의 침적으로 인해 시작된다. 이 침적 물질은 망막을 건강하게 유지하는 망막 하부 지지세포에 영향을 주어 손상시킨다. 상대적으로 건성 황반변성의 초기에는 형태가 경미할 경우 시각은 양호한 상태로 유지될 수 있지만 만일 질환 발생 후기에 망막 하부 세포가 심하게 영향을 받게 되면 심각한 시력 상실로 이어질 수 있다.

경우에 따라 망막 하부 지지층 세포가 질환으로 약화되면 비정상적인 혈관이 망막을 통해 자라나 건성 형대의 황반변성이 습성 형태의 황반변성으로 진행될 수 있다. 이런 비정상적인 혈관은 망막 속으로 출혈을 일으키거나 액체를 누출시켜 중심 시각에 더욱 큰 문제를 야기시킬 수 있다.

암슬러 격자 사용법

- 격자 패턴을 바라볼 수 있는 곳(예를 들어 냉장고 뒤나 화상실 거울 위 등)에 두고 매일 또는 이틀에 한 번 정도 바라보도록 한다.

- 한쪽 눈을 가리고 바라보면서 각 눈을 테스트한다.

- 한 눈으로 바라볼 때 격자 패턴 무늬 숭앙에 있는 점을 빤히 바라보면서 격자무늬가 뒤틀리거나 격자 속 전에 보지 못한 새로운 맹점이 없는지 찾아본다.

- 만일 새롭게 뒤틀린 선이나 맹점을 보게 되면 안과의사를 속히 찾도록 한다.

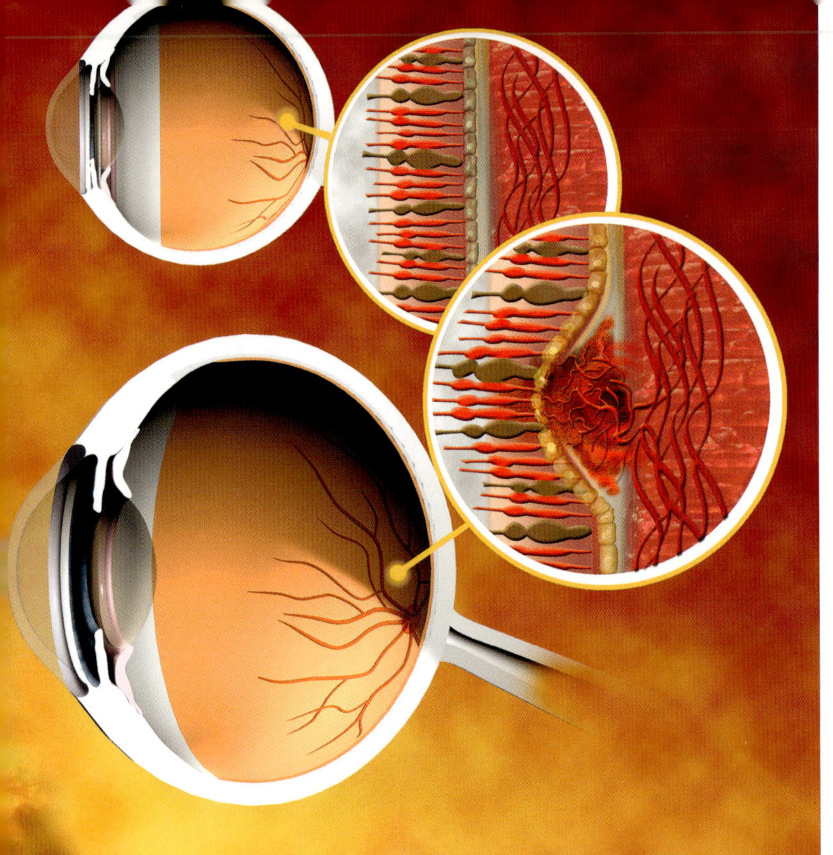

건강한 눈(위)과 나이가
들어감에 따라 습성
황반변성에 걸린 눈(아래).
망막 뒷부분의 상세한 모습은
오른쪽 원 안에서 볼 수 있다.
광수용체(적색 및 녹색)도 그
뒤의 눈으로 공급되는 혈관과
함께 볼 수 있다.

황반변성의 진단

안과의사가 황반변성 질환을 검진할 때에는 대부분 망막을 들여다 보기 위해 눈동자를 확대시킨다. 망막이나 각막의 중심부에 드루젠drusen(균괴)과 같은 황반변성의 징후가 있는지 확인하고, 망막 밑 세포 조직에 이상은 없는지, 그리고 망막에 출혈이나 액체의 누출은 없는지 살핀다. 정확한 진단을 위해 눈을 특수 장비로 사진찍고, 이때 망막 속 혈관을 자세히 보기 위해 팔 정맥에 특수 염료를 주사한다.

황반변성의 치료

만일 안과의사가 건성 황반변성을 진단했을 경우 이 상태를 호전시킬 수 있는 특별한 치료법은 없다. 다행히 수많은 건성 황반변성의 경우 심한 시력 상실을 가져오진 않는다. 최근 미국국립보건원에서 수행한 '나이와 관련된 안질환 연구 AREDS'에서는 일부 항산화 비타민을 대량 투여했을 경우 건성 황반변성이 습성 황반변성으로 진행될 위험을 25% 줄일 수 있음을 밝혔다. 또 국립안과연구소에서 최근 수행한 다른 연구에서는 루테인lutein과 제아잔틴zeaxanthin(달걀노른자와 녹색채소류에서 발견되는 영양소)도 황반변성을 예방할 수 있음을 밝혔다. 만일 황반변성을 앓고 있다면 안과의사에게 이런 종류의 비타민 처방을 자신에게 해줄 수 있는지 물어보도록 한다.

AREDS에서 밝힌 황반변성 환자를 위한 항산화제 비타민:

- 일일 권장 섭취량: 비타민 C 500밀리그램, 비타민 E 400국제단위, 베타-카로틴 15밀리그램, 아연 80밀리그램, 구리 2밀리그램

- 비타민의 조합은 수많은 종류가 있고 약국에서 구할 수 있으므로 권장 비타민과 섭취량대로 조합되어 있는지 제품 내용을 꼼꼼하게 살피도록 한다.

- 베타-카로틴을 이렇게 대량으로 섭취하면 현재 혹은 과거 흡연 이력을 가진 사람은 폐암 발생 위험이 높아지므로 현재 담배를 피우거나 피운 적이 있다면 베타-카로틴 없이 다른 방안은 없는지 안과의사에게 문의한다.

- 이렇게 대용량으로 처방한 비타민을 섭취하기로 결정했으면 의사에게 알린다.

습성 황반변성의 치료법은 최근 수많은 진전이 이루어졌다. 대부분의 심한 시력 상실은 습성 황반변성에 기인한 것으로 이 증세를 잘 다룰 수 있는 치료법은 이 질환에 걸린 사람들의 삶을 개선시킬 수 있다. 과거에는 습성 황반변성이 일어난 망막 뒤의 비정상 혈관에서 나오는 출혈과 누액으로 시력이 더 나빠지지 않도록 여러 종류의 레이저를 이용하여 치료히였으니 시력이 개선되는 경우가 드물었다. 지금은 새로운 약이 개발되어 비정상 혈관의 증식을 억제하거나 중지시킬 수 있는데, 이 방식은 효과가 있을 뿐 아니라 치료 후 시력이 개선되는 경우도 많아졌다. 이런 약제를 항혈관형성 또는 항혈관내피성장요인 약제라 부르며, 가장 많이 사용되는 두 가지 약으로 아바스틴Avastin과 루센티스Lucentis가 있다. 이 약제를 안구 속에 주사를 통해 주입하며 보통 매 1~2개월마다 증세가 안정될 때까지 주기적으로 계속 주입한다. 안구 속에 주사를 주입할 때에는 심한 통증과 감염, 출혈 및 망막박리의 위험이 있지만 주사를 통해 얻을 수 있는 혜택은 이런 위험을 상쇄시키고도 남는다.

망막황반변성의 치료법에 대한 연구가 장족의 발전을 이뤘지만 그래도 이 질환으로 인해 시력을 상실한 채 살아가는 사람들이 아직까지 존재한다. 이들은 저시전문가를 통해 아직 남아 있는 시력을 극대화시킬 수 있는 방법과 공동체 내에서 시력장애가 있는 사람을 돕는 자원을 소개받아 시력을 최대한 활용할 수 있는 방안을 도움받을 수 있을 것이다(76쪽 '시각 장애를 가진 사람과 생활하기' 참고).

미국에서 75~85세 노인의 약 30% 정도가, 캐나다는 40세 이상의 성인 80만 명 이상이 이 황반변성 질환의 영향을 받고 있으며, 전 세계적으로 환자의 수는 수백만 명에 달한다.

녹내장

주변에 녹내장 질환을 가진 사람을 알고 있는가? 이 질환은 세계적으로 실명의 원인이 되는 두 번째로 흔한 병으로 나이가 들었을 때 가장 빈번하게 발생하는 경향을 보이며 때에 따라 가끔씩 어린이나 아기에게서도 발견된다.

녹내장은 시신경에 침해를 가한다. 시신경은 눈으로부터 뇌로 시각 정보를 전달해 우리가 비로소 볼 수 있게 하는 것으로 대략 100만 개의 신경섬유로 이루어졌으며 시간이 지남에 따라 서서히 자연적으로 죽어 없어진다. 녹내장이 발생하면 이 신경섬유가 정상보다 빨리 사망하고 사망 섬유의 수가 어느 한계를 넘어서면서 시력에 영향을 주게 된다. 가장 흔히 볼 수 있는 녹내장 질환(개방각녹내장)은 시각에 미치는 손상이 수년 동안 매우 느리게 진행되어 이미 시각이 정상이 아님을 알아채기 전까지 '소리 없이' 다가온다. 그러므로 주기적으로 안과의사를 찾아 안과 질환 발생 여부를 검진하는 것이 좋은 방법인데 이렇게 하면 질환이 발생한다 해도 조기에 발견하고 치료할 수 있다.

녹내장은 가족 구성원에게 유전적으로 발생하는 경향을 보이지만 가족력 없이 녹내장에 걸리는 사람도 많다. 연구를 통해 녹내장과 연관이 있는 여러 가지 유전자가 밝혀졌지만, 질환의 발생원인에 대해서 아직은 알아야 할 것이 많이 남아 있다. 녹내장을 유발하는 기타 위험 요인으로는 나이듦, 아프리카나 히스패닉 혈통, 높은 안압(안구 안쪽의 압력), 얇은 각막을 가진 경우, 편두통, 근시안과 고혈압이 있는 경우가 포함된다.

개방각녹내장

북미에서 가장 흔히 볼 수 있는 개방각녹내장의 경우 시신경의 쇠퇴는 스스로 자각하기 이전에 일어날 수 있다. 보통 녹내장으로 인해 시신경 속 신경섬유의 절반 정도가 상실할 때까지 시력은 영향을 받지 않는다. 시력에 변화가 일어날 경우 측시side vision에 손상이 먼저 일어나는데, 측시에 심한 상실이 오더라도 일상 생활 속에서 그것을 자각하지 못할 수 있다. 만일 녹내장을 치료하지 않고 질환이 매우 심각해지면 중심 시각이 감소하거나 상실되어 경우에 따라서는 실명에 이른다. 일반적으로 녹내장으로 인해 손상을 입은 후에는 원상 회복이 어렵다.

폐쇄각녹내장

폐쇄각녹내장은 종종 안구 내부의 배출 부분이나 통로가 갑자기 막혀 안구 속을 채우고 있는 액체(안방수)가 정상적으로 배출되지 못하는 급작스러운 심각한 상태를 말한다. 만일 이 배출 통로가 갑자기 완전히 막히면 안압이 위험할 정도로 빠르게 매우 높이 올라가므로 제때 치료하지 않으면 매우 높아진 안압으로 인해 단시간에 심각한 실명을 초래할 수도 있다. 그러므로 이 통로 막힘 증상을 감지한다면 가까운 응급실이나 안과의사를 즉시 찾아야 한다.

배출 통로 막힘은 갑자기 찾아오지 않고 시간이 지남에 따라 서서히 이루어지기도 한다. 이렇게 서서히 은밀하게 진행되는 만성 폐쇄각녹내장은 안구의 배출 통로를 부분적으로 막아 안압을 정상보다 높아지게 하여 시신경에 손상을 준다. 이 유형의 녹

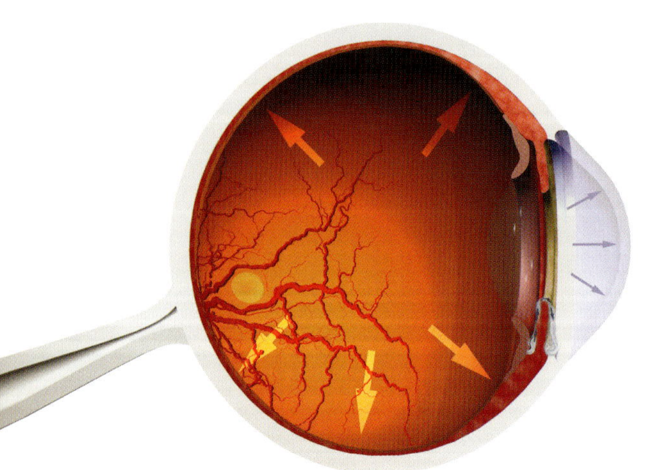

이 그림은 녹내장을 앓는 눈의 단면을 보여준다. 화살표는 증가한 내부 압력을 나타낸다.

급성 폐쇄각녹내장의 증상

- 새로 나타나는 시력 저하
- 두통을 동반하는 심한 눈의 통증
- 빛 주위로 보이는 훈륜(무리)
- 눈의 충혈
- 구역 또는 구토

내장은 급성 폐쇄각녹내장처럼 배출 통로가 갑자기 완전하게 폐쇄되지는 않는다. 그러므로 안압도 대개 높이 올라가지 않으며 급성 폐쇄각녹내장처럼 심한 증상도 경험하지 않을 수 있다. 흔히 볼 수 있는 개방각녹내장과 같이 이 만성 폐쇄각녹내장은 은밀히 진행되어 문제를 자각하지 못한 상태에서 시간이 지남에 따라 시력에 손상을 가져다 준다.

기타 유형의 녹내장

기타 유형의 녹내장은 흔히 볼 수는 없지만 염증, 상처, 유전적 질환, 당뇨망막병증 및 혈관폐색과 같은 눈의 질환으로 인해 발생하는 녹내장이다. 종류에 관계 없이 모든 녹내장은 흔히 시신경의 손상으로 이어진다.

녹내장의 진단

안과의사가 녹내장 여부를 알아보는 검진을 한 경우 안압과 시신경의 모습을 특히 주의깊게 살피는데, 각 눈의 안방수 배출 통로를 보기 위해 특별한 확대경을 사용하기도 한다. 의사는 만일 녹내장이 의심될 경우 측시에 가해진 녹내장의 손상을 살피기 위해 고안된 특별한 주변시를 검사할 것이다. 경우에 따라 녹내장 손상을 더욱 깊이 알아볼 수 있는 특별한 시신경 사진도 필요하다. 녹내장 여부를 진단할 수 있는 단일 검사 방법이 존재하지 않기 때문에 안과의사는 여러 검사 결과를 한데 모아 해석하고 이 질환에 걸렸는지 그리고 질환에 대한 치료가 필요한지 여부를 결정한다.

녹내장의 치료

만일 눈 검사를 통해 확정적인 녹내장이 발견되지 않았지만 안과의사가 녹내장 의심 환자로 간주할 경우, 향후 녹내장 발생을 대비하여 주기적으로 추적 관리를 할 필요가 있다.

개방각녹내장은 종종 안압을 낮추면서 치료를 한다. 안과의사를 찾아 검진했을 때 안압이 높지 않은 사람도 안압을 더 낮추면 녹내장이 악화되는 것을 늦추거나 중지시킬 수 있음이 연구로 밝혀졌다. 녹내장으로 입은 손상은 돌이킬 수 없지만 치료 목표는 가능한 한 남은 시력을 잘 유지시키는 것이다. 시신경으로 가는 혈류와 같이 녹내장을 악화시키거나 그렇게 되도록 유발하는 다른 요인도 있을 수 있으나 지금은 다루지 않도록 한다.

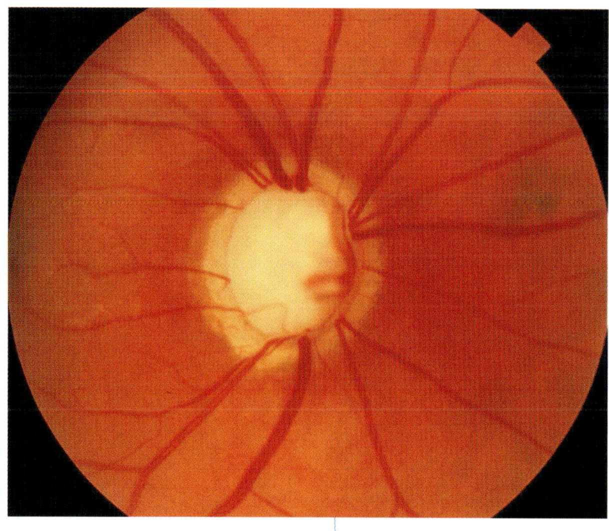

녹내장에 걸린 눈의 망막 이미지, 시신경 유두의 함몰 모습, 노란색 원형 부분을 수직 확대한 것.

녹내장의 일차적인 치료는 시신경에 더 이상 손상이 가지 않도록 안압을 낮추는 처치도 포함된다.

안압은 대개 주기적으로 안압 저하 점안액의 투약, 안과 병원에서 레이저를 사용한 처치, 정규 안과 수술의 시행과 같은 세 가지 방법을 사용하여 낮출 수 있다. 안과의사는 이런 대안을 가지고 어느 것이 가장 좋은 방안인지 환자와 협의한다. 녹내장의 심한 정도에 따라 이 치료법 중 하나 또는 그 이상을 사용할 수도 있는데 녹내장은 치료가 가능한 질환이지만 완치가 될 수 없는 질환이기 때문에 녹내장이 있을 경우 생애 내내 주기적으로 감시를 해야 한다.

만일 폐쇄각녹내장이 있거나 안방수 배출 통로가 좁아져서 향후 폐쇄각녹내장으로 진행될 가능성이 있다면 안과의사는 배출 통로를 가능한 한 크게 확대시킬 수 있도록 고안된 레이저 치료 방법을 권장할 수도 있다. 이 레이저 치료는 안과 병원에서 시술되며 홍채 속에 미세한 구멍을 뚫어 작업이 이루어진다. 이 레이저 치료를 통해 배출 통로의 문제가 해결되면 향후 주기적으로 녹내장이 그 이후로 더 악화되지 않았는지 안과 검진을 받아야 할 것이다. 또 이미 녹내장으로 인해 손상이 있고 레이저 치료 후에도 안압이 계속 높은 상태로 유지된다면 안압 저하 점안액을 장기적으로 투약하거나 경우에 따라 더 나은 녹내장 치료를 위한 안과 수술을 받아야 할 것이다.

눈에 발생하는 다른 문제와 연관된 기타 유형의 녹내장은 종종 해당된 눈의 문제를 해결하는 방식으로 치료가 이루어진다. 일반적인 녹내장 치료와 마찬가지로 안압 저하 점안액도 안압을 떨어뜨리기 위해 종종 사용된다. 경우에 따라 이런 유형의 녹내장 치료에 레이저 시술이나 녹내장 수술도 물론 사용할 수 있다.

질환의 조기 발견과 적절한 치료는 녹내장을 가진 사람 모두를 관리 가능한 상태로 잡아둘 수 있고 실명의 위험에서 벗어날 수 있게 한다. 이 질환을 조기에 발견해 치료를 계속한다면 남은 생애 동안 시력을 온전히 보존할 수 있을 것이다.

미국의 경우 2백만 명 이상과 40세 이상 성인의 약 2% 정도가 녹내장을 가지고 있으며, 캐나다의 경우 최소 30만 명이 녹내장으로 눈에 손상을 입었다. 2020년까지 세계적으로 거의 8천만 명 정도가 녹내장질환을 앓을 것으로 추정된다.

망막박리

지난 몇십 년 전까지만 하더라도 망막박리가 일어나면 치료할 방법이 없어 실명이 될 수밖에 없었다. 다행히 최근 의학은 엄청난 발전을 이루었고 현대적인 외과 수술 기법을 통해 망막박리 환자의 95% 정도가 치료를 통해 시력 보존과 개선에 도움을 받을 수 있게 되었다.

대개 망막박리는 망막 속의 구멍이나 찢긴 곳에서 발생한다. 정상적인 상태에서 안구 속에 들어 차있는 안방수가 이렇게 찢긴 곳이나 구멍을 통과하여 망막 밑으로 들어가면 마치 벽지가 들뜨듯이 망막과 안구의 벽 사이에 박리가 일어난다. 망막이 그 하부 지지세포 조직과 분리된 부분은 시력이 상실된다. 망막박리는 인구 십만 명당 10~15명 정도 걸리는 희소한 것이지만 치료하지 않고 방치할 경우 심한 시력 상실이나 실명을 야기한다. 망막박리 위험을 높이는 몇 가지 요인으로 다음과 같은 것들이 있다.

- 근시안을 가진 사람은 망막파열과 분리의 위험에 더욱 취약하다. 만일 심한 근시안을 가지고 있으면 망막박리 발생 위험도가 근시안을 갖지 않은 사람에 비해 열 배 정도 높다.
- 주변 망막을 약화시키는 격자변성이 있으면 망막에 구멍이 나기 쉬우며 이로 인해 망막박리로 이어질 수 있다. 격자변성은 인구의 6~8% 정도 존재하지만 격자변성을 가진 사람 모두가 망막박리를 경험하진 않는다.
- 만일 백내장 수술을 받은 경험이 있으면 수술 이후 망막박리가 일어날 전반저인 위험은 약 1% 정도 된다. 후반 백내장막 수술을 위해 레이저 치료를 받았을 경우 망막박리 발생 위험은 이주 경미하다.
- 안구에 상처가 나면 망막박리의 위험이 높아지는데, 상처가 난 지 얼마 후부터 수년의 시간이 흐른 후에도 박리가 일어날 수 있다.
- 한쪽 눈에 망막박리가 일어나면 어느 시점에서 다른 쪽 눈에 망막박리가 일

한쪽 눈에 망막박리가 일어나면 다른 쪽 눈의 망막박리 발생 위험도 10% 상승한다.

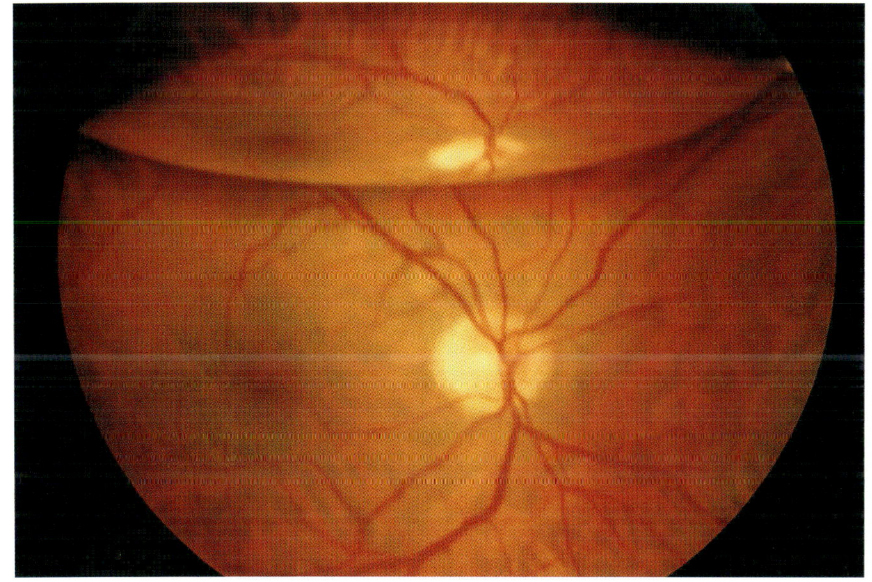

망막박리 치료를 위해 가스 기포를 눈 속으로 가져다 둔 모습

어날 위험이 높아진다.

후초자체 박리

시야에 부유물이 떠다니는 것을 본 적 있는가? 이런 부유물들은 대개 후초자체 박리로 야기된 것들인데 안구 뒷부분을 채운 초자체(유리체) 또는 교화체gel가 시간이 지남에 따라 묽어져서 발생한다. 이 교화체는 보통 망막의 어느 한 지점에 부착되어 있다가 교화체가 묽어짐에 따라 안구 내부에서 유동하게 되어 망막으로부터 떨어져나간다. 이렇게 단단하게 부착된 곳이 분리되면 망막을 잡아당기게 되어 망막이 찢어질 수 있다. 후초자체 박리는 대부분 모든 사람이 나이가 들어감에 따라 일어나며 이를 자각하는 사람은 드물며 다행히 망막이 찢어지는 경우도 드물다. 만일 후초자체 박리로 인해 전에 느끼지 못했던 증상을 자각하게 되면 증상을 느끼기 전에 비해 망막의 파열이나 박리의 위험이 높아진다.

후초자체(후유리체) 박리가 일어난 이후 처음 몇 주 동안 망막박리가 발생할 위험도는 최고조에 달한다. 만일 후초자체 박리 진단을 받았다면 망막박리 증상에 주의하고 안과의사를 찾아 망막박리 증상의 징후가 있는지 여부를 확인하도록 한다.

망막찢김과 박리의 진단

망막찢김이나 박리 증상이 의심되면 안과의사는 눈의 동공을 확대하고 검사해 어떤 문제가 있는지 망막을 주의 깊게 살핀다. 찢김이나 박리를 발견하지 못했을 경우 몇 주 정도의 시간이 흐른 후 망막찢김의 진행 여부를 확인하기 위한 추적 검사를 하도록 재검진을 요청할 것이다.

망막찢김과 박리의 치료

만일 망막박리를 확인하면 우선적으로 레이저 시술을 통해 박리가 일어난 부분을 보수하거나 더 이상 악화되지 않도록 조치해야 하다. 일부 망막찢김 치료도 이런 식으로 하지만 어떤 형태의 망막찢김은 치료없이 더 이상 악화되지 않고 안정되는지만 관찰한다.

만일 망막의 찢김이나 박리가 경미하지만 치료를 요할 경우에는 레이저 시술을 통해 치료할 수 있다. 레이저를 이용해 찢김이나 박리가 일어난 망막 부위의 한계를 정하고 그 한계 밖으로 퍼져나가지 않도록 처치가 이루어진다. 이 치료 방식은 대부분의 경우 아주 유효하지만 사람에 따라 이 시술로 찢김이나 박리 확산을 막을 수 없는 경우 이를 교정하기 위한 수술이 더 필요하다.

망막찢김 혹은 박리의 증상

다음과 같은 증상을 보일 경우 신속히 안과의사를 찾아가야 한다.

- 시야에 새로운 부유물이 보이는 경우
- 빛을 볼 때 섬광을 자각하는 경우
- 새로 나타나는 시력 저하
- 전체 시각에 어두운 커튼이 드리운 것 같은 자각이 올 경우

망막박리의 유형에 따라 어떤 종류는 안구 속에 공기나 특수 가스를 주입하여 망막박리가 일어난 부위를 눌러 원래 위치에 다시 붙도록 조치하기도 한다. 시각에 위험을 줄 수 있거나 크기가 아주 큰 망막박리는 본격적인 수술로 치료하는 것이 가장 최선의 방책일 수 있다.

전통적으로 망막박리 치료 수술은 다음 두 가지 주요 수술 방식이 있으며, 때에 따라 두 가지를 결합하기도 한다.

- 공막압편이라 부르는 플라스틱 밴드를 안구 주위에 위치시키고 안구를 누르게 하여 박리된 망막이 안벽에 다시 부착될 수 있도록 할 수 있다. 이 방법을 종종 레이저 시술 및 가스 주입과 함께 조합하여 박리된 망막이 원래 제자리에 머물러 있게 한다.
- 초자체 절제술이라 부르는 다른 방식은 초자체강(유리체방)이나 눈 뒷부분으로 들어가는 미세한 도구를 사용하여 유리체와 교회체를 제거하고 박리된 망막을 안구 안쪽 원래의 위치로 되돌려 놓는다. 이 역시 초자체 절제수술 과정에서 망막의 보수를 위해 레이저 시술 및 가스 주입 방식을 결합하여 시행할 수 있다.

망막이 박리된 유형에 따라 안과의사는 가장 최선의 치료 방식을 권한다. 치료하지 않으면 치료에 따른 위험은 없겠지만, 망막의 찢김이나 박리를 치료하는 수술을 했을 경우에는 출혈, 감염, 염증, 안압 문제, 백내장 형성, 안경 도수 변경, 시력 상실이나 망막박리의 재발 등의 위험이 동반된다. 그렇더라도 망막박리는 스스로 회복되는 경우가 결코 없고 여러 면에서 실명의 위험이 높으므로 이를 치료하는 것이 취할 수 있는 가장 최선의 방책이다.

이 그림은 레이저로 박리된 망막을 치료하는 것을 보여주고 있다. 레이저(흰색)는 맥락막으로부터 떨어져 나온 망막(노란색)이 있는 지점을 치료한다.

망막동맥과 정맥 막힘

심장과 뇌 속의 혈관이 막히면 심장마비와 중풍이 오듯이, 망막으로 가는 혈관도 막히면 이 역시 눈에 '중풍'을 발생시킨다. 망막동맥과 정맥은 산소와 기타 영양소를 망막에 공급하고 있으므로 혈관이 막히면 망막에 손상이 오고 많은 경우 심각한 시력 상실을 야기한다. 이 혈관 막힘은 망막으로 들어가는 동맥의 막힘과 망막으로부터 나오는 정맥의 막힘으로 분류할 수 있다. 이 서로 다른 유형의 혈관 막힘이 야기하는 결과와 치료법 역시 다르기 때문에 안과의사는 먼저 어떤 유형의 혈관 막힘이 있는지 주의 깊게 판별해야 한다.

동맥 막힘

동맥 막힘은 대개 지방질 찌꺼기가 혈관을 막아 발생하는데, 중심 동맥이나 분지 동맥에서 발생한다. 망막 중심 동맥폐색은 망막 전체로 가는 주 동맥이 막혔을 때 일어나며, 망막 분지 동맥폐색은 주 동맥에서 갈라져 나와 망막의 한 부분으로 들어가는 작은 분지 동맥이 막혔을 때 일어난다. 망막 중심 동맥폐색은 시각에 파괴적인 영향을 끼치는데 이렇게 망막에 '중풍'이 발생하면 망막으로 들어가는 혈류가 완전히 차단된다. 반면 분지 동맥의 폐색은 시각에 거의 영향을 끼치지 않을 수도 있고 심각한 영향을 줄 수도 있는데 이는 망막의 어느 부분으로 들어가는 분지가 막혔는가에 따라 달라진다. 만일 망막 속에서 이런 '중풍'의 영향을 받는 부분이 황반(망막 속 중심 시각에 관여하는 부분)과 가까운 곳일수록 더 나쁜 결과를 가져오게 될 것이다.

만일 망막 중심부 혈관폐색이 일어난 적이 있으면 그 눈이나 다른 눈에 혈관폐색이 다시 일어날 가능성은 일단 처음 혈관폐색이 일어난 이후 2년 동안 10%에 달한다.

정맥 막힘

마찬가지로 망막의 정맥 또한 막힐 수 있으며, 이 역시 중심 정맥이나 분지 정맥에서 일어난다. 대개 정맥 속의 응고된 혈전 같은 것이 막힘을 유발한다. 망막 중심 정맥폐색은 망막에서 나오는 중심 정맥이 혈전으로 막히는 것이다. 이런 정맥 막힘도 경우에 따라 실명을 유발하긴 하지만 완전히 막히지 않기 때문에 그렇게 무리가 가지 않는 경우도 있다. 이 점이 망막동맥 막힘과 대조를 이루는 면인데 거의 대부분의 경우 시력이 전보다 나빠지는 것으로 끝난다. 망막 중심부 혈관의 측지 혈관에 혈전이 형성된 경우 망막 분지 정맥폐색이라 부른다. 이 경우 망막 분지 동맥폐색과 비슷하게 망막의 일부만 영향을 받는다. 마찬가지로 시각에 가해지는 손상도 망막의 어느 부분에 그리고 막힘의 정도가 얼마나 되는가에 따라 달라진다. 나아가 50세 이상 된 사람들에게 이런 혈관 막힘이 쉽게 일어나는 경향을 보인다.

심장병이나 뇌졸중을 유발하는 것과 같은 혈관에 문제를 일으키는 몇몇 위험 요인 역시 망막 혈관 막힘을 유발한다. 드물지만 일시적인 동맥염도 망막 동맥폐색을 유발할 수 있다.

다음과 같은 조건을 가지고 있으면 망막 혈관 막힘이 쉽게 일어날 수 있다

- 고혈압을 가진 경우
- 당뇨병을 가진 경우
- 출혈이나 혈전 문제를 가진 경우
- 맥관염(혈관염증)을 가진 경우
- 자가면역질환을 가진 경우
- 눈에 심한 상처를 입은 경우
- 녹내장을 가진 경우
- 경구피임약을 사용하는 경우

망막동맥 또는 정맥 막힘의 증상

만일 망막 혈관 막힘이 일어나면 대개 어떤 통증도 없이 갑자기 한쪽 눈의 시력이
나빠진 것을 자각하게 된다. 시력 상실의 정도는 막힌 혈관의 크기와 막힌 정도에
따라 다르며, 막힘의 유형에 따라 아침에 일어날 때 그 증상이 나타
나는 경우도 있다. 만일 갑자기 시력 상실이 느껴진다면 즉시 안과의
사를 찾아야 한다.

망막동맥 또는 정맥 막힘의 진단

망막 혈관 막힘이 의심될 경우 안과의사는 망막을 상세히 살피기 위
해 눈의 동공을 확대하고, 망막 내 혈액 흐름이 부족한지 또는 누출
이나 혈관 막힘으로 인해 손상된 혈관으로부터 출혈은 없는지 살핀
다. 망막의 특수 사진을 찍기도 하는데 이 경우 팔에 특수 염료가 들
어간 정맥 주사를 놓는다. 또 혈압을 점검하고 혈관 막힘 원인을 찾
을 수 있는 혈액 검사를 하거나 일차 진료 의사에게 이런 검사를 받으라고 이야기
할 것이다.

안과의사에게 물어봐야 할 질문

- 만일 망막에 '중풍'이 발생했다면
  혈관 막힘의 정도는 얼마나
  되나요?

- 이런 혈관 막힘으로 인해
  향후 시력이 나빠질 가능성과
  합병증이 일어날 가능성은
  얼마나 되나요?

망막동맥 또는 정맥 막힘의 치료

만일 망막동맥 막힘이 발생하여 즉시 안과의사를 찾았을 경우, 의사는 안압 강하
제를 점안하고 안구를 마사지하면서 안압을 낮추는 시도를 하거나, 가는 주사를
이용해 약간의 안방수나 안구 전면 안쪽의 액체를 뽑아낼 것이다. 하지만 이렇게
해도 시력을 되찾기 힘든 경우도 있는데, 대개 시력 상실이 도를 넘어 심하게 일
어나 도움이 될 수 있는 치료법이 더 이상 없을 때 그러하다. 망막정맥이나 동맥
의 막힘이 일어난 후에는 막힘의 정도가 얼마나 심한가에 따라서 초기 몇 개월 동
안은 매월 안과의사의 추적 관리가 필요할 수 있으며, 그리고 나서 병원 방문 기
간의 폭이 조금씩 길어질 것이다. 이후 병원
에 갈 경우 안과의사는 혈액 흐름의 부족으로
인해 비정상적인 혈관이 자라난 징후는 없는
지 살핀다. 이렇게 비정상적으로 자라난 혈관
은 누출이나 출혈을 일으킬 수 있고 녹내장이
나 망막박리를 유발할 수 있다.

　　만일 이 비정상 혈관이 계속 자랄 경우,
안과의사는 그것을 억제하기 위해 레이저 치
료를 권할 수 있다. 일부 망막 가지 정맥폐색
의 경우는 특히 망막 중심부를 부풀어오르게
할 수 있는데 이 역시 레이저 치료가 도움이
될 수 있다. 사람에 따라 스테로이드 약제나

망막 정맥폐색은 하나 이상의
망막 혈관이 막힌 것이다.
이 사진의 경우는 망막
중심 정맥이 막힌 것으로,
이로 인해 망막 속에 출혈이
일어났다.

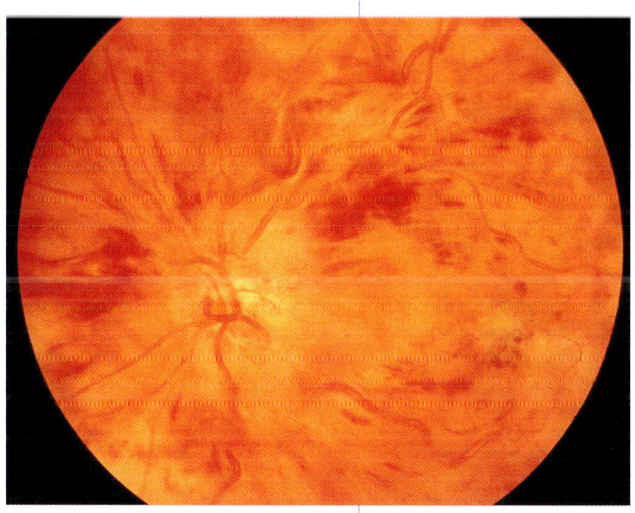

아바스틴Avastin 또는 루센티스Lucentis 같은 항혈관내피성장인자 약제(이것은 습성 망막황반변성의 치료제이기도 하다)를 안구 속에 주사하여 망막동맥과 정맥 막힘으로 인한 합병증을 치료할 수도 있다.

안타까운 일이지만 이런 혈관 막힘은 향후 다른 쪽 눈에 다시 일어날 수 있다. 녹내장이 있어서 그것을 치료하는 상태에 있다면 정맥폐색의 재발 가능성은 낮아진다. 망막 혈관 막힘과 재발의 위험을 가장 멀리 피할 수 있는 확실한 방안은 고혈압, 당뇨 및 콜레스테롤 문제를 잘 조절하는 것임을 잊지 말아야 한다. 이 외에 주기적으로 안과 검진을 받고 가능한 한 건강한 몸을 유지하는 것이 시각을 보존하고 자신의 건강을 유지하는 가장 좋은 방법이다.

> 만일 망막정맥 또는 동맥 막힘이 발생한 적 있다면 안과의사를 주기적으로 방문하여 추적 관리를 해야 한다. 이로 인한 합병증이 있을 때 신속히 치료하는 것은 시력을 온전히 보존하는 데 도움이 된다.

복시

복시는 살아가면서 많은 사람들에게 찾아온다. 복시는 한 사물이 두 개의 모습으로 보이거나 한 사물의 두 개의 모습이 겹쳐 보이는 것이다. 복시가 한쪽 눈에만 나타나는지 아니면 양쪽 눈에 모두 나타나는지 확인하는 것이 가능한 모든 원인을 파악하는 데 중요하다.

단안 복시

만일 한쪽 눈에만 복시가 있다면 다른 쪽 눈을 감아도 두 개의 이미지가 사라지지 않는다. 이 경우 복시가 있는 눈의 굴절 이상이 원인인데, 이 현상은 어떤 이유로 인해 그 눈으로 들어온 빛이 하나의 단일 이미지를 생성하기 위해 망막에 초점이 제대로 맺히지 않음을 의미한다. 안구건조증, 각막의 상처나 이상 또는 백내장이 이런 복시의 가장 흔한 원인이다. 이보다 드문 요인으로는 수정체나 백내장 수술 후 삽입된 인공 수정체의 위치가 잘못되었거나, 안과 수술이나 눈의 상처가 난 이후 만들어진 비정상적인 홍채, 망막의 질환 또는 망막박리와 같은 요인이 이런 문제를 야기할 수 있다. 이런 유형의 복시 치료 방법은 그 원인에 따라 달라진다.

> 겹보임(이중시각)은 단안 겹보임(한쪽 눈)과 양안 겹보임(양쪽 눈)이 있을 수 있다. 겹보임의 의학 용어는 복시 또는 이중시diplopia 이다.

양안 복시

이와 대조적으로 만일 두 눈을 뜨고 있을 때 복시가 나타나지만 어느 한쪽 눈을 감았을 때 복시가 없어진다면 이는 다른 유형의 문제로 양안 복시라 부른다. 이런 유형의 양안 복시는 두 눈의 정렬 상대에 문제가 있다. 정상적인 상태에서 사람의 뇌는 각 눈으로부터 받는 시각 신호를 정리하여 각 눈의 시각으로 보이는 이미지의 미세한 차이를 기초로 하여 우리가 보는 3차원의 이미지를 만들어낸다. 만일 두 눈이 제대로 정렬되어 있지 않다면 뇌는 각 눈으로부터 시각 정보를 받아 하나의 단일한 이미지를 만들어낼 수 없게 되는데, 뇌가 이런 혼동 속에서 이미지를 만들면 하나가 아닌 두 개의 이미지로 보이게 된다.

어린아이의 눈이 내사시일 경우 뇌는 각 눈의 이미지를 압축하여 하나의 이미지로 만들어낼 수 있기 때문에 두 개의 이미지로는 보이지 않는다. 하지만 이런 아이들은 깊이의 지각이 취약한데 한 물체를 3차원으로 인식하는 것은 양쪽 눈을 통해 받아들이는 이미지를 뇌가 알아차리는 정도에 따라 결정되기 때문이다. 그러나 성인의 경우는 눈의 정렬이 잘못되면 어린아이가 복시를 자각하는 것과 다른데 성인의 뇌는 각 이미지를 하나로 압축하지 못하기 때문이다.

만일 독서를 한 이후에 눈에 긴장과 두통이 함께 오며 복시가 보인다면 폭주부전(눈모음 부족)이 원인일 수도 있다. 정상적으로 사람의 뇌는 책과 같이 가까운 물체를 볼 때는 두 눈의 방향을 약간 안쪽으로 교차시켜 초점을 만들어낸다. 폭주부전이 있으면 몸의 피로가 옴에 따라 뇌가 가까운 물체에 대해 양쪽 눈의 초점을 맞추지 못함으로써 결과적으로 흐릿하거나 두 개의 이미지를 보게 되는 것이다. 안과의사는 눈의 이런 증상에 관한 설명을 듣고 두 눈을 검사해서 폭주부전에 의한 복시가 왔는지 여부를 가려낸다. 폭주부전은 연습을 통해 바로잡을 수 있다.

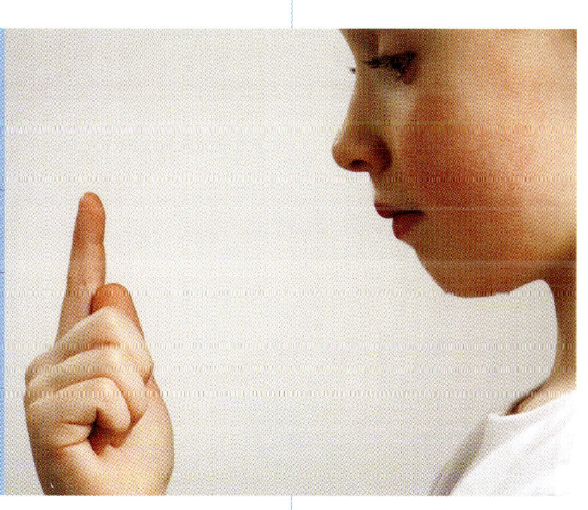

연필 들이밀기(73쪽 참고)나 가까운 거리를 보는 안근 훈련용 컴퓨터 프로그램을 이용하면 이런 증세를 호전시키는 데 도움받을 수 있다. 아니면 프리즘이 들어 있는 독서용 안경을 착용하면 이런 유형의 복시 증세를 완화시킬 수 있다.

양안 복시가 만들어지는 기타 다른 원인으로는 음주, 머리의 상처, 특정 신경질환, 뇌에 영향을 미치는 특별한 약물이나 약제 등이 있다. 만일 양안 복시가 보이면 즉시 안과의사를 찾아야 하는데 이것이 뇌졸중의 여러 증상 중 한 가지가 될 수 있기 때문이다. 양안 복시의 또 다른 원인으로는 안구를 움직이는 안근 제어 신경의 기능이 미흡한 경우를 들 수 있다.

안근을 제어하는 뇌 부분에 발생한 문제들 역시 복시를 일으킬 수 있다. 안과의사는 복시 원인을 알아보기 위해 눈을 검사하면서 필요하면 문제의 원인을 파악하는 데 도움이 되는 검사를 한다.

양안 복시의 치료는 그 증세가 얼마나 오랫동안 지속되는가에 따라 좌우된다. 사람에 따라서는 눈의 정렬 이상을 상쇄시키도록 빛을 굴절시키는 프리즘을 안경에 추가하여 복시를 완화시킬 수 있다. 또 다른 경우 안근 수술로 눈의 정렬을 바로 잡기도 한다. 어떤 사람은 눈의 정렬을 개선하기 위해 안근의 어느 한쪽에 보툴리눔 독소(보톡스) 주사를 맞아 도움을 받기도 한다.

복시는 사람을 불편하게 만드는 문제이긴 하지만 대부분 적절한 치료를 통해 호전될 수 있다.

심한 내사시를 가진 아기들은 때때로 뇌로 전달하는 이미지를 전담 응시하는 눈을 교대로 바꾸기도 한다. 이렇게 고정 응시안을 바꾸는 것이 약시가 만들어지지 않게 보호하는 데 도움이 되는데, 각 눈을 번갈아서 어느 정도의 시간 간격을 두고 사용하기 때문이다.

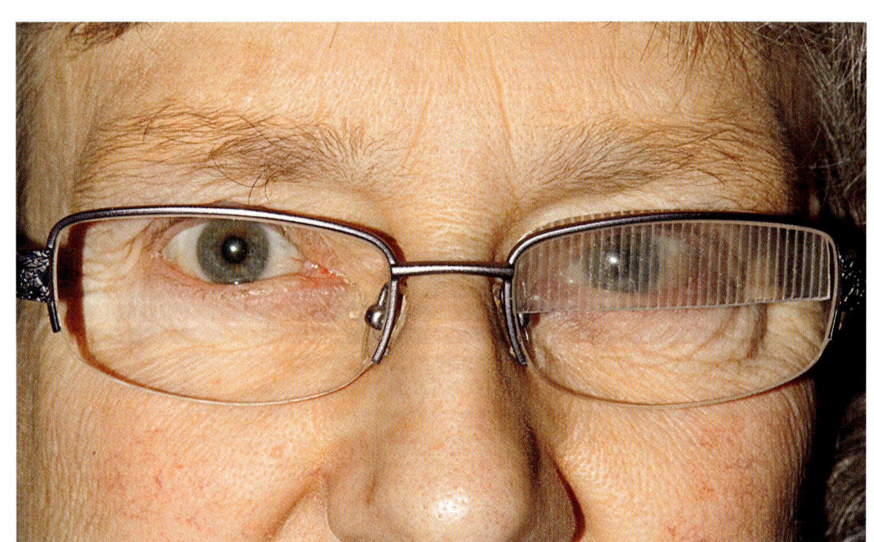

복시 교정을 위해 일시적으로 맞춤 접착 프리즘을 안경에 부착한 여성의 모습

약시

약시는 어렸을 때 눈과 뇌로 연결되는 부분이 적절하게 성장하지 못해 제대로 볼 수 없게 되었을 때 발생하는 것이다. 이것은 어렸을 적에 눈을 충분히 사용하지 못하여 눈과 뇌의 연결 부분이 제대로 형성되지 않았을 때 일어난다.

사시가 있거나 눈의 정렬 상태가 나쁜 아이들이 한쪽이나 양쪽 눈에 약시가 올 수 있다. 전형적으로 한쪽의 눈이 강하면 다른 쪽의 약한 눈이 약시가 되는데, 이는 뇌가 강한 눈 쪽으로만 시각 신호 접속을 이루는 에너지를 전달하기 때문이다. 예를 들어 백내장을 가지고 태어난 아기처럼 눈에 질환이 있는 어린이들은 잘 보이지 않는 눈이 약시가 되기도 한다. 아주 어렸을 적부터 안경이 필요한 어린이들이 눈의 초점을 제대로 잡아주는 안경을 착용하지 않아도 약시로 이어질 수 있다.

약시 치료는 정상적인 눈을 가리고 시력이 약화된 눈의 기능을 되찾을 수 있도록 조치하는 것으로 이루어진다.

약시외 증상

어린이가 내사시를 가졌거나 물체를 제대로 보지 못한다고 생각되면 안과의사에게 데리고 가서 진찰을 받아야 한다. 또 아이의 동공(홍채 가운데 동그란 어두운 부분)이 검은색이 아니라 흰색을 띠면 담당 소아과의사나 안과의사에게 알려야 하는데 백내장 증상일 수도 있고 드물긴 하지만 눈의 종양일 수도 있기 때문이다. 아이와 보내는 시간이 다른 사람에 비해 비교적 많은 사람이 아이의 눈에 생긴 이상을 남보다 먼저 알아차릴 수 있기 때문에 만일 어떤 비정상적인 것을 알게 된다면 가정 주치의가 관심을 갖도록 세심하게 알려주어야 문제의 심각 여부를 알 수 있다.

약시의 치료

어린이가 가진 약시를 조기에 발견하고 치료하면 살아가며 시각이 제대로 발전하지 못하는 일을 미연에 방지하는 동시에 양호한 깊이 지각 능력을 가진 정상적인 눈으로 자라게 할 수 있다. 치료를 빨리 시작할수록 더 좋은 결과를 가져온다. 약시 치료 방법은 근시, 원시, 난시 교정을 위한 안경을 착용하는 것

약시 치료는 일찍 시작할수록 성공적인 결과를 더 많이 얻을 수 있다.

부터 내사시나 눈의 정렬을 바로잡는 안근 수술에 이르기까지 다양하다. 약시를 가진 많은 어린이에게는 처방된 기간(몇 시간에서 며칠) 동안 강한 눈에 안대를 착용시켜 약한 눈으로 더 많이 볼 수 있도록 유도한다(가림치료). 또 다른 경우도 마찬가지로 강한 눈에 동공 확장 점안액을 사용해 시각을 흐릿하게 만들어 나머지

약한 눈이 가진 시각 잠재력을 키우도록 유도한다.

약시 치료는 어린 나이에 일찍 시작할수록 최선의 효과를 거둘 수 있지만 청소년이라 할지라도 안대를 대는 방법이나 동공 확장 점안액 사용으로 혜택을 볼 수 있다. 이런 종류의 문제를 전문적으로 다루는 소아과의사를 만나야 어린이의 시각 잠재력을 극대화시켜 성인으로 자라더라도 가능한 최상의 시각을 가질 수 있을 것이다.

시각장애를 가진 사람과 생활하기

시각은 그 정도에 따라 일상생활에 미치는 영향이 엄청나게 다르기 때문에 어느 감각보다도 중요하다. 시각이 불완전하면 건강은 물론 생활 속의 행복도 크게 타격을 받는다.

인간의 기대 수명은 계속 증가하고 나이가 많은 사람이 시각장애를 갖게 되는 경우를 주변에서 보게 된다. 의학의 태반이 질환의 치료를 염두에 두고 고안되었지만 가장 최선의 치료 방법조차도 시력 상실을 모두 막진 못한다. 약시 치료 분야는 불완전한 시각을 가진 사람이 그나마 남아 있는 시각을 최대로 사용할 수 있도록 돕는 방향으로 발전이 이루어졌다. 이 분야는 특별한 시각 보조 수단을 사용할 뿐 아니라 그들 삶의 질을 극대화시킬 수 있는 공동체 자원을 도입하여 수많은 시각장애인을 돕고 있다.

법적맹과 저시(low vision)는 무엇인가?

법적맹은 북미나 많은 유럽 국가에서 최상의 교정 시력(필요하다면 안경이나 콘택트렌즈를 착용한 교정 시력)이 20/200 이하이거나 측시 범위가 두 눈 중 양호한 시력을 가진 눈의 중심으로부터 20° 미만인 시각으로 정의된다. 이것은 비록 안경이나 콘택트렌즈를 착용하고 두 눈으로 20/200 시력표의 가장 큰 알파벳 대문자 'E'를 볼 수 있다 하더라도 법적맹의 조건에 해당될 수 있다는 점을 의미한다. 호주의 경우 법적맹인 사람은 최상 교정 시력이 6/60 이하이거나 측시 범위가 양호한 시력을 가진 눈의 중심으로부터 10° 미만인 시각을 가진 사람이다.

반면에 저시는 양호한 눈의 시력이 20/70 이하인 시각으로 정의된다. 저시는 법적맹의 충족 요건보다 나쁘지는 않다. 법적맹이나 저시를 가진 사람은 보통 약간 볼 수 있을 정도의 시각만 가지고 있으며 저시전문가를 만날 경우 큰 도움을 받을 수 있다. 저시전문가는 이들이 그나마 가지고 있는 시각을 가장 최상으로 활용하여 가능한 한 독립적인 생활을 할 수 있도록 도울 수 있다.

저시전문가

저시전문가는 시각의 완벽한 회복이 아니라 치료를 위한 대안에 초점을 두고 일하는 안과 치료 전문가다. 이렇게 특화된 저시전문가의 검진은 종종 환자의 직업, 취미 및 환자가 특히 하고자 하는 중요한 활동이 무엇인지 등을 알아보는 질문으로 시작한다. 물론 눈 검사를 통해 안경 착용의 필요성도 확인한다. 이렇게 행하는 굴절 검사는 일반 안과의사가 최적의 안경 처방을 위해 특화된 망원경 같은 장비를 사용하여 검사하는 것과 다르다. 또 측시도 검사할 수 있는데, 저시전문가는 특히 독서할 때 사람의 눈이 어떻게 움직이는지 관심을 갖는다. 이 모든 일은 저시를 가진 사람이 독립적으로 생활할 수 있도록 가지고 있는 시각을 최적화할 수 있는 방안을 찾기 위해 고안된 것이다.

일부 저시전문가는 시각 수준에 맞추어 저시 환자가 가정이나 제반 활동에 적응하도록 특별 훈련을 시키는 작업요법사와 함께 일하기도 한다. 저시전문가와 함께 일하는 작업요법사는 저시 환자의 가정을 방문하여 가구를 설치하고 가재도구를 쉽고 안전하게 사용할 수 있는 방안을 제시해주고, 저시 환자가 일상생활을 가장 수월하게 할 수 있도록 각 물건을 정리 정돈하고 표지를 붙여 주기도 한다. 또 일부 작업요법사는 이리 저리 돌아다니기에 어려움이 있는 저시 환자의 이동 훈련에 도움을 주기도 한다.

독서가 사람의 삶에서 중요한 부분을 차지하는 만큼 저시 서비스의 상당 부분은 시각장애를 지닌 사람이 직면한 독서활동의 어려움을 다룬다. 지역 도서관에 가면 크게 확대된 책이나 신문을 비치하기도 하는데 이는 약한 시력의 문제를 가진 사람들을 위한 것이다. 미국의회도서관은 국립 도서관 서비스를 운영하는데, 여기서는 전국적인 도서관 네트워크를 조직하여 저시를 가진 사람들에게 무료로 브라이유Braille 점자 책과 오디오 자료를 우편으로 보내주고 있다.

최근에는 시각장애인을 위한 컴퓨터 기술의 출현으로 시각장애인도 뒤지지 않고 생활할 수 있는 여러 가지 훌륭한 대안이 구비되고 있다.

공동체 자원

저시전문가를 만나는 것 말고도 시각장애를 가진 사람이 공동체 내에서 얻을 수 있는 자원을 찾을 수도 있다. 많은 저시전문가나 안과의사들은 제한된 시각을 가진 사람이나 가정을 위한 지역별 지원 단체에 관한 정보를 가지고 있다. 오늘날에는 온라인 지원 단체도 유사한 시각 문제로 고통받는 사람들이 원하는 만큼 충분히 접촉할 수 있도록 광범위한 온라인 네트워크를 구축해놓고 있으며, 이를 통해 전 세계 각지에 있는 모든 단체와 연락할 수 있도록 도움을 주고 있다.

미국 대부분의 주에서는 흔히 '맹인위원회'라 부르는 정부 전담 기관이 있으

북미에서 65세 이상 인구의 17%는 저시이거나 법적 맹이다.

며, 시각장애인들이 오늘날 사회 속에서 더욱 온전한 생활을 영위할 수 있도록 시각장애를 지닌 사람들과 함께 일하고 있다. 이런 기관들은 시각장애가 있는 사람들에게 필요한 자원을 비치해 놓고 있어 그들의 기회를 살릴 수 있는 훌륭한 출발지점이 되고 있다. 이런 자원은 시각장애인의 교육 기회에 관한 것부터 재정적 도움을 주는 것에 이르기까지 그 폭이 넓고 다양하다. 저시를 가진 다른 나라에 사는 사람들도 필요한 공동체 자원에 대해 각국의 해당 정부 기관에 문의하여 확인할 수 있다.

시각적 보조 장비

일단 저시 전문의가 눈 검진을 마치면 환자의 시각을 극대화할 수 있는 치료법과 광학 장비를 권할 것이다.

기술이 발전함에 따라 갈수록 사용자에게 더욱 친숙한 광학 보조 장비들이 계속 나오고 있는데, 전자공학기술을 응용한 많은 새로운 장비들의 출현은 저시를 가진 사람들이 사물을 확대해 쉽게 볼 수 있도록 도움을 주고 있다.

다음 목록에는 일반적으로 사용되는 전통적인 장비들과 최근 개발된 아주 정교한 장비들이 포함되어 있다. 각 장비는 각각의 특화된 용도를 가지고 있으므로 어느 한 사람이 모든 장비를 사용할 수 있는 것은 아니며, 어떤 장비에 대해 구

시각장애를 가진 사람을 돕는 방법

- 시각장애를 가진 사람을 편안하게 해주고, 방에 들어갈 때 함께 들어가는 사람의 신분을 알려준다.
- 시각장애를 가진 사람의 방이나 소지품 등을 허락 없이 재배열하거나 위치를 바꾸지 않도록 한다.
- 사람의 취향에 맞는 양호한 조명을 설치하여 맡은 일을 수행하도록 한다.
- 검은색 표시가 있는 쓰기 라벨처럼 일을 쉽게 하려면 가능한 대조가 분명한 것을 사용한다.
- 물건에 라벨을 붙일 때 질감을 이용한다. 즉 다이얼, 온도계나 다른 물건에 표시를 할 때에 입체감을 줄 수 있는 섬유 페인트나 테이프 또는 매니큐어 등을 사용한다.
- 식사 시 접시 위의 음식을 설명할 때에는, 예를 들어 닭고기는 12시 방향, 브로콜리는 4시 방향 등과 같이 시계 방향 개념을 이용하여 알려준다.
- 걸어갈 경우 시각장애인으로 하여금 자신의 팔을 잡도록 하고, 장애물이나 계단이 있을 경우에는 큰 소리로 알려준다.
- 사물을 정리할 때에는 편안하고 수월하게 일을 처리할 수 있도록 시각장애인의 의견을 묻고 그의 의사를 반영한다.

출처: 의학 박사 도나 위커Donna Wicker

입 의사가 있으면 먼저 저시전문가에게 문의한 후 일단 장비를 시험 삼아 사용해 보고 개인적인 필요에 알맞은지 확인하여 알맞지 않은 장비 구입에 들어가는 시간과 비용의 낭비를 피하도록 한다.

저시 보조 장비

광학적 보조 장비	설명
폐쇄회로 텔레비전 시스템	비디오 카메라가 글자를 확대하고 대형 스크린에 주사하여 보여준다.
초강력 이중초점 안경	두 안경의 렌즈 아래 부분이 독서용으로 제작되어 있다. 이 렌즈는 도수가 높게 제작되어 확대경과 같은 역할을 한다.
머리에 착용하는 전자 확대경	눈 위로 착용하는 모자의 챙 같은 바이저visor로 비디오 카메라가 붙어 있어서 원거리 물체를 확대하여 그 이미지를 안쪽에 있는 보안경에 투영시킨다.
커다란 스크린 또는 말하는 혈당계	혈당 측정용 특수 장비. 혈당 측정 결과치를 커다란 숫자나 말소리로 알려준다.
확대경	손으로 잡거나 스탠드로 세울 수 있는 것으로 전통적으로 물체를 크게 볼 수 있다.
다용도 집적 휴대폰	커다란 버튼과 목소리 인식 기능이 구비된 장비로 통화와 인터넷 접속 및 메모 등 기록이 가능한 휴대폰이다.
휴대용 전자 확대경	작은 비디오 카메라가 글자를 확대하고 액정 디스플레이 스크린에 주사하여 보여준다.
스크린 확대경	컴퓨터 스크린에 있는 이미지를 확대하여 보여주는 컴퓨터 프로그램
스크린 판독기	컴퓨터 화면에 있는 문자를 크게 읽어주는 컴퓨터 프로그램
목소리 응답 컴퓨터	음성을 인식하여 인터넷 검색도 가능하게 해주는 특수 컴퓨터로 별도로 만들어지거나 기존 컴퓨터에 소프트웨어 형태로 구현된다.
착용할 수 있는 망원경	안경 렌즈의 원거리 시각을 볼 수 있는 부분에 망원경 렌즈를 추가한다.

www.aao.org	미국 국립안과학회는 국립안과 의료 프로젝트를 후원한다. 이 프로젝트는 안과의사가 필요한 사람들에게 안과 의료 서비스를 제공하는 프로그램이다.
www.afb.org	헬렌 켈러 여사는 미국시력장애자재단AFB에서 40년 동안 봉사했다. 이 재단은 비영리 조직으로 시각장애인을 위한 자원에 관심을 기울이고 있다. 재단의 웹사이트에는 온라인 커뮤니케이션 포럼이 있어서 시각이 저하된 다른 사람이나 가정과 소통할 수 있다.
www.lighthouse.org	라이트하우스 인터내셔널은 비영리 조직으로 시각장애가 있는 사람을 위한 전용 저시 서비스를 제공한다. 이 라이트하우스의 웹사이트에서 시각장애가 있는 사람을 위한 무료 브라우저 도구를 내려받을 수 있다. 뉴욕 지역에 위치하고 있고, 자체 시설을 가지고 교육 기회도 제공한다.
www.loc.gov/nls	맹인과 장애인을 위한 국립 도서관 서비스는 미국의회도서관 소속 기관이다. 여기에서는 오디오 및 점자 책 자료를 법적맹을 가진 사람들에게 우편을 통해 제공할 수 있도록 미국 내 전체 도서관과 네트워크를 구성하고 있다.
www.navh.org	시각장애인을 위한 국립협회는 특히 약간의 시각을 가진 사람들을 위해 봉사활동을 한다. 대형 인쇄물과 저시 보조 장구를 제공하며 뉴욕과 샌프란시스코에 사무실을 두고 제한적인 시각을 가진 사람을 위해 시각적 보조물과 인간공학적 조명을 제공한다.
www.preventblindness.org	아메리카 실명 예방협회는 많은 지역에 분회를 둔 자발적 조직이다. 협회의 웹사이트에서 눈의 문제, 눈의 안전과 건강 및 저시를 지닌 사람의 생활에 대한 지식을 얻을 수 있는 온라인 자료를 볼 수 있다.
www.visionaware.org	'Vision Aware'는 한정된 시각을 가진 사람들을 위한 유용한 자료를 볼 수 있는 웹사이트이다.
www.blindcanadians.ca	캐나다 맹인평등연맹은 눈이 먼 사람, 귀와 눈이 먼 사람과 같이 시각에 한계가 있는 사람을 대상으로 권리와 책임의식을 고취하고, 사회 속에서 동등한 기회와 혜택을 받을 수 있도록 봉사하는 조직이다.
www.cnib.ca	캐나나 국립맹인협회는 시각을 상실한 모든 캐나다 국민을 지원하고 필요한 정보와 가장 중요한 희망을 제공하는 주요 동력원이다.

둔탁하거나 날카로운 물체가 눈이나 눈꺼풀에 상처를 준 경우

- 가능하면 일단 종이컵을 테이프를 이용하여 눈에 씌워 눈을 보호한다.
- 물이나 다른 어떤 액체로 눈을 씻으면 안 된다.
- 눈 속에 박힌 어떤 물체도 빼내려 시도하면 안 된다.
- 어떤 것이건 먹거나 마시지 않는다.
- 즉시 가장 가까운 응급실을 찾아가서 응급 처치를 받는다.

눈에 타격을 입었을 경우

- 만일 통증, 시력 저하, 눈에 멍이 들거나 출혈이 있으면 즉시 가장 가까운 응급실로 찾아가 응급 처치를 받는다.
- 만일 안구는 상처를 입지 않았음을 확인하였지만 눈꺼풀이나 얼굴이 붓거나 타박상을 입었다면 안구에 압박을 가하지 않도록 주의하며 차가운 찜질을 한다.
- 안구에 상처가 없다고 생각되더라도 며칠 안으로 안과의사를 찾아가 안구에 이상이 없는지 검진받도록 한다.

눈에 화학물질이 뿌려진 경우

- 먼저 눈을 수돗물로 약 15분 간 잘 씻어 화학물질을 제거한다.
- 만일 콘택트렌즈를 착용하고 있다면 렌즈를 제거하지 말아야 한다.
- 그리고 나서 가장 가까운 응급실로 즉시 찾아가도록 한다.

만일 눈 속으로 작은 알갱이가 들어온 경우

- 위 눈꺼풀을 살짝 안구 위로 뒤집어 알갱이를 떨어낼 수 있는지 확인한다.
- 눈물로 알갱이를 씻어낼 수 있는지 시도해 본다.
- 만일 눈 속의 자극이 계속 사라지지 않으면 즉시 안과의사를 찾도록 한다.

다음과 같은 상황이 일어나면 즉시 안과의사를 찾아야 한다:

- 시력이 떨어진 경우
- 주변시에 새로운 변화가 일어난 경우
- 눈의 통증
- 빛을 볼 때 고통스러운 감각(광감수성)이 나타나는 경우
- 특히 콘택트렌즈를 착용했거나 눈에 통증이 있을 때 눈의 충혈이 함께 올 경우
- 눈에서 새로운 분비물이 나오는 경우
- 시야에 부유물이나 섬광이 보이는 경우
- 새로이 복시가 보이는 경우
- 눈꺼풀이 무르거나 붓거나 충혈 또는 압통이 느껴질 때

4

신체의 건강과
눈 건강의 관계

사람의 눈은 신체의 가장 중요한 부분이며, 이를 통해 신체의 상태를 들여다 볼 수 있다. 즉 사람의 눈은 어떤 특별한 영상 기술의 도움 없이도 혈관의 상태를 검사할 수 있는 유일한 기관이기도 하다. 신체 나머지 부분에 영향을 끼치는 수많은 질환 역시 눈의 기능에 영향을 끼칠 수 있다. 그러므로 사람의 전반적인 건강은 눈의 건강과 직접적인 관계를 맺고 있다.

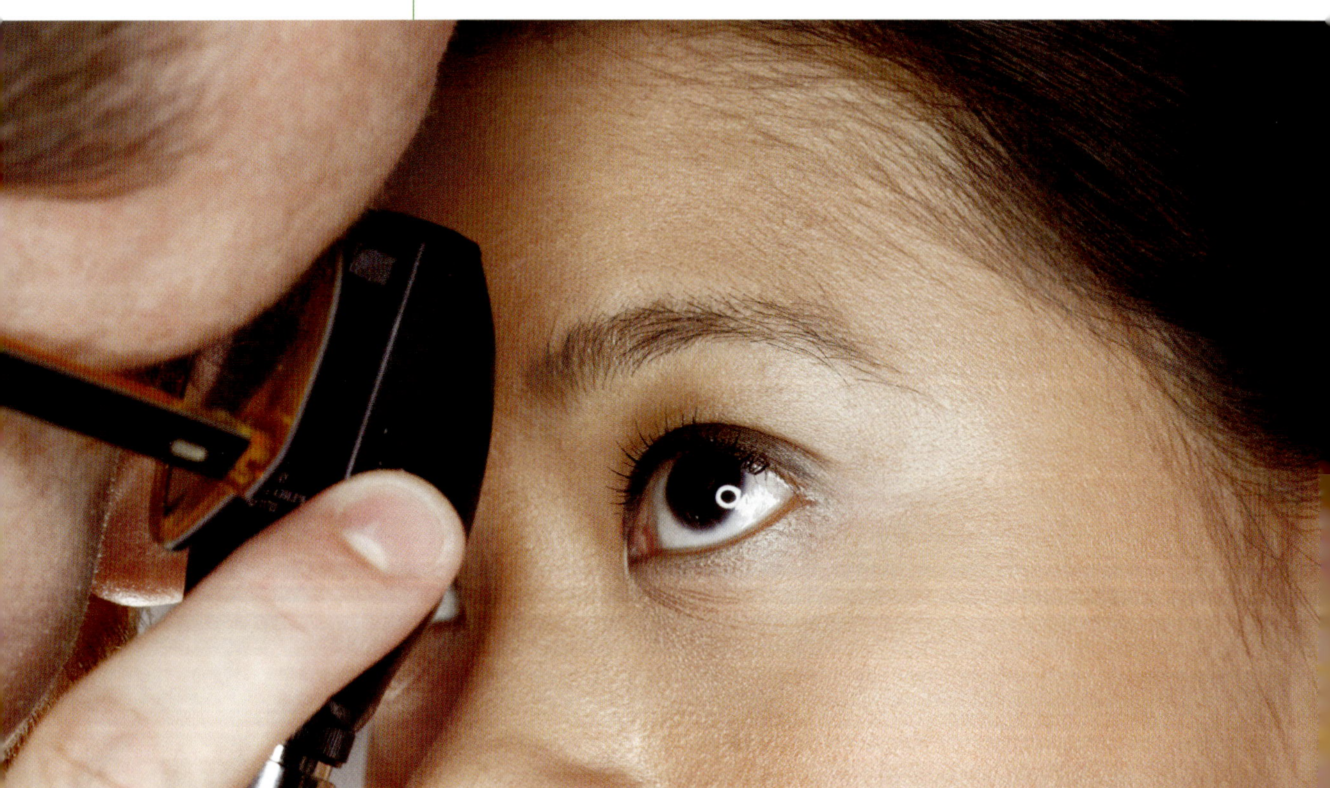

눈으로 이어지는 경로

눈이 신체의 나머지 부분과 여러 가지 방식으로 직접 연결되어 있음을 알고 있는가? 바로 이 때문에 신체의 건강이 눈의 건강에 직접 영향을 끼칠 수 있다.

눈과 신체의 상호 연결:

- 눈으로 향하는 혈액은 눈동맥을 통해 심장에서 머리로 공급이 이루어지는데, 이는 목을 지나는 경동맥에서 직접 갈라져 나온 동맥이다.

- 눈동맥은 두 그룹의 가지를 가지고 있는데, 한 가지는 안와(눈구멍)로 혈액을 공급하고 다른 한 가지는 안구와 안근으로 혈액을 공급한다. 이 안와 분지 동맥은 눈물샘이나 안구를 지탱하는 안와지방 같은 안와 조직에 산소와 영양분을 공급한다. 안구로 혈액을 공급하는 분지 혈관은 안구를 움직이는 각 여섯 개의 근육에 필수 영양소를 보내주며 안구 자체 여러 곳에 혈액을 공급하기 위해 더 작은 분지 혈관으로 세분된다.

- 시신경은 안구와 뇌 사이의 주 연결체로 눈에서 인식한 이미지를 뇌로 보내주는 '케이블'이며 이를 통해 뇌가 비로소 눈에서 보내준 이미지를 '볼 수 있는 것'이다. 시신경 그 자체는 뇌에서 연장되어 나온 것으로 생각할 수 있는데 뇌와 마찬가지로 신경세포로 이루어져 있기 때문이다. 시신경 역시 뇌를 둘러싸서 보호하는 보호막 조직과 같은 조직으로 둘러싸여 있다.

- 여러 개의 뇌신경이 뇌에서 직접 뻗어 나와 안구의 움직임과 감각을 제어한다. 이 뇌신경 중 일부는 안근에 수축 신호를 전달하며, 이를 통해 눈이 여러 사물을 여러 방향으로 움직이며 볼 수 있게 한다. 나머지 뇌신경은 눈물샘과 눈꺼풀 근육에 연결되어 눈꺼풀을 깜박거리게 하고 더불어 얼굴의 다른 근육을 움직인다.

눈은 뇌가 연장된 것으로 생각할 수 있는데 뇌와 비슷한 종류의 신경세포를 가지고 있기 때문이다.

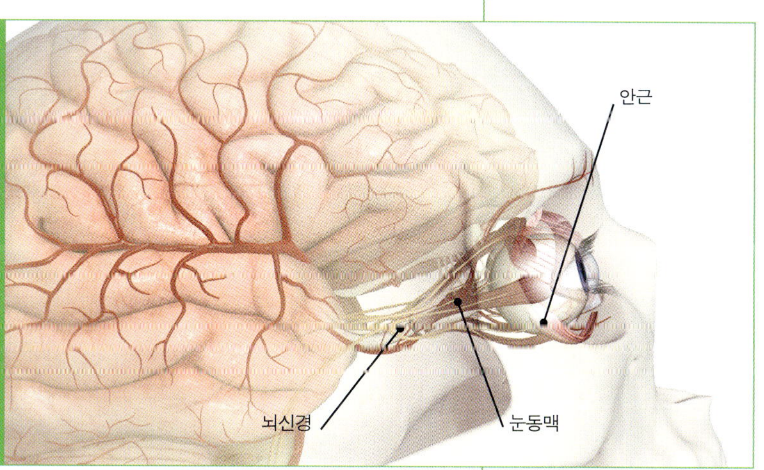

눈동맥

눈동맥은 심장에서 목을 지나 뇌로 이어지는 내경동맥 중 하나이다. 눈동맥은 안와에 혈액을 공급하는 무수한 가지 동맥(혈관)을 가진다. 눈은 기능을 정상적으로 유지하기 위해 필요한 양분을 꾸준히 공급하는 눈동맥에 의존한다.

다섯 번째 뇌신경은 특히 눈과 얼굴의 각 부분으로 퍼져 나가는데 이를 통해 통각, 온도, 촉감과 같은 감각 정보를 뇌로 전달한다.

금연은 눈을 건강하게 유지시킨다

가장 기본적이고 중요한 것 중 하나는 금연을 통해 눈의 건강을 극대화할 수 있다는 사실이다. 폐암을 비롯해 몸의 여러 부분에 질병을 유발하는 것 외에도 흡연은 백내장, 망막황반변성과 갑상선 안질환의 악화에 강한 관련이 있다. 또 흡연은 아직 결정적인 과학적 증거는 없지만 당뇨망막병증과 녹내장의 원인일 수도 있다. 어떤 학자는 흡연이 전부 허혈성 시신경병증(시신경의 중풍), 일과성 흑내장(눈으로 향하는 혈류의 일시적 중단으로 일어나는 짧은 시각 상실) 및 임신 중 흡연을 한 어머니에게서 태어난 아이의 사시(시선 교차나 시선의 잘못된 정렬)와 관련이 있다고 주장한다. 이런 가능성을 증명하려면 아직은 더 깊은 연구가 필요하다.

비록 오랫동안 흡연을 해왔다 하더라도 지금 당장 금연을 한다면 눈과 몸의 건강에 중요한 혜택을 볼 수 있다.

흡연과 백내장

흡연을 하는 사람은 흡연을 하지 않는 사람에 비해 핵성 백내장(가장 흔한 유형의 백내장)에 걸릴 가능성이 2.9배 높다. 이런 위험도는 흡연량이 많을수록(하루 20개비 이상) 더욱 높아진다. 일단 금연을 하면 이런 백내장 발병 위험이 시간이 갈수록 낮아진다. 흡연으로 발생하는 독소가 눈의 수정체에 누적되어 백내장을 유발하거나 흡연이 수정체 내 백내장의 형성을 막아주는 비타민 C 같은 항산화제의 수준을 떨어뜨려서 백내장을 유발하는 것으로 짐작된다.

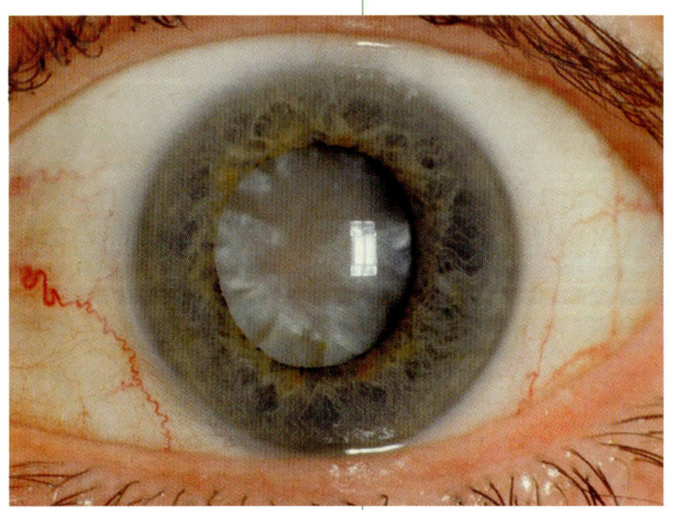

눈동자 뒤쪽으로 하얗고 치밀한 혼탁한 백내장이 보인다. 백내장은 대부분 나이가 들면 발생한다. 흡연을 할 경우 백내장 발병 가능성이 2.9배 높아진다.

흡연과 망막황반변성

미연방공중보건국장은 흡연이 건성 및 습성 망막황반변성과 모두 관련이 있다고 보고하였다. 연구 결과를 통해 흡연자가 비흡연자에 비해 종류에 관계없이 망막황반변성 발병 가능성이 2~3배 높음이 밝혀졌고, 특히 습성 망막황반변성의 경우 흡연자가 비흡연자보다 최소한 4배 정도 발병 가능성이 높았다. 하지만 일단 금연을 하면 망막황반변성 발병 가능성도 시간이 지남에 따라 낮아진다.

백내장과 마찬가지로 흡연을 많이 할수록 망막황반변성 발병 위험도 더 높아진다. 흡연과 망막황반변성의 관련성에 관한 이론을 보면 흡연이 망막황반변성을 예방하는 혈액 속 항산화제 수준을 떨어뜨리고, 망막으로 가는 산소 공급량을 줄여서 망막에 손상을 입히게 되고 결국 시력 상실을 유발한다.

흡연과 갑상선 안질환

흡연은 갑상선 안질환을 앓고 있는 사람에게도 해를 끼친다. 흡연자는 비흡연자에 비해 갑상선 안질환 발병 가능성이 1.32배 더 높다. 흡연량이 적은 사람은 흡연량이 많은 사람에 비해 이런 가능성이 약간 낮아진다. 갑상선 안질환의 어떤 증상은 특히 흡연에 대해 민감한데, 예를 들어 흡연량이 많은 사람(하루 20개비 이상)은 흡연량이 적은 사람에 비해 갑상선 안질환으로 인한 복시 발생 위험이 무려 7배까지 높아진다. 백내장이나 망막황반변성의 경우처럼 갑상선 안질환은 사람의 유전자나 주변 환경의 여러 요인들에 의해 발병되지만 이런 여러 요인들 가운데 흡연은 스스로가 통제할 수 있는 요인이다.

금연

눈의 건강을 보호하고 유지하려면 금연이야 말로 할 수 있는 가장 최선의 선택이다. 만일 금연을 생각한다면 미국국립암협회에서 추천하는 단계를 따르면 쉽게 실천할 수 있을 것이다. 우선 금연을 실행할 날짜를 정하는 것이 중요하며, 가족과 친구 및 동료들에게 금연 계획에 대해 공언하고, 금연 시작을 하면서 겪게 될 어려움을 예상하고, 가정과 자동차 및 일하는 장소를 비롯해 생활하는 모든 곳에서 담배를 깡그리 제거해야 한다.

주치의를 통해 껌, 흡입기, 구중정, 코분무제나 부착포는 물론 항우울제 같은 금연에 도움이 될 제품 사용에 관한 조언을 받을 수 있으며, 금연을 도와주는 지역 공동체의 단체나 진료소의 도움도 또한 받을 수 있다.

우리는 건강에 문제를 일으키는 유전적 요인이나 주변 환경을 모두 바꿀 수는 없지만 건강의 적인 흡연은 스스로 중단할 수 있으므로 금연을 통해 눈 건강의 위해 요인을 최대한 제거해야 할 것이다.

시각에 영향을 끼치는 전신성 질환

신체의 한 부분에 주로 해를 끼치는 수많은 질환이 불행하게도 눈과 시각에도 영향을 끼친다. 이 중에는 아주 흔히 볼 수 있는 질환도 있으며 많은 사람이 살아가며 적어도 한 번은 이런 질환에 걸린다. 이런 모든 질환은 적절히 치료해야 시각과 눈의 건강을 최선의 상태로 유지할 수 있다.

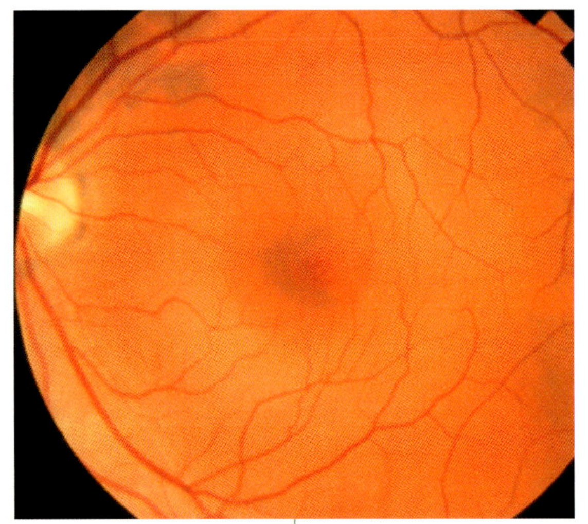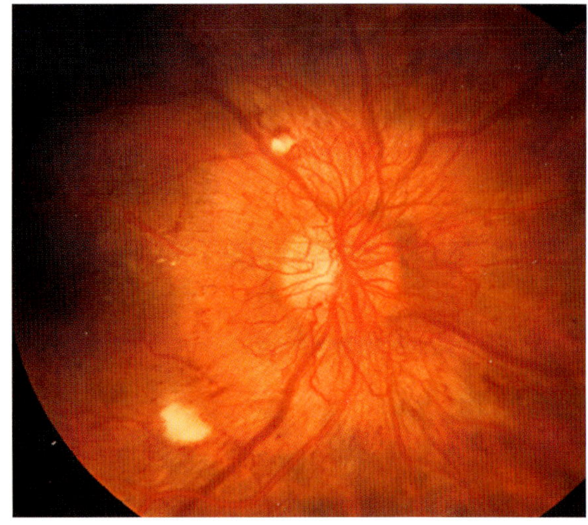

좌측 정상 망막의 안저 사진.
우측 당뇨망막병증에 걸린
망막의 안저 사진(망막 촬영용
안저 카메라로 찍음)

당뇨병

당뇨병은 오늘날 선진국에서 가장 흔한 만성질환 중 하나다. 당뇨병에 걸리면 체세포는 당의 일종인 포도당의 사용을 돕기 위해 췌장에서 만들어지는 호르몬인 인슐린의 생산과 사용을 제대로 못하게 되고, 이에 따라 혈액 속에 누적된 포도당은 장·단기적으로 몸 전체에 손상을 끼칠 수 있다. 과학자들은 아직 당뇨병의 발병 원인을 완전히 밝혀내진 못했지만 유전자와 비만 및 운동 부족 등의 생활습관이 당뇨병 발병에 기여한다.

당뇨병이 있는 사람의 경우 발병 이력이 오래될수록 이 질환으로 눈의 손상을 입을 가능성도 더 높아진다. 당뇨병이 원인이 되는 눈의 손상 중 당뇨망막병증은 가장 흔한 질환이다. 당뇨망막병증은 오랫동안 높은 혈당이 유지되면서 망막에 혈액을 공급하는 혈관을 손상시킨다. 손상된 혈관이 새거나 출혈로 인해 결국 손상되면 그 부분의 망막은 더 이상 영양소와 산소를 적절히 공급받지 못하게 된다. 당뇨망막병증이 더욱 진전되면 이 혈관이 비정상적으로 성장할 수 있고 이렇게 비정상적으로 성장한 혈관은 더 많은 출혈과 망막박리 및 신생혈관녹내장과 같은 합병증을 유발하여 종종 심각한 시각 상실을 가져오게 된다.

당뇨병은 제1형 당뇨병과 제2형 당뇨병으로 나누어진다.

제1형 당뇨병은 어렸을 적에 발병하는 경향을 보이며, 신체에서 인슐린의 생산이 더 이상 이루어지지 못하는 특징을 가진다. 그러므로 제1형 당뇨병 환자는 인슐린을 주기적으로 취해야 한다. 제1형 당뇨병 환자는 제2형 당뇨병 환자에 비해 시간이 갈수록 당뇨망막병증 발병 가능성이 더 높다.

제2형 당뇨병 환자는 인슐린이 절대적으로 부족한 것이 아니라 인슐린에 대한 저항성을 가진 것이 특징이다. 제2형 당뇨병 환자는 북미 전체 당뇨병 환자의 약

90~95%를 차지하며 다른 선진국에서도 제2형 당뇨병 환자 발생 사례가 빠르게 증가하고 있다. 제2형 당뇨병을 치료하기 위해 경구투약, 인슐린 또는 이 두 가지를 조합한 처방을 사용한다. 당뇨망막병증은 여러 가지 단계가 있다.

비증식성 당뇨망막병증은 가장 경미한 형태의 당뇨망막병증이다. 망막 전체에 있는 혈관이 새기 시작하고, 출혈에 의한 미세한 반점이 나타나기 시작한다. 이 증세의 초기에 시각은 정상적인 상태를 유지한다.

당뇨병성 황반부종은 중심 시각을 만들어내는 황반이나 그 인근의 혈관이 새어 나와 황반이 부풀어 오른 것으로 당뇨망막병증의 어느 단계이건 발생할 수 있다. 당뇨병성 황반부종이 있으면 대개 시각이 흐릿해진다.

망막 허혈 또는 산소 부족은 당뇨망막병증이 진행되면서 발생한다. 망막 혈관은 손상을 입음에 따라 점차 막히게 되고, 이로 인해 산소가 부족하면 경미한 정도에서 신한 상태에 이르는 흐릿한 시가을 가지게 된다. 손상된 혈관외 출혈은 질환이 진행됨에 따라 디 악화될 수 있다.

증식성 당뇨망막병증은 당뇨병이 진전된 후기에 일어나기도 한다. 이 단계에 이르면 원래 손상을 입은 혈관의 저하된 기능을 보상하기 위해 비정상적인 혈관이 자라나게 되는데, 이 비정상적인 혈관은 출혈이 쉽게 이루어지는 경향을 보이며 상처가 나거나 수축하여 망막을 당길 수도 있다. 상처를 입은 조직이 망막을 끌어당기는 정도에 따라 파열이 일어나기도 하고, 망막박리로 이어지면 시각 상실을 가져오기도 한다. 마일 비정상적인 혈관이 눈의 앞부분으로 자라나오면 홍채와 안

세계적으로 2억4천6백만 명의 사람들이 당뇨병을 앓고 있으며 매년 7백만 명의 사람들이 당뇨병에 걸리는 것으로 추정된다. 2025년 경에 이르면 3억8천만 명의 사람들이 당뇨병에 걸릴 것으로 예상된다.

제1형 및 제2형 당뇨병 환자의 당뇨망막병증 발병 가능성

당뇨망막병증 위험도	제1형 당뇨병 인슐린 의존성	제2형 당뇨병 경구투약, 인슐린 또는 두 가지 조합 처방
딩뇨병 빌병 5년 후	25%	인슐린 의존 지료의 경우 40% 비인슐린 의존 치료의 경우 24%
당뇨병 발병 15~20년 후	80%	인슐린 의존 치료의 경우 84% 비인슐린 의존 치료의 경우 53%

구의 배출 통로에 영향을 끼치고 이 비정상 혈관이 안구의 배출 통로를 막아 안 압이 높아질 수 있다. 이것을 신생혈관녹내장이라 부르는데 이 역시 시각을 위협 하는 또 다른 문제이다.

당뇨병의 치료

경미하거나 보통 정도의 비증식성 당뇨망막병증은 모든 당뇨병 치료의 열쇠가 되는 엄격한 혈당 관리와 정규 검사 이외에는 특별한 안과 치료가 필요치 않다. 그러나 만일 비증식성 당 뇨망막병증이 심할 경우에는 레이저 치료를 통해 눈의 산 소 요구량을 저하시키고 비정상 혈관의 증식을 억제해야 한다(특히 증식성 당뇨망막병증일 경우에는 확실하다). 레이 저 치료법은 황반의 누액을 제거하여 당뇨병성 황반부종 에도 효과가 있다. 레이저 치료로 효과를 볼 수 없는 심한 당뇨망막병증이나 황반부종의 경우 스테로이드 약제나 성장 억제제를 안구 내부와 주위에 주사하는 새로운 치료법을 통해 시각 상실 위험을 저하시킬 수 있다. 신생혈관녹내장의 경우 안압을 조절하기 위해 점안액과 약제가 필요할 수 있으며, 경우에 따라 안압을 저하시 키기 위해 녹내장 수술을 해야 할 경우도 있다.

제2형 당뇨병 발병 위험을 감소시키는 방법

제1형 당뇨병의 발병 원인은 알려지지 않았지만, 제2형 당뇨병은 발병 위험을 줄 이기 위해 할 수 있는 일들이 있다. 비록 제2형 당뇨병 발병에도 어찌할 수 없는 유전적 요인이 어느 정도 있긴 하지만 건강한 체중을 유지하고 규정식 내에서 과 다한 당분을 피하며 주기적으로 운동을 한다면 당뇨병 발병 위험을 감소시킬 수 있다. 만일 제1형이나 제2형 당뇨병을 이미 가지고 있다면 병에 대한 무지로부터 벗어나는 것이 여러 모로 병을 조절하는 데 도움이 될 것이다. 안과의사를 찾아 주기적으로 검진을 받는 것이 중요한데, 연구 결과를 보면 당뇨망막 병증의 경우 제때에 적절한 치료를 받으면 시각 상실의 위험을 크게 줄일 수 있기 때문이다. 이 외에도 혈당과 혈압을 잘 관리하면 당뇨 망막병증의 진행을 늦추는 데 도움이 된다. 제1형 당뇨병에 관한 어 떤 연구에서는 인슐린 투여로 정상 혈당 수준을 유지할 경우 당뇨망 막병증의 발병과 진행은 50~75% 감소된다고 밝혔다. 장기적으로 사후 관리를 지속하면 집중적인 인슐린 치료를 병행했을 경우 질환 의 진행 위험도는 집중적인 인슐린 치료를 하지 않을 경우에 비해 다섯 배나 낮아졌다.

제2형 당뇨병 환자에 대한 또 다른 연구 결과를 보면 집중적인 혈당 관리는 안과 레이저 치료의 필요성을 29% 정도 감소시킨다고 밝혔다. 엄격한 혈압 관리를 통해서도 당뇨망막병증의 진행을 34% 감소시키고 당뇨병으로 인한 시각 상실도 47% 감소시킨다.

만일 당뇨병을 가지고 있다면 헤모글로빈 A1c 수준(3개월 평균 혈당 수준)과 혈압을 정상적으로 안전하게 유지하는 것이 시각과 전반적인 건강 유지에 가장 중요하다.

고혈압

고혈압은 높은 연령대일수록 흔하게 볼 수 있는데 이것 역시 눈과 시각에 영향을 끼칠 수 있다. 뇌졸중, 신장 손상 및 심장병의 위험을 증가시키는 것 이외에도 고혈압으로 인해 망막과 망막에 있는 혈관 손상을 유발할 수 있다. 이렇게 일어나는 변화가 고혈압성 망막병증으로 알려져 있다. 일반적으로 고혈압이 매우 심하고 관리가 안 되었을 경우 고혈압성 망막병증의 발병 위험이 크다.

경미한 고혈압을 가진 사람을 안과의사가 검진할 경우 망막 혈관을 가늘거나 굵게 만들어 검사하기도 한다. 이 질환이 경미한 상태라면 대개 시각에 영향을 끼치지 않지만, 이 질환이 진전된 상태라면 망막에 출혈을 일으키거나 붓게 하고 때론 시신경도 부풀어 오른다. 이는 관리하지 않은 높은 혈압으로 인해 혈관이 손상을 입거나 누출이 일어나기 때문이다. 여기서 질환이 더욱 진행되거나 혈압이 극도로 높게 올라가면 시각이 흐릿하게 변할 수도 있다. 만일 고혈압성 망막병증이 매우 심각하다면 증식성 당뇨망막병증과 마찬가지로 비정상 혈관이 증식하고 누출이나 출혈이 일어날 수 있다. 이것은 심한 당뇨병 환자에게서 흔히 볼 수 있는 것과 같은 망막의 합병증을 가져올 수 있다.

당뇨병을 가진 사람의 안과 검진 일정		
당뇨병의 유형	첫 안과 검진 시기	권장 사후 관리 일정*
제1형	발병 이후 5년	매년
제2형	당뇨병 진단을 받았을 때	매년
제1형 또는 제2형 당뇨병을 가진 임산부	임신 전 또는 임신 3개월의 초기 무렵	만일 망막병증이 보통이거나 경미할 경우 : 매 3~12개월 만일 망막병증이 보통 이상이거나 심할 경우 : 매 1~3개월

*안과 검진 의사는 눈에 이상이 있는지 여부를 확인하고 보다 빈번한 사후 검진이 필요한지의 여부를 결정할 것이다.

고혈압은 고혈압성 망막병증을 유발하는 것 이외에도 망막으로 혈액을 공급하는 동맥과 정맥의 막힘 위험을 증가시킨다. 이렇게 혈관이 막히면 망막에 '중풍'이 일어난 것으로 생각할 수 있다. 망막 중심 동맥폐색증, 망막 중심 정맥폐색증, 망막 분지 동맥폐색증 및 망막 분지 정맥폐색증 등이 이런 혈관 막힘으로 일어난다. 이렇게 혈관이 막히면 막힌 혈관의 크기나 망막으로 연결된 혈관 부분 및 혈관 막힘의 정도에 따라 시각을 상실하기도 한다. 이렇게 일단 망막에 '중풍'이 발생하면 돌이킬 수 없다.

만일 고혈압으로 인해 눈에 문제를 가지고 있다면 주된 치료법은 혈압을 조절하는 것이다. 고혈압이 지닌 문제점은 바로 이것이 은밀히 진행되는 질환이기 때문에 수년 동안 어떤 증상도 느끼지 못하다가 갑자기 타격을 받을 수 있다는 점이다. 이것이 바로 양호한 건강을 유지하기 위해 일차 진료 의사에게 주기적으로 점검을 받고 고혈압 여부를 확인해야만 하는 이유이다. 만일 자신이 고혈압을 가지고 있음을 알고 있다면 주기적으로 일차 진료 의사를 찾아 검진하고 필요에 따라 혈압조절 약을 처방받아 혈압을 관리하는 것이 최선의 방책이다. 또 식사 때에 먹는 음식에 주의를 기울이고 주기적인 운동을 병행하면 혈압을 관리 상태로 유지하는 데 도움이 될 것이다. 고혈압성 망막병증의 경우 혈압을 잘 관리하면 이 질환의 진행을 억제시킬 수 있으며, 경우에 따라 만일 단기적 혈압 상승에 따른 시각 상실이 있었을 경우 어느 정도 시각의 회복에도 도움을 받을 수 있다. 일반적으로 눈의 치료나 안과 수술을 통해 어느 정도 고혈압성 망막병증의 합병증에 도움을 받을 수는 있지만 너무 오랫동안 너무 높은 혈압으로 인해 유발된 시각 상실은 대개 회복할 수 없다. 고혈압으로 인한 눈의 합병증을 예방하는 것이 이 질환을 다스리는 열쇠가 되며, 고혈압으로 인해 손상을 입을 수 있는 뇌, 심장 및 신장과 같은 몸의 다른 여러 부분도 혈압을 양호하게 관리함으로써 혜택을 얻을 수 있다.

> 고혈압을 관리하지 않으면 뇌졸중의 발병 위험은 물론 망막 혈관의 중풍과 같은 혈관 폐색의 위험이 가중된다.

혈관 막힘

눈도 신체의 다른 기관과 마찬가지로 심장으로부터 혈액을 공급받고 있기 때문에 심장으로부터 나와 눈으로 가는 혈관의 어느 부분이 막히면 눈의 기능에 손상을 입을 수 있다. 특히 혈액 흐름이 있는 중요한 부분이 목을 지나가는 경동맥(속목동맥)이다. 이 동맥은 심장으로부터 머리로 혈액을 공급하는 동맥으로 이 동맥에서 갈라져 나온 한 가지가 안구로 혈액을 공급하는 눈동맥(안동맥)이다. 만일 경동맥이 죽상동맥경화증에 의해 막히거나 동맥경화가 일어나면 눈과 뇌는 기능을 제대로 할 수 있을 정도의 충분한 혈액을 공급받지 못하게 된다.

눈이 기능을 하기에 충분할 정도의 산소와 영양소를 받지 못할 경우 안구허

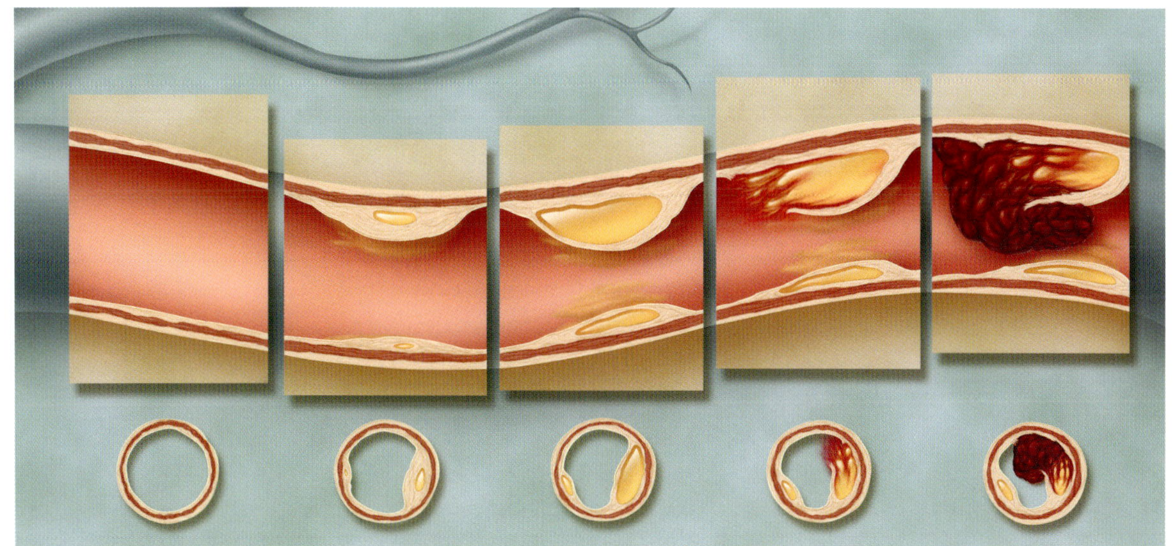

혈증후군이라 불리는 증상이 나타난다. 이 증후군은 종종 경동맥이나 여기에서 눈으로 이어지는 그 분지인 눈동맥의 막힘으로 인해 일어난다. 혈액의 흐름이 부족해지면 특히 망막과 시신경이 손상을 입게 되고 점진적 또는 갑작스러운 시력 상실을 가져온다. 또 백내장이 발병되거나 악화되며, 눈의 앞부분에 염증이 발생할 수도 있고, 눈에 통증이 오거나 광민감성을 유발시키기도 한다. 때때로 눈이 일상적인 안방수나 내부 액체를 생산할 수 있을 정도의 충분한 혈액을 공급받지 못해 안압이 떨어질 수도 있다. 이런 질환의 후기 단계에 이르게 되면 눈에 부족한 산소와 영양소를 보상하기 위해 비정상적인 혈관이 자라날 수도 있으며, 증식성 당뇨망막병증과 마찬가지로 이런 혈관은 망막에 손상을 주고 안구 앞부분에 비정상적으로 자라나서 신생혈관녹내장이나 위험할 정도로 높은 안압을 유발시킬 수 있다.

안구허혈증후군을 유발하는 경동맥과 그 분지 동맥의 막힘은 대개 혈관 속을 흘러가는 콜레스테롤 플라크(찌꺼기) 때문에 일어난다. 고혈압, 당뇨, 심장병을 가지고 있으면 이런 발병 위험이 더 높아진다. 만일 죽상동맥경화증 발병 가능성이 높은 사람일 경우 이런 유형의 혈관 막힘이 심장이나 다리로 이어지는 혈관 등 여러 곳에서도 일어날 수 있다. 안구허혈증후군은 나이든 노인에게서 보다 흔히 발생하며 여자보다 남자에게 더 자주 발생한다.

또 다른 흔치 않은 질환이자 안구허혈증후군을 유발할 수 있는 것으로 측두동맥염이라 불리는 것이 있다. 이 경우는 콜레스테롤

위 단면도는 동맥의 막힘 현상을 보여준다. 죽상동맥경화증이 진행되면 동맥의 경화와 막힘으로 이어질 수 있으며 눈과 뇌의 정상적인 기능을 방해한다.

플라크가 동맥을 막아버리기보다 안구로 혈액을 공급하는 동맥에 발생한 염증 때문에 눈으로 향하는 혈액의 흐름을 부족하게 만드는 것이다. 이 측두동맥염이 있는 사람은 한쪽 또는 양쪽 눈에 안구허혈증후군의 징후를 보일 수 있으며 두통, 턱의 통증, 체중감소, 근력저하의 증상도 함께 올 수도 있다. 만일 나이가 60세가 넘었고 시력 상실과 함께 이런 증상을 함께 겪고 있다면 즉시 안과의사를 찾아 증상을 이야기하고 검진을 받아야 한다. 안과의사가 측두동맥염을 의심할 경우 혈액 검사를 통해 염증의 정도를 점검하거나 생체조직검사를 통해 혈관에 염증이 있는지 여부를 확인할 것이다. 만일 측두동맥염이 있는 것으로 진단했을 경우 스테로이드 약제로 치료가 이루어질 수도 있다.

만일 안구허혈증후군을 가진 것으로 의심되면 안과의사는 일차 진료 의사에게 가서 목을 지나는 동맥이 막혔는지 검사해볼 것을 권할 것이다. 경우에 따라 심장초음파 검사를 진행하여 심장으로부터 눈으로 가는 혈관 속에 혈괴 덩어리가 혈관을 막았는지 여부를 확인할 수도 있다.

안구허혈증후군 치료는 다음 두 가지 목적을 가지고 있다:

- 첫째, 안과의사는 눈에 발생한 합병증이나 손상을 치료한다. 만일 망막에 비정상적인 혈관 증식이나 출혈이 있으면 이 혈관들을 레이저 치료법이나 안구 속 약물 주사를 통해 수축시켜 정상 상태로 되돌릴 수 있다. 또 만일 안압이 너무 높으면 안압 저하용 점안액을 처방하거나 녹내장 수술을 시행할 수도 있다.

- 둘째, 눈으로 향하는 부족한 혈액 흐름의 근본 원인을 찾아야 한다. 예를 들어 만일 내경동맥이 심하게 막혔을 경우 사람에 따라 수술을 통해 혈관 막힘을 해결하는 것이 나을 경우도 있다. 또 다른 경우 혈액 희석제를 취하여 시각의 악화는 물론 심장병이나 뇌졸중의 위험을 저하시키기도 한다. 안과의사나 가정 주치의는 이런 상태에서의 최상의 치료 방법을 조율한다.

눈으로 향하는 혈관 속 막힘이 종종 신체의 각 부분으로 향하는 다른 혈관의 막힘과 연계되어 있기 때문에 만일 안구허혈증후군을 가지고 있다면 뇌졸중이나 심장병의 위험이 높아진다. 이런 질환의 발병 위험을 줄이려면, 건강한 식품을 섭취하고 체중을 정상으로 유지하며 주기적으로 운동하고 흡연을 피하는 것이 중요하다. 만일 당뇨병이나 고혈압이 있다면 혈당 수준과 혈압을 조절하는 것도 도움이 된다. 우리는 자신의 유전자를 바꿀 수는 없지만, 생활 방식을 가능한 한 건강하게 만들어 이런 위험을 경감시킬 수는 있다.

뇌졸중

대부분의 사람들이 뇌졸중에 관해 생각할 때 시각 상실을 첫 번째로 연상하지 않는다. 그렇지만 중풍 및 언어장애와 더불어 뇌졸중의 가장 흔한 증상 중 하나가 주변 시각의 절반을 상실하는 것이다. 뇌졸중은 뇌로 향하는 혈액의 공급이 어떤 이유로 인해 중단되었을 경우 일어난다. 가장 흔한 원인은 혈관을 막아버리는 혈괴 덩어리에 의한 것이고, 그리 흔치 않지만 혈관의 파열과 출혈 때문에 뇌졸중이 발생한다. 뇌졸중은 안타깝지만 아주 흔히 볼 수 있는 질환으로, 아마 주변에서도 뇌졸중에 걸린 환자를 한 번쯤은 본 적 있을 것이다.

뇌졸중으로 인해 시각에 타격이 가해지는 경우는 대개 시각 정보를 처리하는 뇌의 어느 한 부분에 혈액의 공급이 중단되었기 때문이다. 뇌의 시각 경로는 머리 앞부분에 연결된 시신경이 머리 뒤쪽에 후두 피질로 이어져 이곳의 뇌세포가 시각 이미지를 처리하여 비로소 볼 수 있게 한다. 이 길고 복잡한 경로에서 뇌세포에 어떤 문제가 생기면 주변 시각에 손상이 올 수 있다. 만일 후두 피질로 향하는 경로에서 혈액 공급이 방해를 받으면 우측 또는 좌측의 어느 한 시각이 상실되거나 중심부 시각까지 상실될 수 있다. 시각 상실의 정도는 뇌졸중으로 인해 영향을 받은 뇌의 영역 크기가 어느 정도인가에 따라 또는 혈액 흐름이 방해받은 정도가 어느 정도인가에 따라 좌우된다.

그리 흔치 않지만 뇌졸중은 12개의 뇌신경에 근원을 두고 있는 뇌간에 영향을 끼칠 수도 있다. 이 신경들 가운데 일부는 시각과 안구를 움직이는 안근, 눈꺼풀과 얼굴을 움직이는 근육, 그리고 얼굴의 감각을 제어한다. 만일 이 뇌신경이 뇌졸중으로 인해 손상을 입으면 한쪽 또는 양쪽의 눈꺼풀이 처지고, 두 눈도 정상적으로 움직일 수 없으며, 눈의 동공 역시 빛에 대해 정상적으로 반응하지 못할 수 있다. 뇌의 이 영역에서 발생하는 대부분의 뇌졸중은 눈에 일어나는 문제 외에도 심각한 증상을 야기하는데, 그 이유는 사람의 뇌간이 우리 신체의 수많은 주요 기능을 제어하고 있기 때문이다.

어찌 할 수 없는 사람의 유전적 요인과 노화에 따른 요인 이외에 스스로 통제 가능한 뇌졸중 발병 위험 요인은 다음과 같다.

뇌졸중은 세계적으로 가장 흔히 볼 수 있는 장애의 원인이나.

- 가장 중요한 뇌졸중 발병 위험 요인은 고혈압이다. 고혈압이 있으나 혈압 관리를 제대로 하지 않은 사람은 고혈압이 없는 사람에 비해 뇌졸중 발병 가능성이 35~50% 더 높다. 높은 혈압을 약간이라도 떨어뜨릴 경우 뇌졸중 발병 위험을 크게 줄일 수 있다.

- 심방세동은 뇌졸중의 또 다른 중요한 위험 요인이다 이 상태는 심장 근육이 정상적으로 박동하는 것이 아니라 떨림이 일어나며 이로 인해 혈괴 덩어리가 쉽게 만들어져서 이것이 뇌로 향하거나 혈액의 공급을 막아버리게 된다.

결과적으로 이런 상태의 환자가 적절한 투약 치료를 받지 않을 경우 매년 5%의 뇌졸중 발병 위험이 더해진다.

- 높은 수치의 콜레스테롤 또한 뇌졸중과 관계있을 수 있으며, 고콜레스테롤 치료에 사용되는 스타틴statin 계열의 약제는 뇌졸중 발병 위험을 15% 저하시킬 수 있음이 밝혀졌다.
- 당뇨병이 있는 사람은 당뇨병이 없는 사람에 비해 뇌졸중 발병 위험이 2~3배 더 높다. 이것은 부분적으로 당뇨병을 가진 사람이 고콜레스테롤 수치와 고혈압을 지닌 경향을 보이기 때문일 수도 있다.
- 양호한 영양 상태를 유지할 경우 일생 중 뇌졸중 발병 위험을 줄일 수 있다는 연구 결과도 있다.
- 흡연을 중지하는 것 역시 결정적으로 중요하다.
- 사람마다 지니고 있는 제 각각의 위험 요인에 따라 의사는 아스피린과 같은 소량의 혈액 희석제를 처방하여 뇌졸중 예방을 시도하기도 한다.

건강한 양의 올리브 기름과 붉은 포도주를 곁들인 지중해식 식사를 할 경우 뇌졸중 발병 위험을 반감시킬 수 있다.

뇌졸중이 발병하면 75%의 사람이 이 질환으로 인한 심각하고 지속적인 결손을 안고 살아가게 된다. 뇌졸중은 이로 인한 사망과 장애가 너무 크기 때문에 최근에는 뇌졸중을 응급 치료가 필요한 질환으로 여기기 시작했다. 만일 뇌졸중이 발생했을 때 신속하게 대응한다면 이를 통해 심지어 뇌졸중 유발 원인까지도 되돌릴 수 있다. 만일 뇌졸중 발병 이후 3시간 안에 혈괴 덩어리가 뇌졸중 유발 원인으로 확인될 경우 상황에 따라 혈괴 덩어리를 용해시키기 위해 약제를 투여할 수 있다. 이렇게 할 경우 보다 좋은 결과를 얻어낼 수 있으며, 그렇기 때문에 자신이나 다른 사람이 뇌졸중 증상을 감지할 경우 신속히 응급실로 가서 처치를 받는 것이 결정적으로 중요하다. 위에서 언급한 시각 문제 이외에 뇌졸중 증상은 특히 얼굴 및/혹은 신체 어느 한쪽의 갑작스러운 마비나 근력 저하, 갑작스러운 청각, 미각, 삼키기나 혀의 움직임 장애, 갑작스러운 현기증이나 균형 문제, 새로 나타나는 발음장애나 불확실한 발음, 보행이나 움직임의 장애와 같은 것들이 포함된다. 응급실에서는 환자의 뇌를 스캔하여 뇌졸중 발생 여부를 확인하고 그 원인이 무엇인지 판단한다.

특별한 뇌졸중 환자의 경우 혈괴 덩어리 용해용 약제 조차 적절한 치료법이 되지 못할 때는 도움이 될 수 있는 다른 응급 치료법을 찾아야 한다. 혈액 희석제는 혈괴 덩어리가 더 형성되거나 뇌졸중의 악화 및 재

즉시 응급실로 가야 할 뇌졸중의 경고 징후:

- 특히 얼굴이나 신체 어느 한쪽에 새로운 마비나 근력 저하
- 갑자기 찾아온 청각, 미각, 삼키기 장애
- 갑작스러운 혀의 움직임 장애
- 갑작스러운 현기증이나 균형을 잡을 수 없는 문제점
- 새로 나타난 말하기 장애나 불명료한 발음
- 새로 나타난 보행이나 움직임 장애

발 위험을 경감시킬 수 있다. 또 혈압을 적절하
게 잘 조절하는 것 또한 뇌에 미치는 손상을 제
한할 수 있다. 뇌출혈에 의한 뇌졸중은 신경외과
수술이 필요할 수도 있다. 또 목에서 뇌로 향하
는 혈관 막힘을 바로 잡는 수술이 효과적일 수도
있다(경동맥 내막절제술 또는 스텐트 설치술).

장기적인 치료가 이루어질 경우 뇌졸중 환
자에게는 또 다시 뇌졸중의 발병을 예방하기 위
해 혈액 희석제가 투여될 수 있다. 뇌졸중을 유
발시킨 손상의 정도에 따라 취약해진 부분을 개
선하기 위해 물리적 및 작업 요법으로 도움을 줄
수 있다. 말하기 및 언어 요법도 말할 수 있는 능
력을 재활시키기 위해 도움이 될 수 있다. 뇌졸

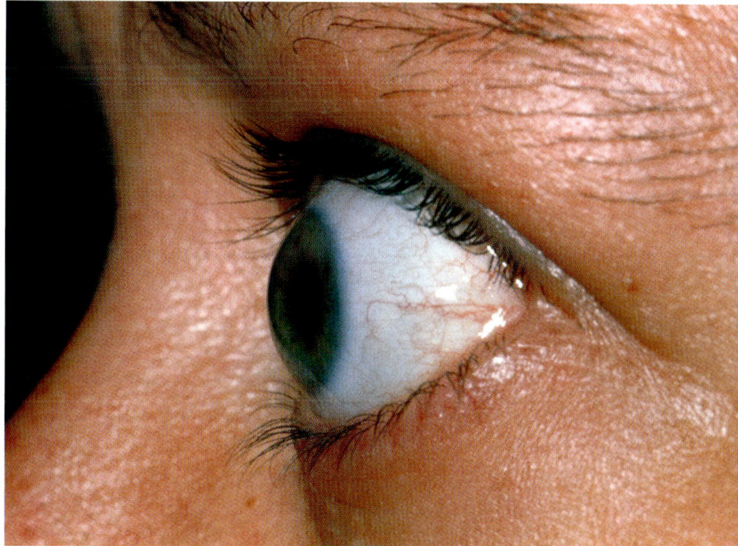

갑상선 질환을 앓고 있는
사람의 눈이 불거져 나온
모습. 안와의 부드러운
조직이 부어올라 눈을 앞으로
밀어낸 현상

중 발병 후 첫 6개월 이내에 대부분의 회복이 이뤄지긴 하지만, 이 시간 이후로도
호전이 일어날 수 있다. 또 회복 기간 동안 건강한 식사와 주기적인 운동을 계속
한다면 뇌졸중 회복 효과를 극대화시킬 수 있다.

갑상선 질환

갑상선 안질환이 있는 사람들은 종종 한쪽 또는 양쪽 눈 모두가 앞으로 불거져 나
온 모습을 보인다. 이 현상은 갑상선의 기능장애로 인해 안와 속 조직에 염증이
일어나고 부어오르게 만들어 안구를 앞으로 밀어내기 때문에 일어난다. 대개 그
레이브스병Graves' Disease 처럼 갑상선의 기능이 지나치게 활성되기 때문이지만 경
우에 따라서 갑상선의 활동이 지나치게 저하되거나 갑상선 호르몬 분비량이 정
상인 경우도 있다.

갑상선 안질환의 징후로는 다음과 같은 것들이 있다.

- 눈꺼풀이 제대로 덮이지 않아 생기는 안구건조 증후군
- 안구의 건조와 세포조직의 울혈로 인한 눈의 충혈
- 안구를 움직이는 안근의 염증과 정렬 상대 불량으로 인한 복시
- 안와 내 염증 발생 세포조직의 압박에 의한 시신경 손상

갑상선 안질환이 의심될 경우 안과의사는 가정 주치의에게 갑
상선 호르몬 수준을 검진받도록 권할 것이다. 만일 이 호르몬 수준
이 비정상이라면 갑상선 질환 치료를 받아야 한다. 갑상선 호르몬
수준이 정상이 되면 발병된 안질환은 진정되겠지만 눈 자체의 문제
점에 대한 특별한 치료 역시 별도로 받아야 한다. 만일 눈의 질환

만일 갑상선 질환을 갖고 있을 경우:

- 만일 나의 안질환이 경미하다면
  현재 증상을 그냥 귀찮은 것에
  불과한 깃으로 감수해도 되나요?

- 아니면 나의 안질환이 시력과 눈의
  건강에 위험할 정도로 심각한
  상태인가요?

상태가 경미하고 안구의 건조증만이 문제가 된다면 눈의 윤활을 위한 인공눈물을 사용하거나 취침 시 윤활용 젤이나 연고를 눈에 넣어주는 것이 도움이 될 것이다. 질환이 보다 심각하여 안구건조 상태가 극단적이고 시신경 손상도 일어난 경우라면 경구 투약용 스테로이드 약제나 방사radiation 또는 수술을 통해 안와 압박을 줄이고 염증과 울혈이 발생한 세포조직을 위해 공간을 더 많이 만들어내는 치료법을 사용할 수도 있다. 일단 눈에 발생한 질환을 안정시키면 안구 정렬 불량으로 인한 복시도 안근 수술이나 안경에 프리즘을 덧붙여 바로 잡을 수 있다. 또 눈을 불거져 나오게 만드는 비정상 위치의 눈꺼풀도 필요 시 눈꺼풀 수술을 통해 다시 제자리를 잡아줄 수 있다.

비록 갑상선 질환과 이로 인한 안질환 발생을 막기 위해 할 수 있는 것은 아무것도 없지만 질환의 진전에 따라 도움을 받을 수 있는 단계별 조치는 존재한다. 만일 자신이나 다른 사람이 갑상선 안질환의 징후가 의심된다면 즉시 안과의사나 가정 주치의를 만나 상담을 받아야 한다. 질환을 조기에 진단하면 치료가 간단할 뿐 아니라 더 성공적인 치료 결과를 가져올 수도 있기 때문이다. 만일 갑상선 안질환을 앓고 있다면 흡연이 이 질환을 더욱 악화시키기 때문에 흡연을 하면 안 된다. 다행히 갑상선 안질환으로 인한 심한 시력 상실은 드물긴 하지만 눈이 불거져 나온 모습은 외모에 영향을 끼칠 뿐 아니라 흔히 복시와 안구건조증을 수반할 수 있다. 다행히도 이런 문제를 치료할 수 있는 방법이 있기 때문에 이 질환을 앓는 환자들은 대개 양호한 시각은 물론 편안한 눈을 유지할 수 있다.

자가면역질환

자가면역질환은 신체가 자신의 어떤 모습을 외부의 것으로 잘못 인식함으로써 신체의 면역체계가 자신과 싸우게 되어 질환을 유발하는 것이다. 자가면역질환에는 수많은 종류가 있으며 모두 이런 식의 면역체계 기능장애로 일어난다. 이런 질환의 사례로 전신성 홍반성 낭창, 류머티즘성 관절염, 유육종증(온몸에 육종 같은 것이 생김), 강직성 척추염 및 쇼그렌 증후군 같은 것들이 있다.

자가면역질환을 앓는 모든 사람이 눈에 문제가 생기는 것은 아니지만 이 질환으로 인해 안구건조 증후군을 보이는 수많은 사람들이 있다. 이는 누선이나 눈물샘에 염증이 생겨 정상적인 눈물 생산이 안 되기 때문이다. 또 이 질환은 신체의 어디든 염증을 일으킬 수 있으므로 눈에도 역시 자가면역질환으로 인해 염증이 발생할 수 있다. 포도막염, 공막염 및 상공막염 모두는 자가면역질환으로 인해 발생할

눈의 흰 부분 공막에
발생한 염증. 이것은 종종
자가면역질환에 의해
발생한다.

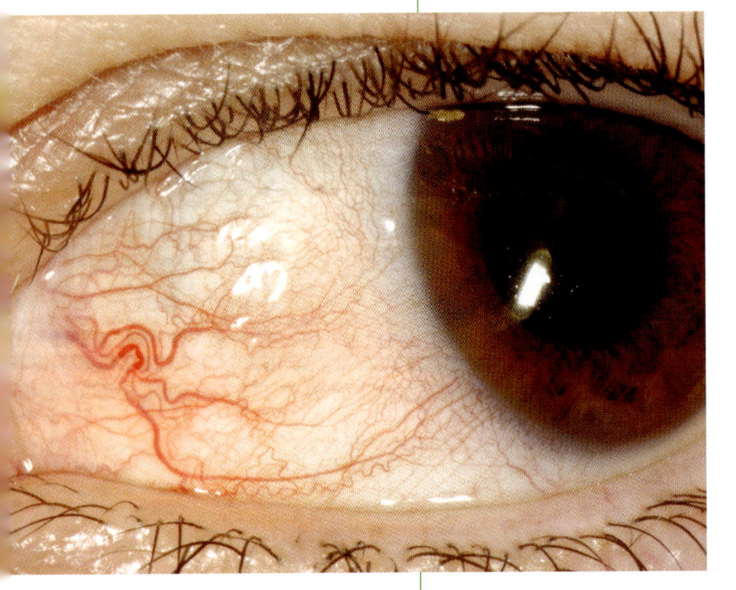

수 있는 안구 염증이다. 만일 이런 염증이 발생했다면 눈에 통증이 오고 충혈되며 빛에 민감해지거나 시각의 저하를 겪게 된다.

자가면역질환으로 발생한 눈의 염증 치료는 두 가지 목표를 가진다. 첫째, 근원적인 질환을 가능한 한 제어해야 하기 때문에 안과의사는 류마티스 전문의나 내과의사의 검진을 받아 이 문제를 해결하도록 조치해야 한다. 최근 자가면역질환 치료에 수많은 진전이 있었고 많은 환자들이 적절한 투약 치료를 통해 무난한 생활을 하고 있다. 둘째, 안과의사는 눈에 발병한 질환의 표적을 정하고, 스테로이드 점안액이나 경구투약 또는 스테로이드 주사제를 사용하여 눈의 염증을 치료한다.

자가면역질환의 발병 위험을 줄이기 위해 할 수 있는 일은 없다. 많은 경우 유전되는 듯한 현상이 확인되었을 뿐 무엇이 이 질환을 유발하는 것인지는 아직 알려지지 않았다. 만일 눈의 통증, 충혈, 광민감성이나 시각의 저하를 느낄 경우 즉시 안과의사를 찾아야 하는데 이런 문제를 유발시킨 원인을 조기에 찾아 치료해야 장기적으로 더 나은 시력과 눈의 건강을 얻을 수 있기 때문이다.

> 자가면역질환 때문에 스테로이드 약제로 꾸준히 치료가 이루어지는 사람은 주기적으로 안과 검진을 받아 백내장과 녹내장의 발병 여부를 확인해야 한다.

편두통

편두통이 시력에 영향을 끼칠 수도 있음을 아는가? 편두통은 뇌에 생긴 질병으로 두통은 물론 신경계나 감정의 장애로 이어질 수 있다. 15~20세 여성의 34%는 적어도 한 번 편두통을 겪어 봤으며 남성보다 여성이 더 많이 겪는다. 이 질환도 유전되는 경향을 보이긴 하지만 그 원인이 확실치는 않다. 공통 이론에 의하면 뇌가 스트레스 유발원에 대한 반응으로 화학물질을 분비하고 이 화학물질이 혈관을 협착시켜 통증을 유발할 수 있다고 한다. 만일 편두통으로 고생한 적 있다면 비록 사람에 따라 다르고 그 범위도 광범위하지만 향후 또 다른 편두통이 발생할 수 있다.

편두통은 머리의 어느 한 부분에 고동치듯 동통이 오며 종종 빛이나 소리에 민감해지거나 구역질이나 구토가 수반되기도 한다. 어떤 사람은 편두통이 시작되는 조짐을 알아차리기도 하는데, 이런 조짐은 이상한 냄새나 소리 또는 시각적 전조로 편두통이 시작된다는 경고신호 역할을 한다. 시력에 영향을 끼치는 조짐으로 섬광, 맹점 또는 측시에 밝은 지그재그 형태의 선이 보이는 것을 들 수 있다. 이런 유형의 시각적 조짐이 나타나더라도 두통이 수반되지 않는 경우도 있는데, 이런 현상을 안성 편두통이라 부른다.

일반적인 편두통 유발 원인으로 다음과 같은 것들이 있다:

- 초콜릿이나 알코올 같은 특정 음식이나 음료
- 스트레스
- 수면 습관의 변화
- 호르몬의 변동
- 약물 치료
- 담배연기 노출
- 날씨의 변화

편두통은 대개 몇 분에서 몇 시간 정도 지속된다. 대다수의 경우 시각과 신경계통에 일어났던 변화는 각각의 편두통이 끝나면 완전히 사라지며 아무런 후유증도 남기지 않는다. 극히 드물긴 하지만 사람에 따라 편두통을 가진 사람이 이로 인해 영구적인 신경계 결손을 입을 수도 있다.

편두통을 예방하고 치료하는 약은 많이 있다. 만일 심하거나 잦은 편두통에 시달린다면 가정 주치의나 신경과 의사에게 가서 적절한 치료법을 찾아야 한다. 편두통은 충분한 수면과 주기적인 운동을 통해 스트레스와 긴장을 풀어주면 어느 정도 예방할 수 있다. 또 한편으로는 자신의 편두통이 특히 무엇 때문에 일어나는지 알아보는 것도 좋은데, 편두통이 찾아올 때마다 편두통 유발 원인이나 그 때의 상황을 일기장에 기록해두면 정확한 원인을 찾는 데 도움이 될 수 있으며 편두통을 유발하는 원인을 가능한 피할 수 있다.

성병

성병STDs 또한 눈에 영향을 끼친다. 예를 들면 인간면역결핍바이러스HIV, 임질, 클라미디아chlamydia, 헤르페스, 인체유두종바이러스 및 매독 등과 같은 질병은 여러 가지 방식으로 눈에 질환을 일으킬 수 있으며 눈이나 눈 주위에 염증을 일으킨다.

HIVhuman immunodeficiency virus(인간면역결핍바이러스)는 질환이 심하고 CD4(백혈구 분화항원) 개수가 300세포/µl 미만일 경우 눈에 문제를 유발하므로 HIV 감염 초기에는 눈 검사 결과가 정상으로 나올 수 있다. HIV가 눈에 침범하면 대부분 이 질환의 진행 단계는 중기이거나 그 이후일 것이다. 이로 인해 시각에 영향을 받을 수 있으며, 안과의사가 염증의 징후를 발견했지만 아무런 원인을 찾을 수 없는 경우 HIV 진단을 내리는 데 도움이 될 수 있다. HIV 감염이 더 진행된 후기에는 면역체계가 약화되어 다른 원인에 의한 감염도 쉽게 일어나 역시 이로 인해 눈에 문제를 일으킬 수 있다. 눈 앞부분에 일어나는 이런 유형의 감염으로는 눈꺼풀이나 결막에서 증식이 일어나는 카포시 육종이나 각막과 안구 앞부분은 물론 망막까지 영향을 끼치는 단순포진 및 대상포진 바이러스가 있다. HIV 감염이 심하게 진행되어 망막에 손상을 줄 수 있고 시각에 손실을 가져오는 기타 감염으로는 거대세포바이러스cytomegalovirus, 톡소플라스마toxoplasma, 칸디다균candida, 크립토콕쿠스cryptococcus 및 뉴모시스티스pneumocystis 등이 있다.

임질과 클라미디아 이 두 성병 또한 눈의 건강에 영향을 끼칠 수 있다. 이 질병을 유발하는 박테리아가 눈에 접촉되면 결막염이나 결막에 염증을 일으킬 수 있다. 특히 임질의 경우 눈에 감염될 경우 매우 빠르게 악성 감염이 일어나며 상황에 따라 심각한 시각 상실을 가져오기도 한다. 이런 이유 때문에 갓 태어난 신생아는 태어나자 마자 산모의 산도를 통과하면서 산모 체내에 있을 수 있는 임질이나 클라미디아 박테리아가 눈에 감염되는 것을 막기 위해 항생 안연고를 눈에 발라준다.

음부 헤르페스는 여러 가지 종류의 구성원이 있는 헤르페스 바이러스 계열 가운데 한 종류다. 특히 단순포진(헤르페스) 바이러스 2형HSV-2의 경우 음부에 물집이나 병변을 일으킨다. 음부 포진 바이러스는 대개 다른 유형의 포진 바이러스와 마찬가지로 눈에 영향을 끼치지는 않으나 이 2형 바이러스는 안구의 앞부분과 뒷부분에 염증(포도막염)을 일으킬 수 있다. 이런 감염은 다른 유형의 포진 바이러스에 의한 눈의 감염에 비해 전반적으로 더욱 극심한 경향을 보인다.

인체유두종바이러스HPV는 음부의 사마귀나 자궁경부암을 유발하는 바이러스가 포함된 계통에 속한 것으로 눈꺼풀이나 안구 표면에 사마귀를 일으킬 수 있다. 이렇게 발생하는 사마귀류는 대개 시각에 중요한 영향을 미치지는 않으나 보기에 흉하고 눈에 귀찮은 자극을 줄 수 있다. 사마귀가 발생한 위치에 따라 수술이나 투약으로 제거할 수 있지만 나중에 재발하기도 한다.

매독은 지난 수백 년간 질병을 유발시킨 세균으로 비록 항생제가 나온 이후 전에 비해 발생 빈도는 낮아졌지만 아직도 발생하는 성병이다. 매독은 성관계를 통해 전염되지만 매독에 감염된 산모에 의해 태아에게도 전염이 이루어진다. 만일 치료가 이루어지지 않을 경우 성기 부분의 감염을 첫 시작으로 몸 전체로 퍼져 나중에 안질환까지 발생시킨다. 다행히 매독균은 항생제로 치료할 수 있지만 매독균으로 인해 눈에 일어난 염증은 치료가 된 후라도 장기적으로 시각에 손상을 가져올 수 있다.

　위와 같이 눈에 질환을 일으키는 모든 성병은 두 가지 공통점을 가지는데, 모두 예방할 수 있고 설령 병에 걸렸다 하더라도 모두 치료가 가능하다는 점이다. 그러나 비록 치료가 된다 하더라도 성병으로 유발된 눈병으로 인해 영구적으로 시력에 손상을 입을 수 있으므로 처음부터 이런 질병을 피하는 것이 가장 최상의 선택이다. HIV의 경우 주사 바늘을 서로 같이 사용하는 것도 병이 전염되는 또 다른 원인이다. 콘돔을 사용하면 성병을 줄일 수 있지만 완전히 제거하지 못한다. 그러므로 취할 수 있는 모든 주의를 기울이는 것이 최선의 상책이다.

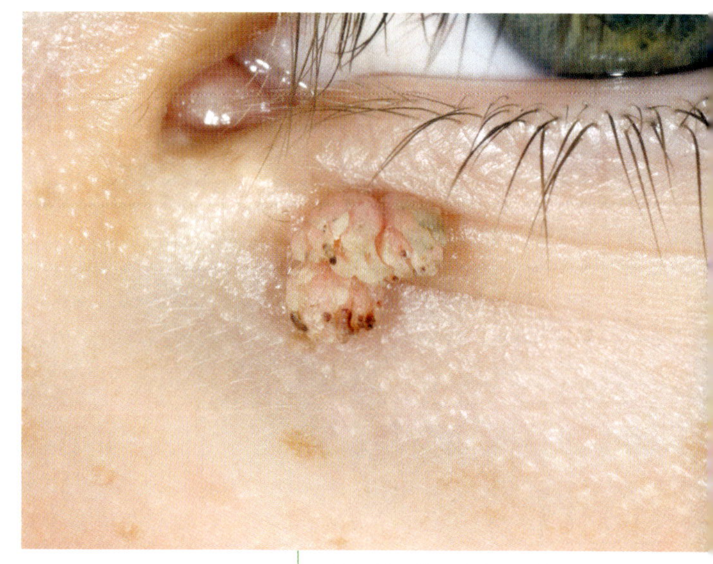

사마귀는 해는 없지만 피부 가장 바깥표층(표피)에 전염성으로 증식한다. 사마귀를 발생시키는 원인은 인체유두종바이러스이다.

눈에 질환을 일으키는 모든 성병은 치료할 수 있지만 이런 귀찮은 질병을 피할 수 있도록 예방하는 것이 가장 최선의 길이다.

5

편안하고 맑은 눈

눈의 앞부분은 상대적으로 그 부위는 작지만 신체 모든 부분 중에서 신경섬유가 가장 밀집된 곳 중 하나이다. 눈 속의 각막 한 부분이 찔려 조금이라도 벗겨지면 엄청난 불편을 겪게 되며 눈물이 나거나 충혈 또는 고통을 받을 수 있다. 환자가 느끼는 눈의 불편은 여러 가지 이유가 있고 이런 불편함을 덜게 해 주는 방법들 또한 찾을 수 있다.

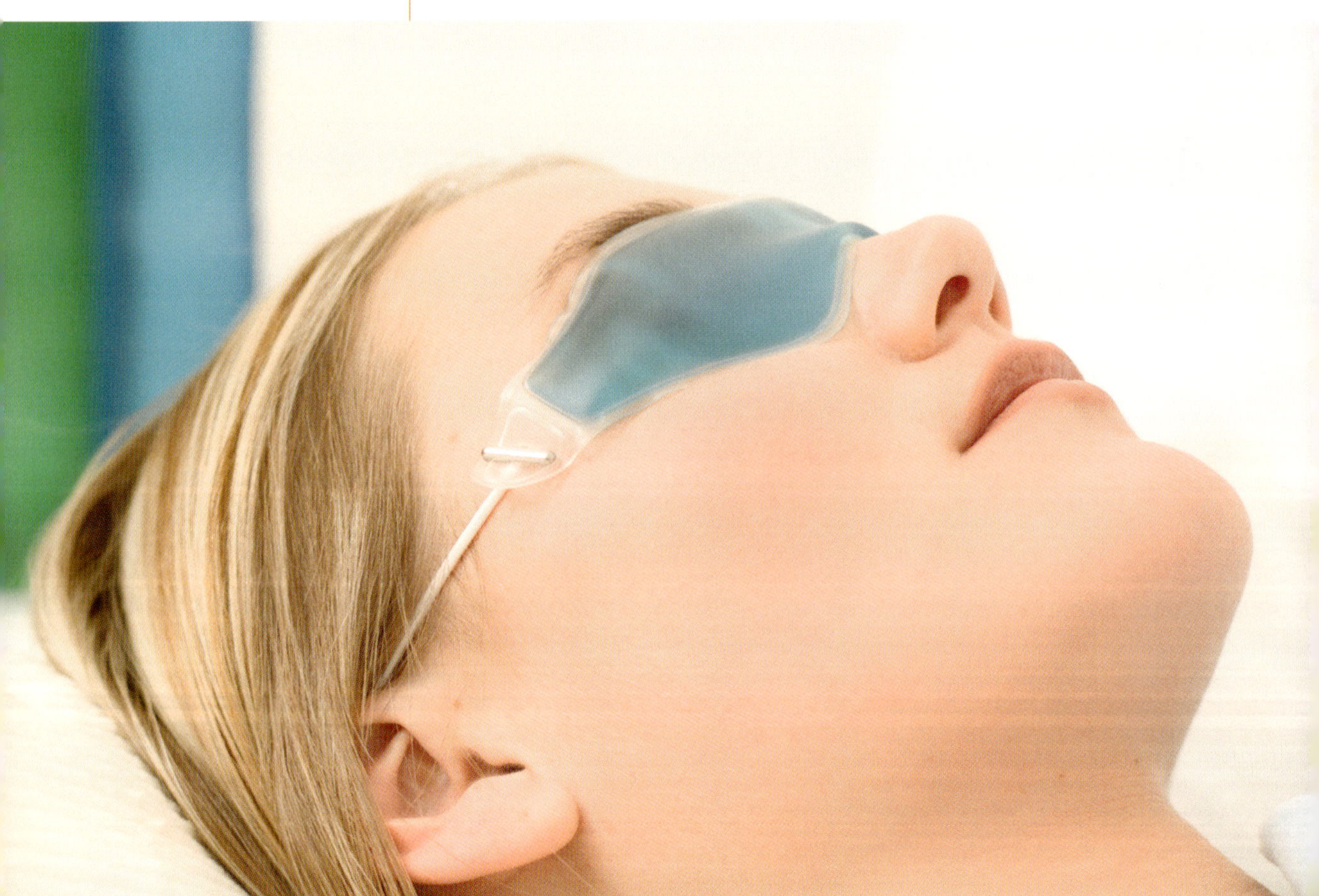

눈물

눈물 양이 과다할 경우는 두 가지 문제 중 한 가지로 볼 수 있는데, 필요 이상의 눈물이 분비되거나 눈물을 배출시키는 누관(누선)의 기능이 제대로 작용하지 않기 때문이다. 눈물이 과잉 생산되는 것은 여러 가지 원인이 있을 수 있는데, 알레르기 반응, 눈 표면이나 내부의 감염 및 염증, 눈이 과하게 건조하거나 눈에 난 상처로 인한 자극 때문이다. 사람이 울음을 터뜨릴 때에도 눈에 많은 양의 눈물이 나오는 자극을 받는다.

알레르기성 결막염

눈에 눈물을 많이 생성시키는 원인이 무엇인지 알기 쉽게 이해하려면 눈에 눈물 배출이 일어나는 특정한 상황과 기타 눈물이 나오게 하는 증상을 확인하는 것이 도움된다. 예를 들어 알레르기성 결막염은 주변 환경의 어떤 물질에 대한 알레르기 반응이다. 꽃가루나 곰팡이, 분진, 동물의 인설(비듬)과 같은 물질에 노출되면 눈에 자극이 오거나 염증을 일으키기도 한다(자세한 내용은 3장을 찾아볼 것).

바이러스 결막염

눈물을 나게 하는 또 다른 흔한 이유는 바이러스 결막염처럼 눈 표면에 발생하는 감염이다. 흔히 충혈안이라 부르는 급성 바이러스 결막염은 매우 전염성이 강하여 사람 사이에 쉽게 전파가 이뤄진다. 이 질환은 대개 한쪽 눈에 먼저 발병하여 일주일에서 열흘 사이에 다른 쪽으로 번지고, 두 눈의 감염이 완치되기까지 약 2주 정도가 소요된다. 이 결막염에 걸리면 물기 있는 분비물과 함께 눈물이 나오며, 눈이 붉게 충혈되고, 실제로는 없지만 눈 속에 모래알이 있는 듯한 이물감이 느껴진다. 이런 상태는 눈이 불편하지만 시력에 영향을 주진 않는다. 급성 결막염

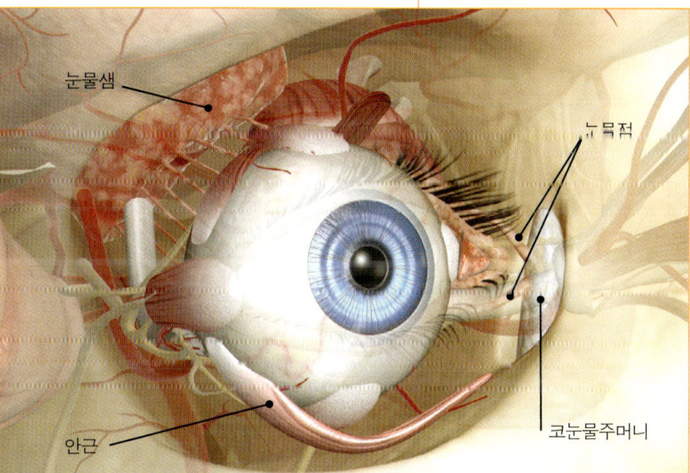

눈물배출 시스템

눈의 앞 표면을 적시는 눈물은 윗눈꺼풀 뒤쪽에 끼리한 눈물샘에서 생산된다. 사람이 눈을 깜박일 때에 눈꺼풀이 눈물을 눈 표면으로 퍼지게 돕는다.
이 눈물은 눈 아래의 안쪽 구석으로 모인다. 눈물은 이곳에서 눈물점을 통해 눈물주머니 속으로 들이가고 그 이래 고눈물관을 통해 코로 들어가 다시 목구멍으로 내려간다.

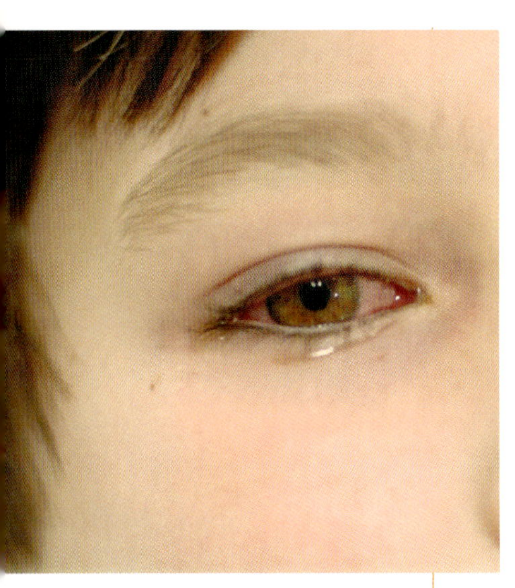

바이러스 결막염에 걸린 어린 소년의 눈. 빨갛게 충혈된 눈과 물기 있는 분비물이 보인다.

을 유발하는 동일한 바이러스가 상부 호흡기에 감염되면 열과 후두염을 일으키기도 한다.

건조한 눈

흥미롭지만 종종 눈이 과하게 건조하면 눈물이 많이 나오게 된다. 눈이 건조하게 되면 반사적으로 눈물을 생산하는 눈물샘에 자극을 주어 눈물을 나오게 한다. 때때로 사람이 독서를 오래 해서 너무 읽는 것에 집중하여 눈을 주기적으로 깜박거리는 것을 잊었을 경우에도 이런 반사작용이 일어난다. 눈이 왜 건조해지는지 그 이유를 알고 건조한 눈에 인공눈물 점안액이나 다른 윤활제를 사용하면 도움이 될 것이다.

각막찰(과)상

눈에 입은 여러 가지 다양한 상처로 인해 과다한 눈물이 날 수 있다. 가장 흔한 눈의 상처가 눈 앞 각막 표면의 상피세포가 손상되어 발생하는 각막의 찰과상이다. 이 상처는 눈이 무엇에 찔리거나 이물질이 눈 앞쪽 표면에 닿았거나 또는 눈을 심하게 비비다가 일어난다. 각막은 신체 모든 부분 중에서 가장 민감한 조직 중 한 곳이기 때문에 표면 세포가 손상을 입으면 정말로 심한 불편을 느끼게 된다. 각막찰과상이 있을 경우의 증상은 과다한 눈물 생성, 눈에 이물감, 눈의 충혈, 광민감성, 그리고 만일 손상된 세포가 각막의 중심부에 위치할 경우 시각이 흐릿해지기도 한다. 가벼운 찰과상은 대개 신속히 회복되지만(1~2일 이내), 상처가 크면 완전히 회복되기까지 1주일에서 그 이상의 시간이 소요되기도 한다. 만일 눈에 상처를 입었으면 즉시 안과의사를 찾아야 하며 눈의 검진을 통해 감염의 가능성은 없는지 점검하고 각막의 표면상피세포 상처 이외에 다른 문제는 없는지 확인해야 한다. 각막의 찰과상이 회복될 때까지 감염을 방지하기 위해 항생제를 처방할 수도 있다.

OPTICAL ILLUSION

한때 각막찰과상을 입은 눈에 안대를 하면 감염도 방지하고 눈의 회복에 좋을 거라고 생각했었다. 그러나 연구 결과를 통해 경미한 각막찰과상의 경우 안대를 사용하지 않을 경우 더 빨리 회복되는 것으로 밝혀졌다. 또 눈에 안대를 착용하면 실제로 감염의 존재를 가리게 되어 치료가 지연될 수도 있다. 따라서 대부분의 각막찰과상의 경우 안대 착용을 권장하지 않는다.

이물질

찢긴 콘택트렌즈나 실수로 눈에 뿜은 화학물질 또는 자신의 속눈썹 같은 이물질이 눈에 자극을 주어 눈을 깜박거리게 하여 눈물을 나오게 한다. 외부의 물질이 눈에 들어갔을 때에는 즉시 많은 물로 눈을 씻어내어 외부 물질을 제거하거나 자극물이 눈 속으로 더 깊이 스며들어가지 않도록 가능한 한 빨리 제거해야 한다. 그 다음 곧 바로 안과의사를 찾아가서 눈에 손상을 입었는지 검진해야 한다. 각막 속으로 들어가버린 이물질은 씻어내는 것만으로는 제거할 수 없는 경우가 있으며 이때는 안과전문의를 통해 제거해야 한다.

눈물이 나오는 기타 원인

몇 가지 심각하고 시각에 위협을 가하는 상태 때문에 눈물이 나오는 경우도 있다. 눈물이 나올 때에 시각이 흐릿해지고 과다한 눈물을 닦아냈을 때에도 시각이 호전되지 않는다면 안과의사를 찾아가 급성 폐쇄각녹내장이나 포도막염에 감염된 것은 아닌지 검진해봐야 한다. 폐쇄각녹내장은 눈에서 나온 과다한 양의 액체를 제거하는 배출부가 막혔을 경우 발생하며 안압도 갑자기 매우 높이 상승한다. 환자는 눈물이 나오고, 충혈이 일어나며, 눈 주위로 심한 통증과 흐릿한 시각을 경험하며 구역질과 구토도 나오게 된다. 만일 안압을 즉시 정상 수준으로 낮추지 않으면 신경에 영구 손상을 입을 수 있고 이는 돌이킬 수 없는 시각 상실로 이어진다. 감염이 눈의 표면에서 일어나는 결막염과 달리 포도막염은 눈의 내부에서 염증이 일어난다. 포도막염을 앓을 경우 시각이 흐릿해지고 눈의 충혈과 광민감성, 눈물 및 눈의 통증을 겪는다. 이 질환을 제대로 치료하지 않을 경우 눈의 조직에 손상을 입게 된다. 영유아가 과다한 눈물을 흘리는 경우 역시 철저한 눈 검사를 통해 선천성 녹내장과 같이 시각에 위협을 주는 증상은 아닌지 확인해야 한다.

눈의 표면을 적셔주는 눈물과 눈 속에 자리잡은 액체 사이에는 아무런 관련이 없다.

신생아의 누관 막힘

누관이 막힌 신생아에게서 눈물이 나오는 것을 흔히 볼 수 있다. 눈물은 눈의 앞 표면을 적시고 누관을 통해 코를 지나 목구멍으로 들어간다. 눈물이 올바른 방향으로(코에서 다시 눈으로 올라오지 않도록) 계속 제대로 흘러 내려가게 하기 위해 누관 속에는 자그마한 밸브들이 존재한다. 대개 이 밸브들은 신생아가 출생할 무렵에는 개방되어 있다. 그러나 아기에 따라 이 밸브가 닫힌 상태로 태어나는 경우가 있다. 만일 이 밸브들이 아직 열리지 않았으면 눈물의 배출이 제대로 이루어지지 못한다. 이렇게 배출되지 않은 눈물이 눈의 표면에 누적되면 뺨으로 흘러내리기 시작한다. 출생 시 누관이 막힌 대부분의 아기들은 태어난 후 첫 해 이내에 이 밸

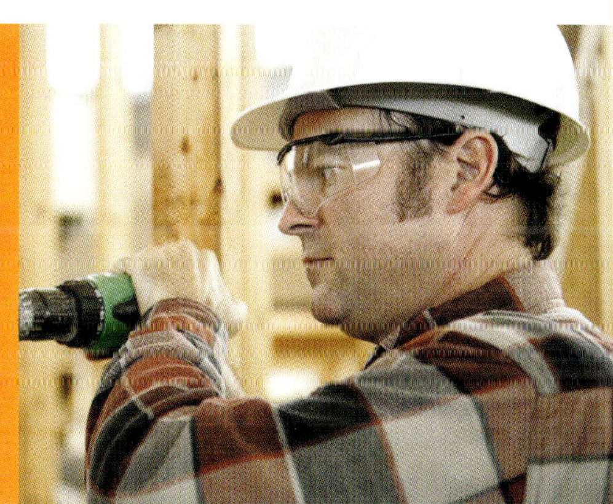

2천만 명 이상의 미국인이 안구건조증을 가지고 있는 것으로 추정된다.

브들이 자발적으로 열리고 눈물도 정상적으로 배출된다. 누관이 막힌 아기들의 경우 부모들이 누관이 있는 부분을 마사지하면 밸브의 개방이 빨리 이루어질 수 있다. 만일 이렇게 해도 문제가 해결되지 않는다면 안과전문의를 통해 누관이 막힌 곳을 찾아내어 눈물이 제대로 배출될 수 있도록 조치해야 한다.

성인의 누관 막힘

성인의 누관이 막혀 눈물이 나오는 것은 흔히 볼 수 있는 현상은 아니다. 시간이 흐름에 따라 누관 내 흉터 조직이 발달할 경우 눈물이 제대로 흘러내리지 못할 수 있다. 누관 내 흉터 조직이 만들어지는 원인은 누관 내부의 감염, 누관의 손상, 누관에 자극을 주는 투약 및 누관 내 암의 발생 등이 있다. 성인의 누관이 막히게 되면 어린 아기의 누관 막힘과는 달리 그 상태가 스스로 치유되지 않는다. 이런 장애를 치료하려면 안과전문의를 통해 실리콘 튜브를 누관 속에서 코에 이르도록 삽입하여 눈 표면의 눈물이 흘러내려갈 경로를 만들어준다. 만일 누관 속에 실리콘 튜브 삽입이 어려울 정도로 누관 속 흉터 조직이 너무 많을 경우에는 때에 따라 안과전문의가 눈물이 코 속으로 흘러갈 새로운 경로를 만드는 수술을 해야만 하는 경우도 있다. 이 수술을 누낭비강문합술이라 부른다.

건조한 눈

여러 가지 이유로 인해 눈 표면을 적당한 눈물로 적셔주는 것은 중요하다. 눈물은 보호 기능을 한다. 눈물은 눈 표면에 모인 찌꺼기를 비롯해 박테리아나 다른 미생물, 알레르기 유발물질 및 각막에 손상을 끼치는 자극성 화학물질을 씻어낸다. 게다가 눈물 속에는 감염 방지에 일조하는 항체도 들어 있다. 눈물은 각막의 표면세포로 영양분을 가져다 주며 손상되거나 죽은 각막세포를 제거해준다. 만일 각막 표면에 찌꺼기가 모이면 눈 속으로 들어오는 빛을 가리게 되어 흐릿한 시각이 만들어질 수도 있다. 눈물은 각막 표면에 찌꺼기가 모이지 않게 해주며, 이로 인해 빛의 간섭을 받지 않고 눈 속으로 들어와 선명한 시각을 얻게 된다.

눈의 앞 표면은 자동차의 앞 유리창과 같은 것이라 생각할 수 있다. 이렇게 본다면 눈꺼풀은 자동차 앞 유리창의 와이퍼로 비유할 수 있으며, 눈물은 앞 유리창 표면에 붙은 찌꺼기를 닦아내는 와이퍼 세정액으로 생각할 수 있다. 자동차 앞 유리창에 와이퍼나 와이퍼 세정액이 없다면 유리창 표면에 달라붙는 먼지나 찌꺼기 때문에 앞을 제대로 볼 수 없을 것이다. 마찬가지로 눈물이나 눈꺼풀에 문제가 생기면 제대로 보기가 어려워진다.

눈물은 기름, 물 및 점액소(분자량이 매우 큰 당화 단백질)로 이루어진다. 눈물막의 가장 큰 비중을 차지하는 구성 요소인 물은 눈물샘에서 꾸준하게 만들어진다. 감정적이고 고통스럽거나 독성이 있는 자극을 받으면 눈물샘에서 이 물 성분을 더 많이 분비하도록 유발한다. 결막에서 생산되는 점액소는 이것은 눈물이 눈 표면을 가로질러 흐르도록 돕는다. 마지막 구성 요소로 얇은 기름층은 눈 표면에 흐르는 눈물이 마르지 않도록 막아준다. 이 기름층은 눈꺼풀에 있는 마이봄선mei-bomian glands(눈꺼풀판샘, 검판선)에서 만들어진다. 이들 구성요소 가운데 어느 하나라도 결핍이 일어나면 비정상적인 눈물이 만들어지고 이것이 눈 표면을 적셔 편안한 눈으로 선명한 시각을 유지하는 데 어려움을 가져온다.

눈꺼풀염(다래끼)이 있는 환자는 눈꺼풀 표면에 맥립종과 같은 통증이 있는 혹 덩어리가 쉽게 발생한다.

건조한 눈의 발생 원인

환자 눈의 건조 여부를 진단할 때 안과의사는 위에서 설명한 눈물의 세 가지 구성 성분을 살펴 비정상적인 상태는 아닌지 평가한다. 눈물샘과 눈물의 액체 성분을 분비하는 기능에는 다양한 조건들이 영향을 끼칠 수 있다. 유육종증(사르코이드증), 낭창(피부결핵) 및 쇼그렌 증후군 같은 의학적 질환은 눈물샘에 염증을 발생시킬 수 있고 이로 인해 눈물샘의 기능을 제대로 작용하지 못하게 할 수 있다. 이 외에도 여러 가지 전신 투약(눈과 관계 없이 다른 부분의 치료를 위해 사용되는 약)도 눈물샘에서 만들어지는 분비물의 양에 영향을 끼칠 수 있다. 건조한 눈은 106쪽에 나열된 여러 가지 약제의 부작용으로 나타나기도 한다.

눈물막의 점액 성분은 결막에서 만들어지기 때문에, 원인을 불문하고 결막에 손상이 일어날 경우 눈물 속 점액 성분의 양은 영향을 받으며 이에 따라 건조한 눈이 나타난다. 눈의 화학적 손상(예를 들어 산이나 알칼리 성분이 눈에 들어와 발생한 눈의 손상), 비타민 A 결핍, 신체의 점막 표면에 손상을 가져오는 자가면역질환이나 다른 의학적 이상 상태 때문에도 결막에 손상을 가져올 수 있다. 눈물막 지질층이 비정상 상태가 되면 흔히 건조한 눈의 증상이 일어난다. 눈꺼풀판샘염이나 눈꺼풀염(다래끼)으로 인해 눈꺼풀의 기름 샘(판이선)이 막히면 눈물의 증발을 막아주는 눈물 속 기름층이 분비가 제대로 이루어지지 않게 된다. 이 외에도 눈꺼풀염이 있는 사람은 공통적으로 충혈과 모래알이 들어간 듯한 감각, 특히 아침에 일어났을 때 눈 표면에 눈딱지가 낀 것을 보게 된다.

마지막으로 건조한 눈은 눈꺼풀의 기능에 문제가 있는 경우에 생길 수도 있다. 만일 와이퍼가 고장 나면 비가 올 때 자동차 앞 유리창을 통해 보는 것이 어려운 것처럼 만일 눈꺼풀이 눈물

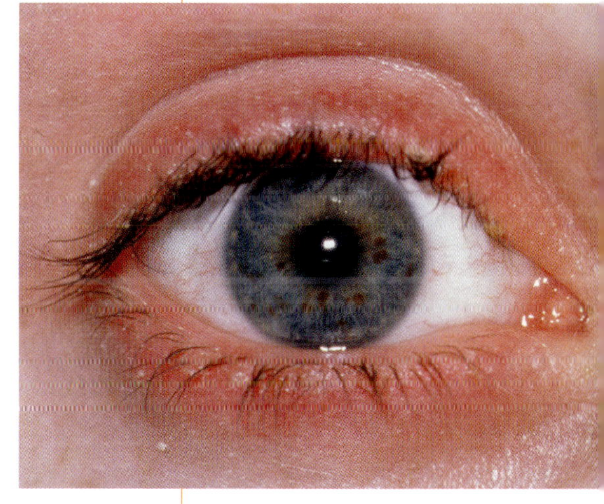

눈꺼풀염(다래끼)에 걸린 환자의 모습. 속눈썹에 딱지가 낀 모습과 눈꺼풀에 일어난 충혈과 염증을 볼 수 있다.

나돌롤Nadolol
나이아신Niacin
나이아신아마이드Niacinamide
노르트리프틸린Nortriptyline
니코티닐 알코올Nicotinyl alcohol
니코틴산알루미늄Aluminum nicotinate

다이메틴딘Dimethindene
다이소피라마이드Disopyramide
다이에타진Diethazine
다이페닐피랄린Diphenylpyraline
다이펜하이드라민Diphenhydramine
마리화나Marijuana(대마초)
데시프라민Desipramine
덱스브롬페니라민Dexbrompheniramine
덱스클로르페니라민Dexchlorpheniramine
독실라민Doxylamine
드로나비놀Dronabinol

라베톨롤Labetolol

메소리다진Mesoridazine
메토트라이메프라진Methotrimeprazine
메토트렉세이트Methotrexate
메토프롤롤Metoprolol
메톡살렌Methoxsalen
메톨라존Metolazone
메트딜라진Methdilazine
메트스코폴라민Methscopolamine
메티클로타이아자이드Methyclothiadize
메틸타이오우라실Methylthiouracil
모르핀Morphine

벤드로플루메타이아자이드
Bendroflumethiazide
벤잘코늄Benzalkonium
벤즈타이아자이드Benzthiazide
벨라도나Belladonna
부설판Busulfan
부타페라진Butaperazine
브롬페니라민Brompheniramine
브리모니딘 타타르산염
Brimonidine tartrate

사이클로타이아자이드Cyclothiazide
사이프로헵타딘Cyproheptadine
스코폴라민Scopolamine

아미트립틸린Amitriptyline
아산화질소Nitrous oxide(일산화질소)
아세부톨롤Acebutolol
아세토페나진Acetophenazine
아이소트레티노인Isotretinoin
아자타딘Azatadine
아테놀올Atenolol
아트로핀Atropine
아편Opium
안타졸린Antazoline
알부테롤Albuterol
에메다스틴 다이푸마레이트
Emedastine difumarate
에테르Ether
에토프로파진Ethopropazine
에트레티네이트Etretinate
옥스프레놀롤Oxprenolol
이미프라민Imipramine
인다파마이드Indapamide

카르비녹사민Carbinoxamine
카르페나진Carphenazine
퀴네타존Quinethazone
클레마스틴Clemastine
클로니딘Clonidine
클로로타이아자이드Chlorothiazide
클로르탈리돈Chlorthalidone
클로르페니라민Chlorpheniramine
클로르프로마진Chlorpromazine
클로리손다민Chlorisondamine
타이에틸페라진Thiethylperazine
타이오리다진Thioridazine
타이오프로파제이트Thiopropazate
타이오프로페라진Thioproperazine
탄산리튬Lithium carbonate
테트라하이드로카나비놀
Tetrahydrocannabinol
톨테로딘 타타르산염Tolterodine tartrate
트라이메프라진Trimeprazine

트라이옥살렌Trioxsalen
트라이클로로에틸렌Trichloroethylene
트라이클로르메타이아자이드
Trichlormethiazide
트라이펠렌아민Tripelennamine
트라이프롤리딘Triprolidine
트라이플루오페라진Trifluoperazine
트라이플루프로마진Triflupromazine
티몰롤Timolol
티에이치씨THC(테트라하이드로카나비놀)

퍼페나진Perphenazine
페니라민Pheniramine
페라진Perazine
페리시아진Periciazine
펜타조신Pentazocine
폴리타이아자이드Polythiazide
프락톨롤Practolol
프로마진Promazine
프로메타진Promethazine
프로클로르페라진Prochlorperazine
프로트립틸린Protriptyline
프로프라놀롤Propranolol
프로피오마진Propiomazine
플루페나진Fluphenazine
피릴라민Pyrilamine
피모자이드Pimozide
피페라세타진Piperacetazine
핀돌롤Pindolol

하이드로클로로타이아자이드
Hydrochlorothiazide
하이드로플루메타이아자이드
Hydroflumethiazide
해시시Hashish(인도 대마초)
헥사메토늄Hexamethonium
호마트로핀Homatropine

출처: Fraunfelder, FT & Fraunfelder FW. 『약제로 인한 눈의 부작용Drug-Induced Ocular Side Effects』, 제5판, Butterworth Heinemann 출판사, 보스톤, MA, 2001, p 654-655.

을 눈의 표면에 제대로 밀어주지 못하면 눈의 일부가 건조하게 된다. 예전에 발생했던 염증이나 감염 또는 상처로 인해 눈꺼풀에 상처가 발생하면 눈꺼풀의 형태가 바뀌어 눈을 제대로 감고 뜨지 못할 수도 있다. 안면신경마비와 같은 증상으로 인해 눈꺼풀을 제어하는 신경에 손상이 가해지면 눈꺼풀의 기능 역시 제대로 작용하지 못할 수 있다.

갑상선 기능 항진증으로 인한 그레이브스병(바세도우병)과 같은 증상도 안구를 안와 밖으로 돌출되도록 밀어내어 눈꺼풀이 눈물을 눈 표면으로 밀어내어 적셔주는 기능을 어렵게 만든다. 사람이 오랜 시간 동안 독서에 열중할 경우 눈꺼풀을 자주 깜박이지 못할 경우가 있다. 이렇게 되면 눈이 건조하게 되어 시각이 흐릿하게 변할 수 있다.

> 인공눈물을 주기적으로 사용하면 지나치게 건조한 눈을 가진 환자의 시각을 향상시키고 눈을 진정시킬 수 있다.

눈이 건조해진 원인 파악하기

눈을 건조하게 만드는 원인도 여러 가지가 있으므로 만일 눈이 메말라 불편을 겪는다면 안과의사에게 이야기해 몸이나 눈에 발생한 어떤 상태로 인해 눈이 메마르게 되었는지 철저하게 진단받아야 한다. 의사는 만일 환자가 어떤 약제로 치료를 받을 경우 그중 어떤 약이 눈의 건조를 유발시키거나 악화시켰는지 확인할 수 있다.

이 외에도 안과의사는 눈의 건조를 유발한 원인을 찾고 지속적인 눈의 건조로 인해 각막의 손상이 진행됐는지 확인하기 위해 눈꺼풀, 결막 및 각막을 포함한 눈의 모든 조직을 진단한다. 마지막으로 눈물샘에서 눈물이 충분하게 생산되는지 확인하고 눈물 견본을 채취하여 눈물막의 특정 구성분에 비정상적인 점은 없는지 검사한다.

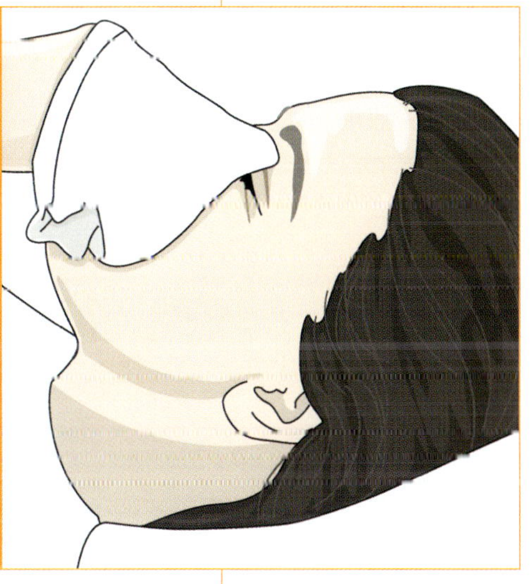

눈꺼풀염(다래끼)

만일 눈꺼풀염이 발생할 경우 아래의 간단한 단계를 수행하면 눈을 편안하게 유지할 수 있다. 어떤 효과를 보려면 이것을 주기적으로 수행해야 한다(권장 횟수는 일반적으로 하루에 두 번 이상).

- 따뜻한 수돗물에 적신 수건을 잘 짜낸다.

- 눈을 감고 수건을 눈꺼풀에 3~5분 간 올려놓는다. 이렇게 해주면 눈꺼풀의 기름샘이 막힌 것을 풀어주고 눈물막의 기름층을 정상화시켜준다.

- 그 다음에 소량의 눈이 따갑지 않은 어린이용 샴푸를 수건에 묻혀 눈을 감은 채 눈꺼풀을 부드럽게 마사지힌다. 이렇게 하면 눈꺼풀 아랫부분에 낀 딱지나 박테리아를 제거하는 데 도움이 된다.

- 눈 표면에 낀 찌꺼기를 철저하게 씻어낸다.

눈이 건조할 경우 스스로 할 수 있는 것

건조한 눈을 다스릴 수 있는 가장 효과적인 방법은 눈의 건조를 유발하는 특정 원인에 표적을 맞추어 치료하는 것이다. 예들 들면 만일 눈의 건조가 일차적으로 치료에 사용한 어떤 약 때문에 일어난 것이라면 이 약을 줄이거나 중지하고 다른 약으로 대체하면 증상을 호전시킬 수 있다. 또 만일 눈이 건조한 증상의 주 원인이 눈꺼풀염 때문이라면 눈꺼풀의 막힌 기름샘을 개방시키기 위해 따뜻한 압박을 가하고 묽게 탄 어린이용 샴푸를 가지고 눈꺼풀 표면을 깨끗하게 세척하여 박테리아와 기름샘을 막은 분비물을 씻어 내면 증상을 현저하게 호전시킬 수 있다. 건조를 유발시킨 상태와 그 요인을 치료하는 것 이외에도 대부분의 건조한 눈을 가진 환자들은 인공눈물이나 다른 눈 윤활제를 사용하여 증상을 완화시킨다. 여러 가지 브랜드의 인공눈물을 약국에서 쉽게 구할 수 있다.

메마른 눈을 가진 어떤 환자는 인공눈물 외에도 취침 시 윤활용 연고를 사용하여 눈 표면이 건조해지는 것을 막기도 한다. 만일 윤활용 연고나 점안액을 사용

건조한 눈의 치료

점안액의 종류	사용 시기	비고
인공눈물	건조 증상을 완화시킬 수 있는 한 자주 사용한다. 만일 하루에 4번 이상 사용이 필요할 경우 방부제가 들어 있지 않은 제품 사용을 고려하도록 한다.	약국에서 여러 가지 브랜드의 제품을 구할 수 있다. 만일 또 다른 눈의 질환 치료를 위해 점안액을 사용하고 있다면 처방된 점안액을 사용한 후 인공눈물을 사용하기 전까지 최소한 5분을 기다리도록 한다.
방부제가 들어 있지 않은 인공눈물	안구건조 증상이 있어 자주 인공눈물을 사용하는 사람에게 좋다. 방부제에 민감한 사람이나 하루에 4번 이상 인공눈물을 사용하는 사람들에게 특히 좋은 제품이다.	방부제가 들어간 인공눈물에 비해 값은 더 비싸다.
윤활 젤	취사 선택하여 취침 시 사용하면 최상의 효과를 볼 수 있다.	젤은 인공눈물보다 두껍기 때문에 시각을 흐릿하게 만들 수 있다.
윤활 연고	취침 시 사용하면 최상의 효과를 볼 수 있다.	연고제는 인공눈물은 물론 윤활 젤보다 더 두껍기 때문에 시각을 흐릿하게 만든다.

했을 때도 효과가 없다면 안과의사와 상담하여 사이클로스포린cyclosporin 점안액 (상품명: 레스타시스) 사용이나 눈물점 마개를 이용한 일시적인 눈물관 폐쇄 같은 효과적인 치료 방법에 대해 알아보도록 한다.

가려운 눈

눈에 과한 눈물이 나오게 만드는 여러 가지 원인에는 또 가려운 눈이 연관 있다. 알레르기성 결막염, 바이러스 결막염(급성 유행성결막염), 눈꺼풀염(다래끼) 및 건조한 눈 등이 가려운 눈의 조건에 포함된다(각각의 상태에 관한 설명은 3장에서 찾아볼 수 있다). 이것들 중 어느 조건으로 인해 가려운 눈의 증상이 생긴 것인지 확인하려면 눈의 가려움증으로 얼마 동안 고생하였고 가려움증과 더불어 함께 나타난 다른 증상은 없는지 그리고 가려움증이 어떤 환경에서 더 악화되는지 알면 도움이 된다.

눈꺼풀염이나 건조한 눈과 같은 증상은 종종 오래도록 지속되는 증세로 만일 치료 없이 방치할 경우 눈에 지속적으로 자극을 주고 일년 내내 혹은 그 이상 눈에 가려움증을 줄 수 있다. 알레르기성 결막염은 보통 일년 중 어떤 계절에만 그 증상이 나타나기도 하는데 먼지, 꽃가루, 풀 등에 노출된 이후 더욱 기승을 부린다. 눈의 가려움증은 갑자기 걸린 급성 유행성결막염에 의해 유발되는데 바이러스가 보통 3주 정도가 지나면 바이러스가 깨끗이 없어져 완전히 해결되기도 한다.

눈에 약간의 가려움을 느끼는 사람들은 인공눈물을 냉장고에 넣어 두었다가 사용하면 특히 더 나은 효과를 볼 수 있다.

눈의 가려움을 그치기 위해 스스로 할 수 있는 것

가려운 눈의 적절한 치료법은 그 원인에 따라 다르다. 가려움의 원인을 겨냥한 치료 외에도 여러 가지 약제를 사용하여 가려움을 표적 삼아 그 증상을 완화시킬 수 있다. 여러 가지 종류의 처방 점안액, 예를 들어 레보카바스틴levocabastine, 에메다스틴emedastine, 안타졸린antazoline, 나파졸린naphazoline, 로독사미드lodoxamide, 올로파타딘olopatadine, 크로몰린cromolyn 같은 점안액은 알레르기로 인한 눈의 가려움증을 완화시킬 수 있다. 경구 복약용 항히스타민제도 알레르기성 결막염 환자에게 도움을 준다. 증상이 아주 심할 경우 알레르기성 결막염 증상을 완화시키기 위해 코르티코스테로이드corticosteroid 점안액을 쓰기도 한다.

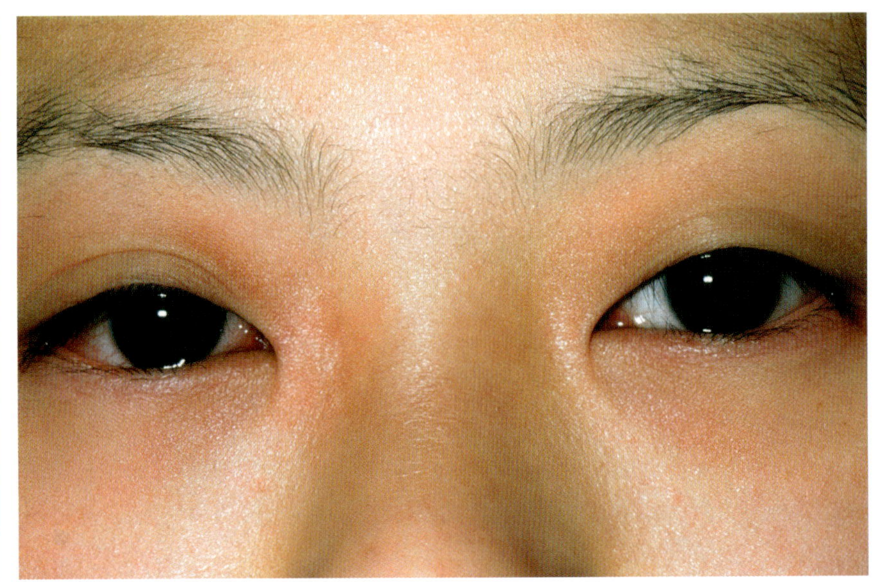

알레르기성 결막염은
눈꺼풀이 부어오르고 충혈이
일어나며 결막의 가려움증과
눈의 물기가 많아지는 것이
특징이다. 알레르기 결막염의
가장 눈에 띄는 증상은
가려움증이다.

눈의 통증

눈의 통증을 유발하는 원인은 여러 가지가 있다. 눈의 통증은 잠재적으로 시각에
위협을 가할 수 있는 심각한 눈의 상태 또는 이보다 상대적으로 사소한 상태로 인
해 생길 수 있다. 아래에 열거한 질문은 안과의사로 하여금 통증의 근원을 확인하
는 데 도움을 줄 수 있다.

- 통증이 어떠한지 설명할 수 있나요? 찌르는 듯한 심한 통증, 무딘 통증 또는
  박동성 통증인가요?
- 그 통증은 얼마 동안 계속되었나요?
- 통증이 지속적인가요 아니면 간헐적인가요?
- 혹시 통증을 악화시키거나 없애 버리는 특별한 활동이 있나요?
- 통증과 수반된 다른 증상은 없나요?
- 눈 수술을 받은 적이 있나요?
- 콘택트렌즈를 착용하고 있나요?

눈에 통증을 가져오는 심각한 눈의 상태로는 급성 폐쇄각녹내장, 각막궤양
(눈 표면의 감염), 안내염(눈 속의 감염), 포도막염, 공막염 및 시신경염(눈 속 여러 조
직의 염증) 등이 있다. 이보다 덜 심각한 상태지만 눈에 통증을 가져오는 것으로는
각막찰과상, 첩모난생증(속눈썹이 안쪽 향해 자라나 눈 표면을 자극하는 증상), 결막
염, 눈꺼풀염 및 안구건조증이 있다.

눈의 통증과 더불어 갑자기 시력 상실을 겪게 된다면 신속히 안과의사를 찾

아가서 검진받고 심각한 상태가 오지 않도록 확실하게 조치해야 한다. 특히 최근 눈에 손상을 입었거나 수술을 한 사람, 콘택트렌즈를 착용한 사람, 의학적으로 면역체계 기능이 손상을 입은 상태에 놓인 사람을 포함해 눈 표면이나 눈 속에 감염 위험이 높은 환자들은 눈에 통증을 느낄 경우 안과의사를 찾아야 한다. 안과의사의 철저한 검진을 통해 통증의 근원을 확인하고 눈의 통증을 유발하는 여러 원인에 따라 치료한다. 통증의 근원이 확인되면 안과의사는 증상을 완화시키기 위한 적절한 투약 처방을 내릴 것이다.

두통

4천5백만 명 이상의 미국인들이 만성 두통으로 고통을 받는 것으로 추정된다. 세계보건기구에 따르면 선진국의 경우 20명당 한 명은 만성적으로 매일 두통을 겪는다고 한다.

두통이 일어나는 원인

두통이 닥치는 것은 여러 가지 이유 때문이다. 담당 주치의가 자신의 두통 원인을 제대로 짚어내도록 하려면, 할 수 있는 한 의사에게 두통에 관한 정보를 많이 제공해야 한다. 아래에 열거한 질문은 두통의 원인을 짚어내는 데 도움이 될 것이다.

- 두통은 언제 시작되었고, 머리의 어느 부분에 통증이 있나요?
- 두통이 올 때에 항상 머리의 동일한 부분에 통증이 오나요 아니면 두통이 올 때마다 통증을 느끼는 부분이 달라지나요?
- 두통이 일어나면 대개 얼마 동안 지속되나요?
- 두통을 얼마나 자주 겪고 있나요?
- 두통을 더욱 심하게 만드는 것이 있나요?
- 두통을 완화시키는 방법(예를 들어 취침, 비처방 진통제 등)은 있나요?
- 두통을 유발시키는 어떤 특정 활동이나 환경 또는 상황이 있나요?
- 두통이 올 때 근력 쇠약, 흐릿한 시각, 구역질 같은 다른 증상을 함께 겪나요?

일부 편두통 치료약을 과용하다가 만일 이 약을 끊을 경우 편두통 증상이 악화될 수 있는데, 이것이 이른 바 반동효과라고 알려진 현상이다.

긴장성 두통

긴장성 두통은 가장 흔히 볼 수 있는 두통으로 모든 두통의 90%를 차지하며, 무디지만 꾸준하게 지속되는 통증이 특징이다. 어떤 환자는 통증이 마치 머리 주위를 띠로 강하게 둘러 조이는 듯한 느낌이라고 설명한다. 이런 두통은 흔히 신체 또는 감성적인 스트레스 인자와 관련이 있으며 통증 지속 기간도 한 시간 미만인 것부터 여러 날 동안 지속되는 것까지 다양하다.

편두통

편두통 또한 흔히 볼 수 있는 두통의 한 형태로 인구의 약 12% 정도가 이 증상을 겪는다. 편두통은 가족력의 경향을 보이며 남성보다 여성에게서 더 흔히 보인다. 긴장성 두통과 달리 편두통은 집중적인 박동성 통증이 특징으로 종종 머리의 한쪽에 나타나며 4~72시간 정도 계속된다. 이 두통은 빛과 소리에 민감하며 구역질이나 구토가 함께 따르기도 한다. 편두통을 앓는 사람 중 대략 20% 정도의 사람은 편두통이 시작되기 전 20~40분 정도 지속되는 시각적 전조를 경험한다. 이런 전형적인 조짐은 번쩍이는 섬광이나 시야 어느 한 부분에서 시작되어 지그재그형으로 이어지는 선으로 서서히 확장되며 시각 중심부에 영향을 끼치고 나서 깨어나기 전에 시야 주변부를 향해 '행진하며' 사라져 버린다. 편두통을 유발하는 수많은 음식과 환경적 요인들이 존재한다(114쪽 참조).

편두통 치료 방법으로는 진행 중인 통증의 공격을 중단하기 위한 투약(통증 저지용 약제)과 새로운 통증의 공격을 예방하기 위한 투약(통증 예방용 약제)이 있다. 통증 저지용 약제로는 비처방 진통제와 트립탄(무색·액상의 탄수화물) 및 에르고타민 유도체 두 가지 계통의 처방약이 있다. 아스피린, 이부프로펜, 아세트아미노펜과 같이 약국에서 구할 수 있는 진통제는 여러 종류의 경미한 통증을 완화시키는 데 효과를 볼 수 있다. 이런 비처방 진통제의 사용으로 효과를 볼 수 없을 때는 트립탄이나 에르고타민 유도체를 사용하면 급성 편두통 공격이 시작되었을 때 성공적으로 통증을 완화시킬 수 있다.

심한 편두통을 앓는 부모나 빈번하게 편두통을 겪는 사람(일 주일에 한 번 이상)은 통증 예방용 약제를 사용하여 혜택을 볼 수 있다. 이런 약제는 급작스러운 편두통 공격이 지속되는 도중에 통증을 완화시키지는 못하지만 주기적으로 투약할 경우 향후에 발생할 편두통의 빈도와 통증의 심한 정도를 줄일 수 있다. 통증 예방용 약제로는 이른바 베타-차단제로 불리는 계통의 약과 칼슘통로 차단제, 항우울제 및 항경련제 등이 있다.

군발성 두통

군발성 두통은 흔히 볼 수 있는 유형의 두통은 아니지만 대개 30~40대 남성에게서 나타난다. 이런 두통은 주기적인 패턴으로 나타나는 경향을 보이는데 두통이

빈발하는 주기와 두통이 전혀 나타나지 않는 주기가 있다. 이런 유형을 두통을 가진 사람들은 마치 어떤 사람이 눈에 뜨거운 부지깽이를 꽂아놓은 듯한 몹시 괴로운 통증을 느낀다고 이야기한다. 이런 통증은 30분~3시간 정도 지속되며 통증이 가라앉기 전까지는 통증이 이리저리 오고 갈 수 있기 때문에 아주 불안한 상태가 지속될 수 있다. 이와 관련된 증상으로 얼굴의 통증이 발생한 쪽에 있는 코와 눈에서 콧물과 눈물이 나오기도 한다.

군발성 두통과 관련된 유발 요인에는 술을 마시거나 담배를 피우는 것 및 수면장애를 겪는 경우가 있다. 치료법으로는 100% 산소를 흡입하는 것과 편두통 치료약과 비슷한 약, 예를 들어 수마트립탄Sumatriptan 이나 다이하이드로에르고타민Dihydroergotamine 을 취하는 방법이 있다.

> 전문가들은 군발성 두통에 관련된 통증이 의학적으로 알려진 가장 가혹한 통증이라고 설명한다. 어떤 여성은 이 통증이 출산 시 겪는 산통보다 더 심한 통증이라고 이야기한다.

부비강 두통

이 부비강은 이마, 눈 주변 및 턱 위에 자리잡은 공기가 들어 차있는 공동이다. 정상 상태에서는 점액이 부비강 속에 누적되고 코 속으로 들어가서 배출된다. 부비강 두통은 염증, 감염(부비강염) 또는 다른 원인으로 인해 영향을 받은 부비강의 장애로 인해 일어난다. 부비강에서 배출이 제대로 이루어지지 못하면 액체가 누적되어 쌓이고 이로 인해 부비강이 영향을 받아 둔중하게 지속되는 동통을 겪게 되는 것이다. 이런 불편한 통증과 함께 열나 코의 분비물 또는 얼굴이 부어 오르는 현상을 겪기도 한다. 만일 의사가 부비강염을 의심한다면 항생제나 충혈 제거제를 이용한 치료를 시작하기 전에 컴퓨터단층촬영CT을 통헤 더 철저하게 부비강이 영향을 받았는지 여부를 조사해야 한다.

눈의 피로 때문에 유발되는 두통

눈의 피로는 눈을 아프게 할 뿐 아니라 두통의 흔한 원인이다. 부정확하게 처방된 안경을 착용하거나 두 눈이 함

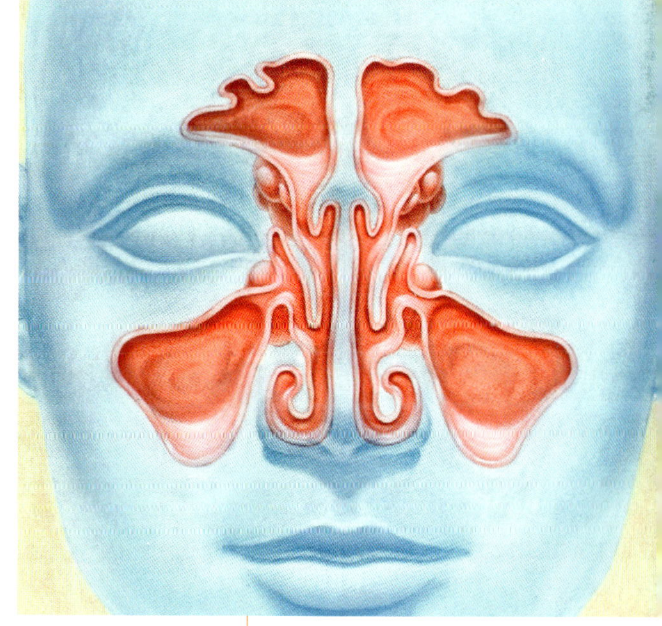

부비강(붉은색 부분)은 눈과 코 주변에 자리잡고 있다. 부비강에 장애가 일어나면 부비강 두통으로 이어질 수 있다.

부비강 두통을 야기하는 위험 요인들

- 건초열을 앓은 이력이 있거나 계절에 따라 알레르기가 발생하는 경우
- 고도가 높은 지역/장소
- 잦은 수영
- 비룡종(코폴립)으로 알려신 조식의 성상으로 코의 통로가 막히는 경우

게 제대로 된 기능을 하지 못하는 환자들은 불편을 겪는다. 예를 들어 근시안을 가진 사람이 교정을 불충분하게 받았을 경우, 즉 착용한 안경이나 콘택트렌즈 처방이 불충분할 경우에는 사물을 선명하게 보려고 눈을 찌푸리게 되는데 이런 자세를 오래 유지할 경우 두통이나 눈에 동통이 올 수 있다. 또 원시안의 경우도 마찬가진데 종종 40대 전후의 나이를 가진 사람들에게서 나타난다. 이 밖에도 독서용 안경의 도움 없이 오랫동안 책의 글자를 선명하게 보려고 안근에 무리를 준 경우에도 눈의 피로를 느낀다. 이러한 원인은 모두 각각의 시력에 맞추어 정확한 안경 처방을 받을 경우 그 증상을 경감시킬 수 있다. 마지막으로 두 안구의 움직임을 제어하는 안근의 균형이 서로 맞지 않을 경우가 있다. 복시를 느끼지 않기 위해 두 눈을 함께 움직이려고 오래도록 안근이 계속 힘을 쓰게 되는데 이때도 눈에 피로가 올 수 있다. 이런 경우 환자는 하루가 다 지나갈 무렵에 안근에 피로가 쌓이게 되어 종종 간헐적인 복시를 경험한다.

측두동맥염

거대세포동맥염 또는 두개동맥염으로 알려진 이 측두동맥염은 흔히 볼 수는 없

편두통 유발 요인	
음식	• 알코올 • 카페인 또는 카페인 금단증상 • 감귤류, 견과류, 양파, 땅콩 버터 • 초콜릿 • 낙농 유가공 제품, 오래 묵은 치즈 • 글루타민산일나트륨 함유 식품, 소금이나 마리네이드에 절인 음식 • 질산염을 함유한 육류(핫도그, 베이컨 등)
기타	• 날씨나 계절의 변화 • 경구피임약 　에스트로겐 보충요법 　질산염 　충혈 완화제와 같은 특정 계통의 약 • 흡연 • 번쩍이는 섬광 • 굶주림 • 격한 신체적 진력 • 월경, 폐경 • 향수류 • 눈부신 햇빛 • 스트레스 • 수면장애(너무 적게 또는 너무 많이 잘 경우)

지만 치료 없이 방치할 경우 돌이킬 수 없는 시력 상실을 가져올 수 있는 의학적으로 심각한 증세이다. 이런 상태는 50세 이상의 부모들에게 주로 영향을 끼치며 머리와 눈으로 가는 혈액 공급로에 염증이 일어나는 것이 특징이다. 이런 증세를 가진 환자는 음식을 씹거나 머리카락을 빗을 때 측두 부위에 두통이 발생하는 것을 호소한다. 이 외에도 측두동맥염을 앓는 환자는 종종 열기와 야간발한, 어깨나 엉덩이의 통증 및 체중 감소를 겪는다. 눈으로 향하는 혈액 공급에 타격을 받게 되면 환자는 일시적인 시각 상실을 호소하게 된다.

그러므로 만일 앞에 설명한 증상을 겪고 이런 증세를 가지고 있지 않은지 의심스럽다면 자신의 주치의나 병원 응급실로 황급히 가서 치료를 받아야 한다. 측두동맥염은 대개 고용량의 코르티코스테로이드 약제로 치료한다.

> 만일 오랫동안 코르티코스테로이드 약제로 치료가 필요한 상황이라면 의사는 환자 눈의 안압을 관찰할 필요가 있는데, 이는 이런 약제를 사용할 경우 녹내장 발생 위험이 높기 때문이다.

두통의 기타 원인

두통을 앓는 대부분의 환자들은 앞서 설명한 것 중 어느 한 가지 종류의 두통 증상을 가지고 있다. 두통의 유형에 따라 어떤 두통은 의학적으로 심각한 상태와 관련이 있을 수 있다. 미국두통학회는 응급 진단과 치료를 요하는 의학적으로 심각한 증세의 내재 가능성을 암시하는 두통 증상의 목록을 아래와 같이 정리하였다. 만일 자신의 두통과 관련하여 여기에 나열된 증상이나 상태를 겪게 된다면 가정 주치의를 즉시 찾아야 한다. 편두통을 앓는 사람들을 위한 지원 단체는 웹사이트 www.migraines.org/help를 통해 찾아볼 수 있다

응급 의료 조치를 요하는 증상들

- 처음 또는 생애 최악의 두통
- 어떤 경고 조짐이나 숙석 없이 갑작스럽게 발병하는 두통
- 재발성 두통의 발생 패턴에 근본적인 변화가 있을 경우
- 비정형적인 나이에 시작되는 두통: 5세나 그 이하 또는 50세나 그 이상의 나이
- 암이 있거나 HIV(인간면역결핍바이러스) 감염이 이루어진 경우
- 임신
- 신체검사 결과가 비정상적일 경우
- 발작이나 실신을 수반하며 시작된 두통
- 힘을 쓰거나 성행위 또는 발살바 조작(valsalva maneuver)으로 알려진 압박을 가할 때 시작된 두통

미국두통학회 출처 자료를 정리한 것임

6

눈 건강을 위한 천연 치료법

요즘은 점점 평균 수명이 길어지면서 사람들은 나이가 들어감에 따라 눈이 시력을 잃지 않도록 보호하고 유지하는 일에 더욱 힘쓰고 있다.
여러 가지 비타민과 미네랄 및 약초로 만든 보충제는 눈의 기능을 제대로 유지하도록 돕고 나이가 들어감에 따라 일어나는 손상을 방지한다.

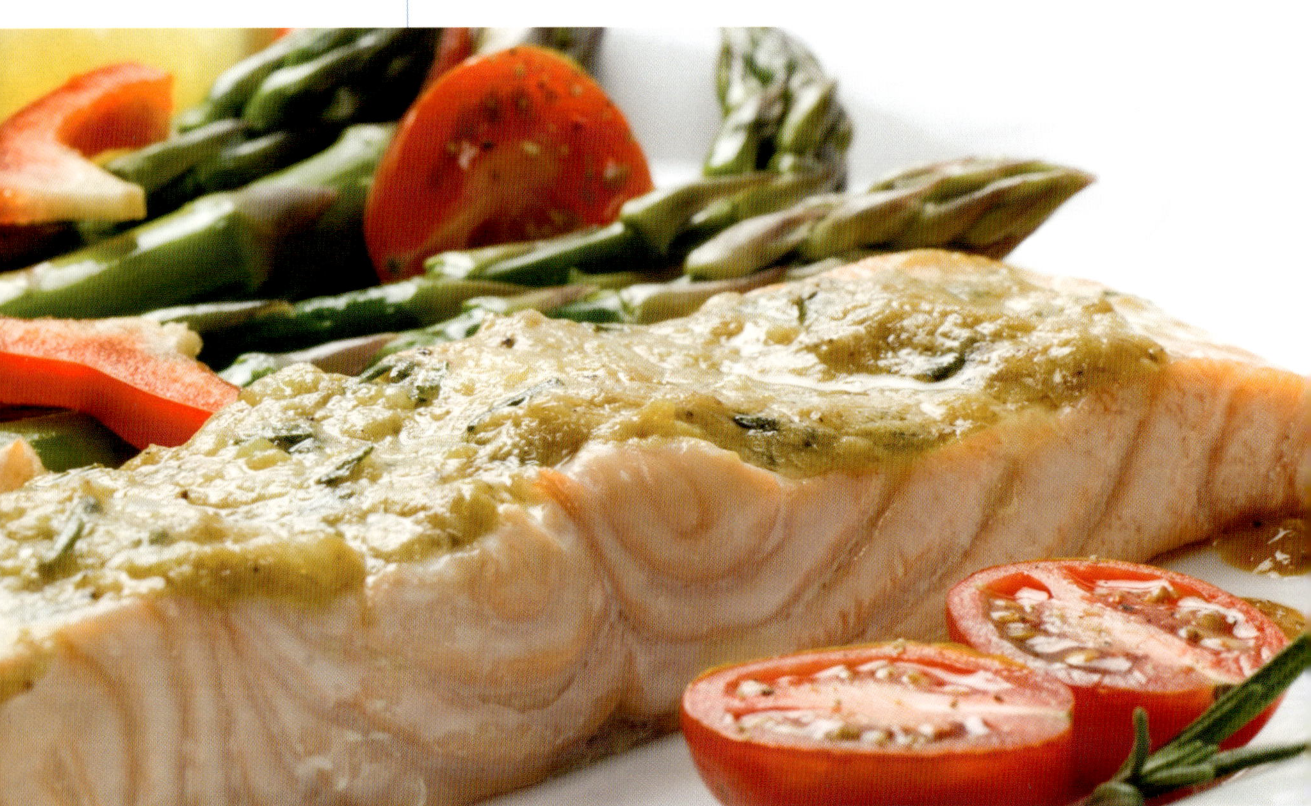

눈 건강에 필요한 핵심 비타민

눈 건강을 유지하기 위한 비타민 사용에 관한 관심은 1990년대의 '나이와 관련된 안질환 연구AREDS'에서 비롯되었다. 이 연구에는 미국 전역의 11개 의료센터에 있던 4천5백명 이상의 환자들을 대상으로 하였다. 일부 환자들에게는 비타민 C와 비타민 E가 포함된 보충제를 베타-카로틴 및 아연, 구리 성분과 함께 주고, 다른 환자들에게는 어떤 비타민이나 미네랄 성분도 들어 있지 않은 가짜 알약을 준 후 이 환자들을 대략 5년 동안 추적 관찰하였다.

연구자들은 망막황반변성 증세를 가지고 있던 환자들 중에서 비타민과 미네랄 보충제를 받았던 사람들이 가짜 알약을 받았던 사람들에 비해 안질환 악화 위험이 25% 더 낮음을 밝혀냈다. 과학자들은 5년의 기간 동안에 망막황반변성을 가진 30만 명의 사람들이 비타민이 포함된 보충제와 항산화제가 풍부하게 들어 있는 식사를 통해 시각의 상실을 피할 수 있었을 것으로 추정했다.

비타민 A

비타민 A는 눈 건강에 중요한 역할을 한다. 비타민 A는 눈 앞부분의 눈물 생산을 돕고 각막과 결막의 윤활에 도움을 준다. 이 비타민이 부족하면 빛이 쉽게 눈의 뒷부분까지 통과하여 시각을 만드는 각막을 혼탁하게 만들고 눈 표면 세포들을 무너뜨린다. 이로 인해 감염이 일어나고, 상처가 발생하면 눈으로 빛이 들어가는 것을 막아 결국 시각 상실을 유발한다.

비타민 A는 눈 뒷부분 망막의 간상체를 지원하는데 이것은 야간의 시각을 만들어내는 광수용체 세포이다. 실제로 비타민 A는 레티놀이라 불리는 동물 성분으로부터 얻어지는데, 이 이름은 망막에 미치는 비타민의 중요성을 잘 나타낸다.

모든 음식 중에서 간 요리가 비타민 A를 가장 풍부하게 함유하고 있다. 또 비타민 A를 많이 함유한 음식으로는 초록색 잎을 가진 채소류와 과일, 달걀, 비디 및 치즈를 들 수 있다. 비타민 A가 들이 있는 일부 음식은 인체에 해로울 수 있는 포화지방과 콜레스테롤이 높은 것도 있음을 알아야 하며, 따라서 이런 음식을 과

나이와 관련된 안질환 연구AREDS에 사용된 비타민 조제 내역
- 비타민 C 500밀리그램
- 비타민 E 400 IU
- 베타-카로틴 15밀리그램(종종 비타민 A 25,000 IU와 동등한 표지가 붙기도 함)
- 80밀리그램의 아연(산화아연)
- 2밀리그램의 구리(산화제이구리)

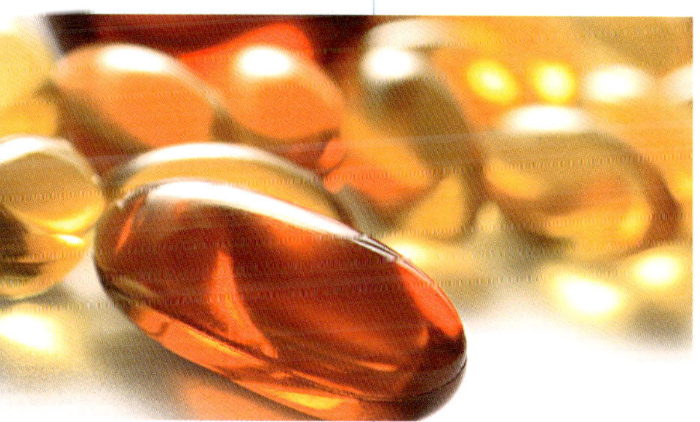

다하게 섭취하는 것은 바람직하지 않다.

비타민 A 결핍은 개발도상국에서 시력 상실을 야기하는 주요 원인이다. 세계보건기구는 25만 명 이상의 성장기 어린이들이 매년 영양실조로 인해 시각을 상실하는 것으로 추정하고 있다. 비타민 A는 눈의 시각뿐 아니라 면역체계를 위해서도 중요하기 때문에 만일 비타민 A 결핍 상태를 방치할 경우 안타깝게도 수많은 어린이들이 생명을 잃게 될 것이다. 비타민 A 결핍은 비타민을 제대로 공급하기만 하면 쉽게 고칠 수 있다.

비타민 A 과다증은 비타민 A를 너무 과하게 섭취했을 경우 발생하는 것이다. 임신 중인 여성은 비타민 A를 너무 많이 섭취하는 일이 없도록 조심해야 하는데 그렇지 않으면 기형아를 출산하거나 유산을 할 수 있기 때문이다. 다행히 이 비타민은 사람이 아주 많은 양을 섭취했을 정도(일년 이상의 기간 동안 매일 30,000 IU 이상)에 이르러야만 독성을 나타낸다. 일일 섭취 권장량RDA은 남성의 경우 50,000 IU이고 여성은 4000 IUInternational Unit(비타민의 양 등을 나타내는 위한 국제단위) 이다.

비타민 C

비타민 C는 우리 건강 유지에 중요한 기능을 한다. 항산화제로서 비타민 C는 암, 심장병 및 뇌졸중을 유발할 수 있는 위험한 자유라디칼free radicals을 제거하며 콜레스테롤 수준을 낮추어 심장에 도움을 준다. 또 면역체계를 도와 감염을 막아주며 신체 곳곳에 생긴 상처를 치유한다.

비타민 C는 콜라겐 생성에 핵심적인 역할을 하는데 이 물질은 세포를 한데 붙잡아 두는 역할을 한다. 콜라겐은 뼈, 근육, 피부 및 눈에서 볼 수 있다. 사실 콜라겐은 눈 속에 있는 수많은 조직의 주요 구성 단위이기도 하다. 이런 이유 때문에 비타민 C가 함유된 여러 가지 보충제를 섭취하는 사람이 백내장에 걸릴 위험이 낮은 것도 놀라운 일이 아니다. 각막과 공막의 거의 대부분이 콜라겐으로 이루어져 있기 때문에 화상이나 기타 상처로 인한 각막의 치료를 위해 때때로 비타민 C를 처방하는 경우도 있다. 과일이나 채소류는 비타민 C를 섭취할 수 있는 아주 훌륭한 음식이다(119쪽 참조). 그러나 비타민 C를 너무 많이 섭취(2,000밀리그램/일 이상)하는 것은 바람직하지 않은데 그럴 경우 설사나 복통을 일으킬 수 있기 때문이다.

비타민 C가 결핍되면 이른바 괴혈병에 걸릴 수 있다. 괴혈병은 기나긴 항해로 인해 신선한 과일이나 채소류를 섭취할 수 없었던 선원이나 해적들에게서 흔히 볼 수 있었던 병으로, 이 병에 걸리면 사람들은 근육이 쇠약해지는 느낌을 받으며, 관절과 근육에 통증이 오고, 다리에 발진과 잇몸에서 피가 난다.

비타민 E

비타민 E는 항산화제이며, 수정체와 망막의 세포가 손상되는 것을 막아주는 핵심적인 역할을 한다. 연구 결과를 보면 이 비타민은 백내장이나 나이가 들어 발생하는 망막황반변성의 발생을 늦출 수 있고, 미숙아가 출생 초기 너무 많은 산소에 노출되어 망막에 손상이 일어나는 미숙아 망막병증을 막아주는 것으로 밝혀졌다.

비타민 E는 다양한 형태의 음식에서 찾아볼 수 있으며 수많은 상용 종합 비타민제를 통해 섭취할 수 있다. 만일 비타민 E를 복용하려 한다면 먼저 가정 주치의를 통해 점검을 받아야 하는데 그 이유는 비타민 E가 혈액을 묽게 만들 수 있고 일부 약제의 약리작용을 방해하기 때문이다. 120~121쪽에 있는 표에는 나이 및 성별과 기타 요인별 각종 비타민의 일일 권장 섭취량이 정리되어 있다.

> 비타민 E가 들어 있는 보충제는 약간의 지방이 함유된 음식과 함께 섭취하면 몸에 가장 잘 흡수된다.

비타민 A, 비타민 C, 비타민 E가 풍부하게 함유된 음식

비타민 A	간 대구간유 달걀노른자 우유 당근 케일(양배추 일종) 푸른 콜라드(케일의 일종)	고구마 시금치 살구 멜론, 참외류 파파야 버터 치즈
비타민 C	김귤류 과일즙 딸기 블루베리 크랜베리(덩굴월귤) 나무딸기(라즈베리) 수바 토마토	고추(풋고추, 피망 및 붉은 고추) 브로콜리 콜리플라워 꽃양배추 양배추 간자 고구마
비다민 A	기름(채소류, 해바라기, 옥수수유 포함) 견과큐 엽채류(잎줄기 채소류) 아보카도	아스파라거스 전지우유 쇠고기 칠면조 고기 대두 전곡(알곡식)이 함유된 음식

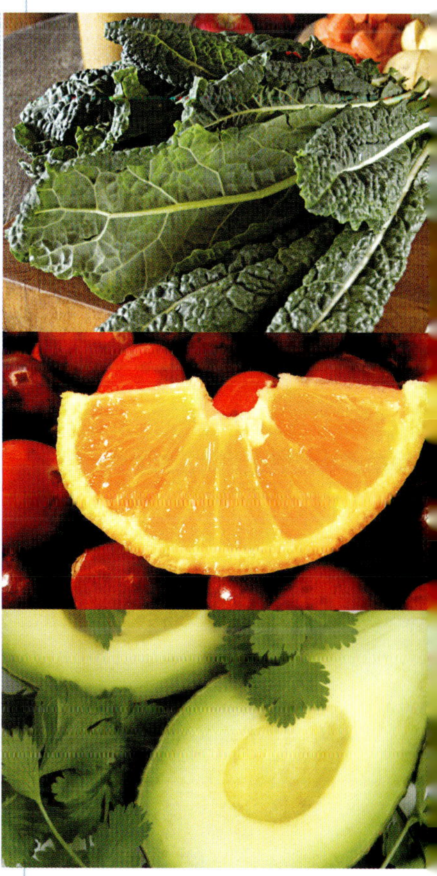

비타민 일일 권장 섭취량

각 연령 계층별 각종 비타민 일일 권장 섭취량.
굵은 글씨체로 나타낸 값이 RDA(일일 권장 섭취량)이고, 기타 다른 수치는 AI(적정 섭취량)인데 이는 나이별 해당 비타민의 일일
권장 섭취량이 알맞지 않기 때문이다.

자료 출처: 미국농무부

그룹	비타민 A (mcg) RDA	비타민 C (mg) RDA	비타민 D (mcg) AI	비타민 E (mg) RDA	비타민 K (mcg) AI	비타민 B6 (mg) RDA	비타민 B12 (mcg) RDA
영유아							
0~6개월	400	40	5	4	2.0	0.1	0.4
7~12개월	500	50	5	5	2.5	0.3	0.5
어린이							
1~3세	**300**	**15**	5	**6**	30	**0.5**	**0.9**
4~8세	**400**	**25**	5	**7**	55	**0.6**	**1.2**
남성							
9~13세	**600**	**45**	5	**11**	60	**1.0**	**1.8**
14~18세	**900**	**65**	5	**15**	75	**1.3**	**2.4**
19~30세	**900**	**75**	5	**15**	120	**1.3**	**2.4**
31~50세	**900**	**75**	5	**15**	120	**1.3**	**2.4**
51~70세	**900**	**75**	10	**15**	120	**1.7**	**2.4**
70세 이상	**900**	**75**	15	**15**	120	**1.7**	**2.4**
여성							
9~13세	**600**	**45**	5	**11**	60	**1.0**	**1.8**
14~18세	**700**	**65**	5	**15**	75	**1.2**	**2.4**
19~30세	**700**	**75**	5	**15**	90	**1.3**	**2.4**
31~50세	**700**	**75**	5	**15**	90	**1.3**	**2.4**
51~70세	**700**	**75**	10	**15**	90	**1.5**	**2.4**
70세 이상	**700**	**75**	15	**15**	90	**1.5**	**2.4**
임신부							
14~18세	**750**	**80**	5	**15**	75	**1.9**	**2.6**
19~30세	**770**	**85**	5	**15**	90	**1.9**	**2.6**
31~50세	**770**	**85**	5	**15**	90	**1.9**	**2.6**
수유모							
14~18세	**1,200**	**115**	5	**19**	75	**2.0**	**2.8**
19~30세	**1,300**	**120**	5	**19**	90	**2.0**	**2.8**
31~50세	**1,300**	**120**	5	**19**	90	**2.0**	**2.8**

*영유아의 비타민 권장 섭취량에 해당되는 모든 값은 적정 섭취량의 수치인데, 영유아의 경우 일일 권장량 산정 근거가 아직 부족하기 때문이다.

그룹	티아민 (mg) RDA	리보플라빈 (mg) RDA	나이아신 (mg) RDA	엽산염 (mg) RDA	판토텐산 (mg) AI	바이오틴 (비타민 B 복합체)(mcg) AI	콜린 (mg) AI
영유아							
0~6개월	0.2	0.3	2	65	1.7	5	125
7~12개월	0.3	0.4	4	85	1.8	6	150
어린이							
1~3세	0.5	0.5	6	150	2	8	200
4~8세	0.6	0.6	8	200	3	12	250
남성							
9~13세	0.9	0.9	12	300	4	20	375
14~18세	1.2	1.3	16	400	5	25	550
19~30세	1.2	1.3	16	400	5	30	550
31~50세	1.2	1.3	16	400	5	30	550
51~70세	1.2	1.3	16	400	5	30	500
70세 이상	1.2	1.3	16	400	5	30	500
여성							
9~13세	0.9	0.9	12	300	4	20	375
14~18세	1.0	1.0	14	400	5	25	400
19~30세	1.1	1.1	14	400	5	30	425
31~50세	1.1	1.1	14	400	5	30	425
51~70세	1.1	1.1	14	400	5	30	425
70세 이상	1.1	1.1	14	400	5	30	425
임신부							
14~18세	1.4	1.4	18	600	6	30	450
19~30세	1.4	1.4	18	600	6	30	450
31~50세	1.4	1.4	18	600	6	30	450
수유모							
14~18세	1.4	1.6	17	500	7	35	550
19~30세	1.4	1.6	17	500	7	35	550
31~50세	1.4	1.6	17	500	7	35	550

카로테노이드

당근을 먹으면 시력에 좋다는 옛 말은 사실이다. 이것은 당근이 베타-카로틴이 듬뿍 들어 있는 덩어리이기 때문이다. 베타-카로틴은 여러 채소류와 음식 속에서 볼 수 있는 것으로 몸 속에서 비타민 A로 변환이 이루어진다. 이것은 망막의 광수용체 세포에 영양분을 공급하고 나이가 들어 생기는 망막황반변성의 발생을 방지하는 데 도움을 줄 수 있다.

기타 카로테노이드: 루테인과 제아잔틴

루테인과 제아잔틴은 선명한 중심 시각을 보여주는 기능을 가진 망막 중심부 황반의 색소를 구성하는 카르테노이드다. 이 성분은 항산화제이며 태양빛의 해로운 자외선으로부터 눈을 보호한다. 현재 '제2차 나이와 관련된 안질환 연구AREDS II'에서 이 성분을 보충제로 섭취했을 경우 망막황반변성이나 백내장과 같은 질환의 방지에 도움을 줄 수 있는지에 대해 평가하고 있는 중이다.

아연

광물인 아연 성분은 인체의 망막 속에 가장 고도로 집적되어 있다. 망막색소상피와 맥락막 또한 이 광물질을 고농도로 함유하고 있다. 그 자체가 갖고 있는 항산화 기능 외에도 아연은 신체가 비타민 A를 흡수하고 처리하는 데 도움을 주는 중요한 역할을 한다. 이런 이유 때문에 학자들은 아연 성분이 포함된 보충제가 망막황반변성이나 기타 다른 안질환을 방지하는 데 도움을 주는지 관심을 가지고 알아보고 있다. 실제로 망막황반변성을 앓는 두 집단의 환자를 상대적으로 비교한 연구가 이루어졌는데, 한 집단은 2년간 81밀리그램의 아연이 함유된 보충제를 섭취했고 다른 집단은 이 성분이 들어간 보충제를 받지 않았다. 이 연구에서 아연 보충제를 받아 섭취한 집단의 환자들은 아연 보충제를 받지 않았던 다른 집단의 환자들에 비해 시각 상실의 정도가 낮음을 보였다. 이 연구 결과가 상당히 유망한 것이긴 하지만, 대규모 AREDS 연구를 포함한 다른 연구 결과를 보면 아연 성분이 들어간 보충제의 섭취와 망막황반변성 사이에는 전혀 관련성이 없음을 볼 수 있다. 아연 성분이 들어간 보충제가 눈의 질환 예방에 유용한 것인지 이해하려면 더 많은 연구가 필요하다.

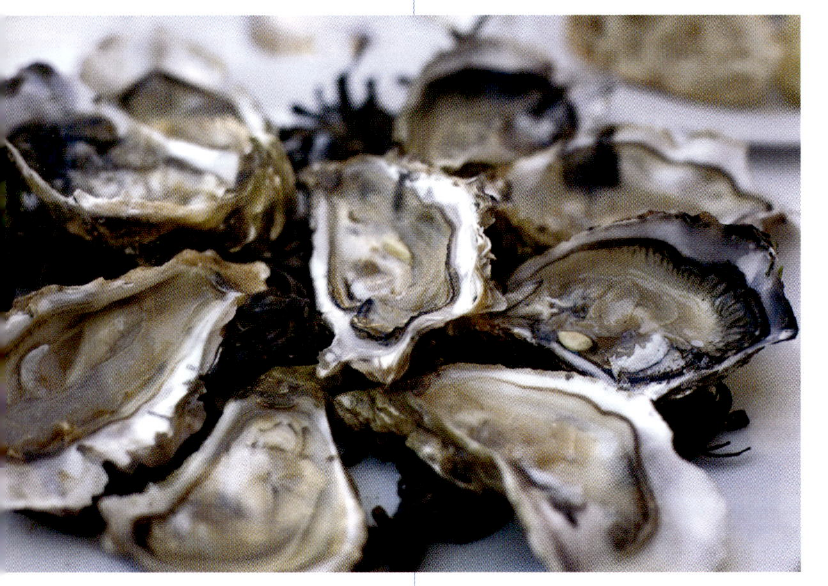

굴이나 기타 조개류에는 아연 성분이 풍부하게 들어 있다.

도코사헥사엔산 Docosahexaenoin acid, DHA

도코사헥사엔산, 즉 우리가 흔히 말하는 DHA는 오메가-3-지방산으로 다랑어, 고등어 및 연어와 같이 기름기가 많은 물고기에서 찾아볼 수 있다. DHA와 기타 다중탄산염 긴사슬 지방산은 몸 구석구석에 대량으로 존재하는데, 특히 뇌와 망막의 광수용체 세포에 많이 들어 있다. 연구를 통해 DHA가 심장병 방지에 도움을 주고 혈압과 염증을 줄이며 우울증에도 도움이 될 수 있다는 것이 밝혀졌다. 또 DHA는 뇌와 신생아의 신경 체계 발달에 중요한 역할을 한다. 현재 오메가-3-지방산이 망막의 황반변성으로 인한 시각 상실 방지에 도움을 줄 수 있는지 큰 관심이 모아져 있다. 최근 연구에 따르면 DHA가 고도로 함유된 음식을 섭취할 경우 나이가 들어 발생하는 습성 황반변성에 걸릴 가능성을 절반으로 줄일 수 있다고 한다. 현재 AREDS II에서 대규모 임상 실험 진행 중에 있는데 이를 통해 DHA와 기타 보조제가 눈의 건강에 미치는 효과를 밝힘으로써 안과 의료전문가에게 도움을 줄 것으로 기대된다. 이 연구 결과에 의해 안과 의료전문가들은 환자들에게 이런 보충제를 주기적으로 섭취하는 것에 관한 더 나은 조언을 줄 수 있을 것이다.

> 채식주의자와 초채식주의자들은 일반적으로 혈액 속의 DHA 수준이 낮은데 식물성 음식 속에는 대개 DHA가 거의 함유되어 있지 않기 때문이다.

건조한 눈의 자연적인 치료법

학자들은 최근에 쥐를 가지고 알파-리놀렌산 alpha-linolenic acid, ALA 을 실험하였는데, 그 결과 ALA가 들어 있는 점안액이 건조한 눈으로 인해 발생하는 각막 손상을 방지하는 데 도움이 됨을 밝혀냈다. ALA는 오메가-3-지방산 계열의 모(母)화합물이다. 아마씨 속에는 ALA가 가장 고단위로 들어 있으며 기타 여러 가지 기름, 견과류 및 씨 속에도 ALA가 풍부하게 들어 있다. 이런 성분이 사람의 안구건조증 개선에 도움이 될 수 있는지 어부를 확인하기 위한 연구가 현재 진행 중이다.

눈에 좋은 약초 성분

한의사들이 수백 년 동안 한약재를 사용해왔지만 서양의 의사와 하자들이 약초나 약초의 특정 성분이 인체에 어떻게 이로운지 관심을 갖고 연구하기 시작한 것은 최근의 일이다. 현재 눈 건강 개선에 도움이 되는지 연구가 이루어지고 있는 두 가지의 약초는 월귤나무와 은행나무이다.

월귤나무 *Vaccinium myrtillus*는 유럽산 관목으로 들쭉나무나 허클베리(월귤나무의 일종)와 비슷한 열매를 맺으며 이 열매는 잼이나 방부제 제조에 사용된다. 월귤나무 열매 성분이 들어 있는 경구 투약용 약과 점안액이 만들어지고 있으며, 학자들은 월귤나무 열매 속에서 발견된 가장 고도의 항산화제가 시력을 증대시킬 수 있을지 연구하고 있는 중이다. 근거는 충분치 않지만 한 일화에 따르면 제2차 세계대전에 참전했던 미국의 조종사들은 야간 시각을 향상시키기 위해 월귤나무 열매를 사용했다고 한다. 하지만 미 해군이 주관한 비교적 최근의 연구에서는 월귤나무 열매를 먹는다 해도 야간 시각 향상에는 크게 효과가 없음이 밝혀졌다. 또 월귤나무 열매가 혈액 순환을 향상시키고 눈의 염증을 줄인다는 주장도 있다. 쥐를 이용한 연구 결과를 보면 월귤나무 열매가 백내장과 망막황반변성 방지에 도움이 될 수도 있음을 보여준다. 그러나 눈에 관련된 어떤 특정 증세의 치료나 예방에 대한 월귤나무의 가능성은 안타깝게도 아직까진 임상실험을 통해서 밝혀지지 않았다.

> 월귤나무나 은행나무는 아스피린이나 이부프로펜 성분이 들어 있는 약제와 상호작용을 일으켜 혈액을 희석시키거나 외과 수술 중 과다 출혈을 가져올 수도 있기 때문에, 만일 환자가 이 두 가지 약품을 복용하고 있다면 반드시 외과 의사에게 그 사실을 알리는 것이 매우 중요하다.

은행나무는 전통 한의학에서 수백 년 동안 사용하고 있는 약재이다. 은행나무 잎사귀 추출물은 캡슐, 정제 또는 마시는 차로 가공할 수 있다. 은행나무는 천식, 기관지염, 알츠하이머병 및 성기능 장애 같은 다양한 증세를 치유하는 데 사용되고 있다. 은행나무는 뇌와 신체의 다른 조직으로 향하는 혈액 순환을 향상시키는 작용을 한다. 학자들은 은행나무 성분을 섭취했을 때 녹내장이나 당뇨망막병증 같은 안질환 치유에 도움이 될 수 있는지 알아보기 위해 연구하고 있다. 최근 연구에서

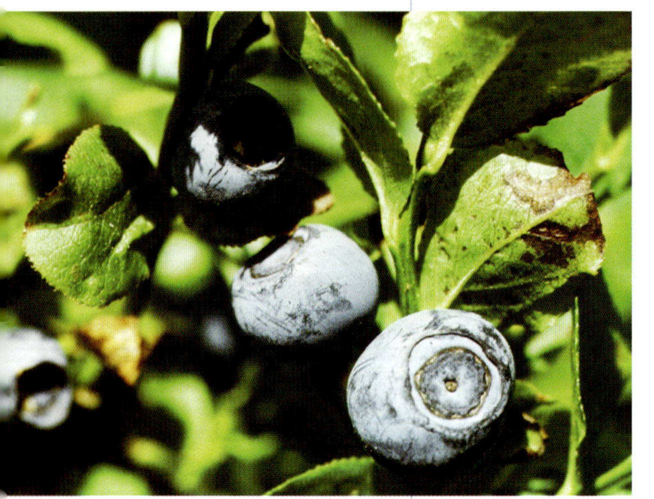

월귤나무는 들쭉나무와 비슷하다. 이들 나무는 대개 영국을 비롯한 북유럽 국가에서 자란다.

한의학

전통 한의학 치료법에는 음식물이나 약재 보충제, 마사지 요법 및 침술이 포함된다.

- 약초학은 약초를 동양식으로 조합하는 방법론이다. 각 약초 혼합물을 개별 환자의 필요에 맞추어 맞춤 조제한다.

- 중국식 마사지 요법 기술은 인체의 활기에 초점을 둔다. 제반 지압조작 기법과 지압점이 사용된다.

- 지압점은 인체 내부 경로인 경락을 따라 분포하며, 이 경락을 따라 생명 에너지인 기氣가 흘러간다.

는 건강한 사람도 은행나무 성분을 섭취하면 실제로 눈으로 가는 혈액순환 개선
에 도움이 됨을 확인하였다. 계속 진행 중인 연구에서는 이 은행나무 성분을 사용
했을 경우 환자의 녹내장 증세 완화에 도움이 되는지 평가하고 있다. 만일 눈의 건
강을 위하여 은행나무 성분을 복용하고자 생각한다면 먼저 고려해야 할 몇 가지
중요한 사항이 있다. 첫째 은행나무나 기타 보충제들은 아직 미국 식품의약국과
같은 기관의 규제를 받지 않고 있으며, 보충제마다 들어 있는 은행나무 성분의 양
도 제각각 다를 수 있다. 로버트 아벨 주니어 박사는 안과전문의이자 안질환 치료
에 사용되는 약초 보충제의 권위자인데, 은행나무 보충제에 징코사이드ginkgosides
성분이 최소 24% 이상 들어 있는지 확인하도록 조언한다.

대체자연요법

눈의 건강 개선에 도움이 된다고 주장하는 자연적인 치유법들은 많이 존재하지
만, 그중 어느 방법이 도움이 되고 전혀 효과가 없거나 해로운지에 대한 학자들의
충분한 검증이 필요한 실정이다.

과악적 증명이 아직 필요한 보충제

좁쌀풀 *Euphrasia offlcinalis*	이 제품은 결막염, 눈꺼풀염과 기타 형태의 눈 표면에 발생하는 자극성 질환을 치료하기 위한 민간 요법에 사용되고 있다.	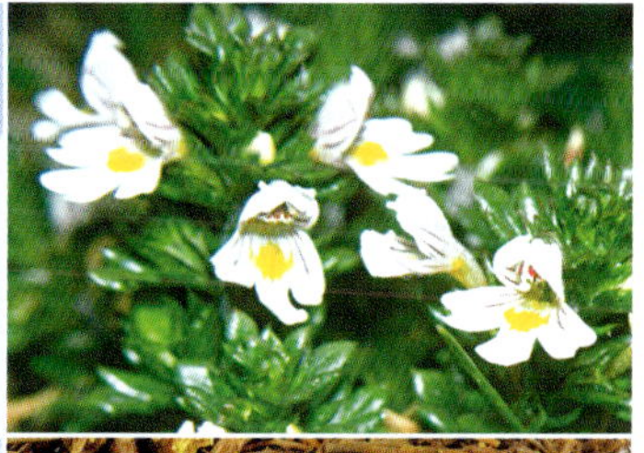
골든실 *Hydrastis Canadensis*	골든실은 약초로 만든 제품으로 아메리카 인디언 원주민들이 감염된 눈의 아픔을 줄이기 위해 사용하던 것이다.	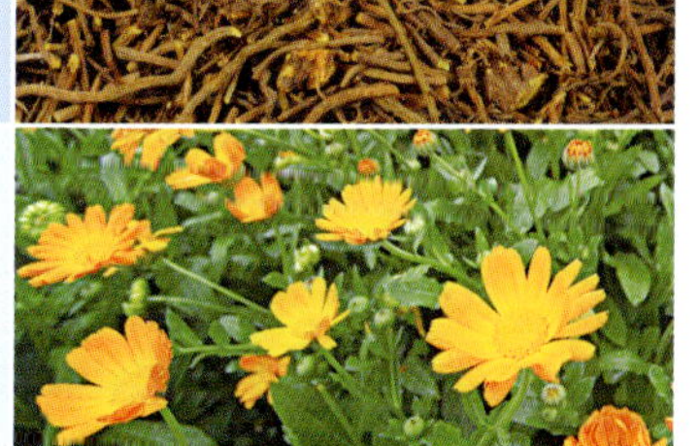
금잔화 *Calendula offlcinalis*	이 약초 치유법은 눈꺼풀염, 맥립종 및 기타 눈꺼풀 염증을 유발하는 증세 완화를 돕기 위해 사용되고 있다	
빈포세틴 Vinpocetine *Vinca minor* 추출물	빈포세틴은 협죽도과에 속하는 빈카미노르에서 추출한 물질이다. 이 약초 제품은 유럽과 일본에서 대뇌혈관과 인지장애를 치료하기 위해 사용되고 있는데, 이 치료법이 눈의 혈액 순한을 개선시킬 수 있다는 주장이 제기되고 있다.	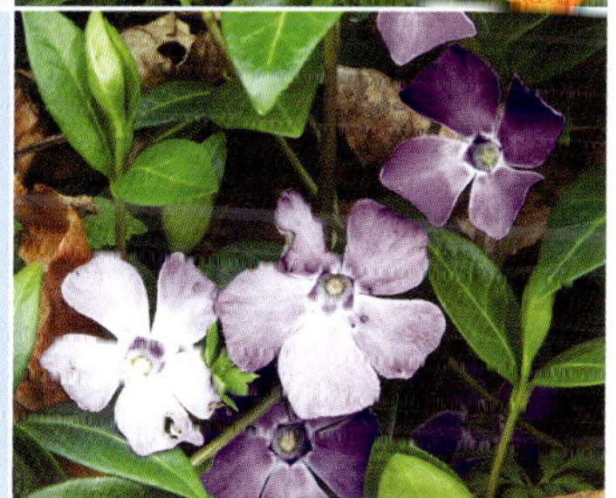

운동과 눈

주기적인 운동은 신체의 여러 면에 도움이 된다. 연구 결과를 보면 운동은 심장의 건강에 좋을 뿐 아니라 뇌졸중 발생 가능성도 낮춘다. 또 운동은 혈압을 낮추는 데도 도움이 되며 콜레스테롤 수치 감소 및 당뇨병 발생 위험을 낮추는 데 도움이 되는 것으로 증명되었다. 현재 진행 중인 연구에서는 주기적인 운동이 눈 건강에 얼마나 도움이 되는지 알아보고 있다. 한 연구에서는 주기적으로 운동을 한 사람들은 망막황반변성과 같은 눈의 퇴행성 질환 발생 가능성이 70% 정도 줄어든다는 것을 밝혔는데, 단지 주기적으로 걷기 운동만 하더라도 망막황반변성 발생 가능성을 30% 줄일 수 있다고 한다. 에어로빅 운동은 눈의 안압을 낮춰 녹내장 예방에 효과가 있다는 증거도 있다. 마지막으로 당뇨병과 고혈압을 치료하지 않고 방치하면 눈의 여러 조직에 손상을 줄 수 있으므로 주기적인 운동으로 이런 증세와 관련된 손상을 예방해야 한다.

독소와 눈

흡연, 대마초, 음주는 건강에 부정적인 영향을 끼친다. 그리고 이런 독소와 눈 건강 악화 사이에는 백내장 위험의 증가부터 안압의 저하에 이르기까지 그 관계가 증명되었다.

흡연과 눈

담배를 피우는 것은 건강에 해로울 뿐 아니라 조기 사망의 위험을 높인다는 수많은 증거가 있다. 실제로 매년 미국 내 사망자의 15% 정도가 흡연과 관련해서 사망한다. 흡연은 폐와 심장에 손상을 주며, 여러 형태의 암과 강한 관계를 맺고 있다. 눈의 다양한 조직도 담배 속에 함유된 무려 4천 가지 이상의 독소에 영향을 받아 손상을 입을 수 있다.

흡연은 미국에서 갑자기 찾아오는 사망 원인 중 유일하게 예방 가능한 원인이다.

백내장이나 나이가 들면서 발병하는 망막황반변성도 흡연과 관련 있다. 5만 명 이상의 45~67세 여성을 대상으로 수행한 한 연구에서는 흡연을 하는 사람이 흡연을 하지 않는 사람에 비해 백내장 발병 위험이 무려 63%나 더 높다는 것을 밝혔다. 또 40~84세의 남성 2만 2천 명을 대상으로 한 또 다른 연구에서는 하루에 최소 한 갑(20개비) 이상 흡연을 한 사람이 비흡연자보다 백내장 발병 위험이 두 배 이상 높다는 것을 보여주었다. 영국에서 수행된 연구에서는 과거 흡연량이 아주 많았던 사람도 백내장 발병 위험이 높음을 보여주었다. 이는 백내장 발병 위험뿐 아니라 백내장의 진행과도 흡연이 관계가 있음을 밝힌 것이다.

나이가 들어 발생하는 망막황반변성도 흡연과 관계가 있으며 시각 상실을 유발하는 또 다른 흔한 원인이다. 망막황반변성은 대개 중심 시각에 영향을 미치기 때문에 이 증세로 인해 발생하는 시각장애는 심각할 수 있다. 다양한 대규모의 역학적 연구를 통해 흡연자가 비흡연자에 비해 나이 들어 망막황반변성이 발병할 가능성이 두 배 이상이 되는 것이 밝혀졌다. 반면 과거 흡연으로 비흡연자보다 망막황반변성 발병 위험이 크게 높았던 사람들도 금연을 한 이후에는 망막황반변성 발병 위험이 감소하였음을 보였다. 망막황반변성의 대부분 형태가 치료를 해도 별다른 반응을 보이지 않는다는 사실이 흡연을 피하게 하는 또 다른 이유이다.

흡연자 본인은 물론 빈번히 2차 흡연에 노출되는 사람들은 담배연기와 담배연기 속 유독한 화학물질로 인해 결막이 자극을 받는다. 담배연기에 노출되어 발생하는 눈의 이상 증세에는 충혈, 따가움, 뜨거움 및 눈물을 흘리는 증세가 있다. 비행기, 레스토랑, 작업장 및 기타 실내 시설의 지속적인 금연 활동으로 눈이 담배연기에 노출되지 않도록 막아야 한다.

흡연과 관계 있는 기타 증세로 전방허혈성 시신경병증(혈류 부족으로 생기는 시신경 손상), 일과성 흑내장(눈의 주요 조직으로 향하는 혈액 부족으로 생기는 일시적 시각 상실)과 임신 중 흡연을 한 산모로부터 출생한 신생아에게 찾아오는 사시(안구의 정렬이 잘못된 상태)가 있다.

> 대마초가 눈에 미치는 영향으로 결막과혈류(붉게 충혈되는 증상), 눈의 건조, 복시, 광민감성 및 근접 물체에 초점을 맞추는 능력이 떨어지는 증상을 겪을 수 있다.

대마초 사용과 눈

1970년대 이후 안과 의료전문가들은 대마초를 피우는 사람들에게서 일시적으로 안압이 떨어지는 현상을 관심을 가지고 주시하고 있다. 안압이 올라가는 것은 녹내장이 발병하는 위험 요인으로 알려져 있었기 때문에 대마초에 함유된 어떤 성분이 녹내장 치료에 도움이 될 수 있을지 커다란 관심을 보였다. 연구 결과를 보면 대마초를 흡연할 경우 안압이 25%까지 떨어질 수 있음이 밝혀졌다. 이 정도로 안압이 떨어지는 효과는 수많은 안압 저하용 항녹내장 처방 점안액만큼 우수하지만, 대부분의 안과 의료전문가들은 녹내장 치료에 대마초를 사용하지 않도록 권고하고 있다. 그 첫 번째 이유는 대마초 흡연으로 일어나는 안압 저하 효과는 단지 3~4시간 정도밖에 지속되지 못하기 때문에 만일 대마초로 지속적인 안압 저하 효과를 유지하려면 환자가 매일 7~8회 대마초를 피워야 하기 때문이다. 두 번째 이유는 이렇게 안압 저하 효과를 보려면 대마초 성분이 아주 많이 필요하다는 점이다. 대마초 흡연이 폐 손상을 포함해서 인지장애를 비롯한 다양한 부작용을 유발할 위험이 있고, 특히 안전하고 효과적인 다양한 녹내장의 의학적 치료법과 수술법이 이미 있기 때문에 이 마약에 노출되는 위험이 이를 통한 잠재적인 혜택보다 더 크다. 학자들은 안압을 떨어뜨리는 대마초에 함유된 특정 성분이 무엇인지 알아내려고 노력하고 있다. 일단 이 성분이 확인되면 아마 환자에게 어떤 부작용이 발생하지 않으면서도 안압을 저하시켜 녹내장을 치료하는 새로운 약을 만들어낼 수 있을 것이다.

알코올과 눈

알코올은 여러 가지 방식으로 눈에 영향을 미친다. 사람이 심하게 술에 취하면 눈이 붉게 충혈되고, 동공이 평소에 비해 더 커지며, 눈이 빛에 적응하는 조절이 어려워지고, 시각이 뒤틀려 보인다. 게다가 알코올 기운에 영향을 받은 사람은 종종 손과 눈을 같이 사용하는 일을 제대로 하지 못한다.

또 알코올 성분은 시야를 가로 질러 움직이는 물체를 눈이 제대로 쫓아가는 능력에도 영향을 미친다는 것이 연구들 통해 밝혀졌다. 이는 손과 눈을 함께 이용하는 작업이나 눈이 물체를 제대로 쫓아야 하는 자동차 운전에 특히 중요한 것으로, 이런 연구를 통해 음주 운전의 위험성이 강조되었다.

알코올을 오랫동안 접할 경우 간에 손상을 가져오며 이로 인해 몸 속에 노폐물이 누적되어 황달 증상이 나타날 수도 있다. 황달에 걸린 사람은 피부와 눈의 흰자위가 노랗게 변한다.

임신 중 음주는 태어날 신생아에게 이른바 태아알코올증후군의 발생 위험을 증가시킨다. 이 증후군은 출생체중이 작고, 성장지연, 얼굴과 눈의 기형, 학습부진 및 기타 다른 조직의 기형을 갖는 것이 특징이다. 태아알코올증후군에 걸린 어린이는 정상보다 취약한 시각이나 사시를 갖기 쉬우며 백내장도 일찍 찾아온다.

위에 설명한 것처럼 과다한 알코올 섭취는 눈의 손상으로 이어진다. 하지만 최근에는 적포도주에서 발견된 레스베라트롤resveratrol이 눈 건강에 도움이 될 것으로 기대하고 있다. 레스베라트롤은 붉은 포도껍질에 존재하는 항산화제로 일부 연구에서 이 화합물이 심장병 발병 위험을 막아준다는 것을 밝혔으며, 노화와 관련된 다른 질환도 막아줄 수 있는지에 관한 연구가 계속 진행 중에 있다. 쥐를 이용한 연구에서는 레스베라트롤이 백내장을 막아줄 수 있음을 밝혔지만, 실제로 사람에게서 백내장이나 기타 안질환을 예방하는지 여부는 아직 알려지지 않았다. 학자들은 이것이 눈에 미치는 효과가 무엇인지 알아보려고 노력하고 있다.

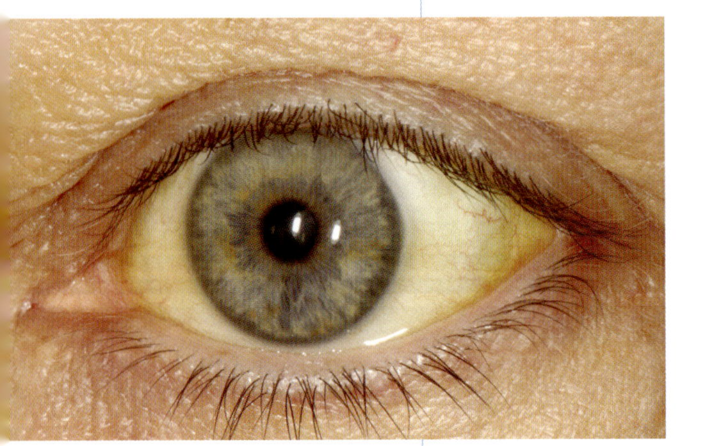

알코올의 과용으로 간에 손상이 가면 황달에 걸릴 수 있다. 황달에 걸렸을 경우 가장 특징적인 징후는 결막이 노랗게 변색되는 것이다.

보충제 요약

이 단원에서 살펴본 여러 보충제 중 아직 많은 것들이 아직 임상 실험을 통해 눈에 이로운지 증명되지 않았으며, 시각 상실을 줄이는 것 및/혹은 방지하는 효과를 확실히 확인하려면 더 깊은 연구가 필요한 실정이다. 더욱이 이런 약초 제품이 FDA의 규제를 받지 않고 있으며 그중 일부는 안과 수술 시 매우 심각한 출혈 위험을 증가시켜 이로 인해 영구 시각 상실로 이어질 수 있는 부작용도 가지고 있음을 주의해야 한다. 따라서 이런 제품을 사용하려면 반드시 안과전문의와 상의해야 한다.

OPTICAL ILLUSION

미국을 포함한 많은 나라에서는 새로운 약물을 이용한 약제가 출시될 경우 소비자들에게 판매되기 전에 그 약제가 안전하고 효과가 있는지 여부를 확인하기 위해 광범위한 테스트를 거쳐야 한다. 그러나 비타민제나 건강보충제는 이런 테스트가 필요치 않다.

천연 보충제

보충제	기능	부작용
비타민 A	눈물의 생산을 도움. 망막의 간상 세포를 지탱힘.	포화지방이나 콜레스테롤 속에 많이 들어 있고 과량 섭취하면 해로울 수 있음.
비타민 C	콜레스테롤 수준을 낮추는 데 도움을 줌. 면역체계를 지탱함. 콜라겐을 생성함.	과용(2,000밀리그램/일 이상)하면 배탈이 날 수 있음.
비타민 E	수정체와 망막 세포가 손상되지 않도록 보호.	혈액을 묽게 만들고 약물 치료에 영향을 줄 수 있음.
카로테노이드	망막의 광수용체 세포에 영양분을 공급	베타-카로틴 섭취량이 너무 과하면 피부색이 노랗거나 주황색으로 변할 수 있음.
아연	인제가 비타민 A를 흡수하고 처리하는 데 도움을 줌. 망막황반변성을 예방할 수도 있음.	아연 40밀리그램이 안전하게 사용할 수 있는 FDA 승인 권징 섭취량으로 이보다 많은 양부 특성 위험을 초래할 수 있음.
DHA	나이 들어 발생하는 망막황반변성에 의한 시각 상실 위험을 낮추어줌.	구토, 트림, 비린내
월귤나무	시각 향상에 도움을 줄 수 있음. 혈액순환을 향상시키고 눈의 염증을 감소시킴.	가벼운 소화불량 증세, 피부 발진 및 졸음. 아스피린과 부작용을 일으킬 수 있음.
은행나무	눈으로 가는 혈액순환을 향상시키고 녹내장이나 당뇨망막병증과 같은 눈의 증상에 도움이 될 수 있음.	두통, 기분저하, 불안 설사 및 구토를 유발할 수 있음.

7

젊고 아름다운 눈 가꾸기

우리의 눈은 얼굴 표정의 열쇠를 쥐고 있다. 이 때문에 많은 사람들은 눈이 우리 자신의 이미지에 아주 중요하다고 생각한다. 자연적으로 노화가 진행되면서 눈의 모양이 변하고 신체 나머지 부분도 역시 그런 변화를 겪게 되지만 이런 변화를 겨냥하여 나이가 들어가는 징후를 늦추거나 되돌리려는 노력을 하여 더욱 젊고 활기있게 보이게 할 수 있다.

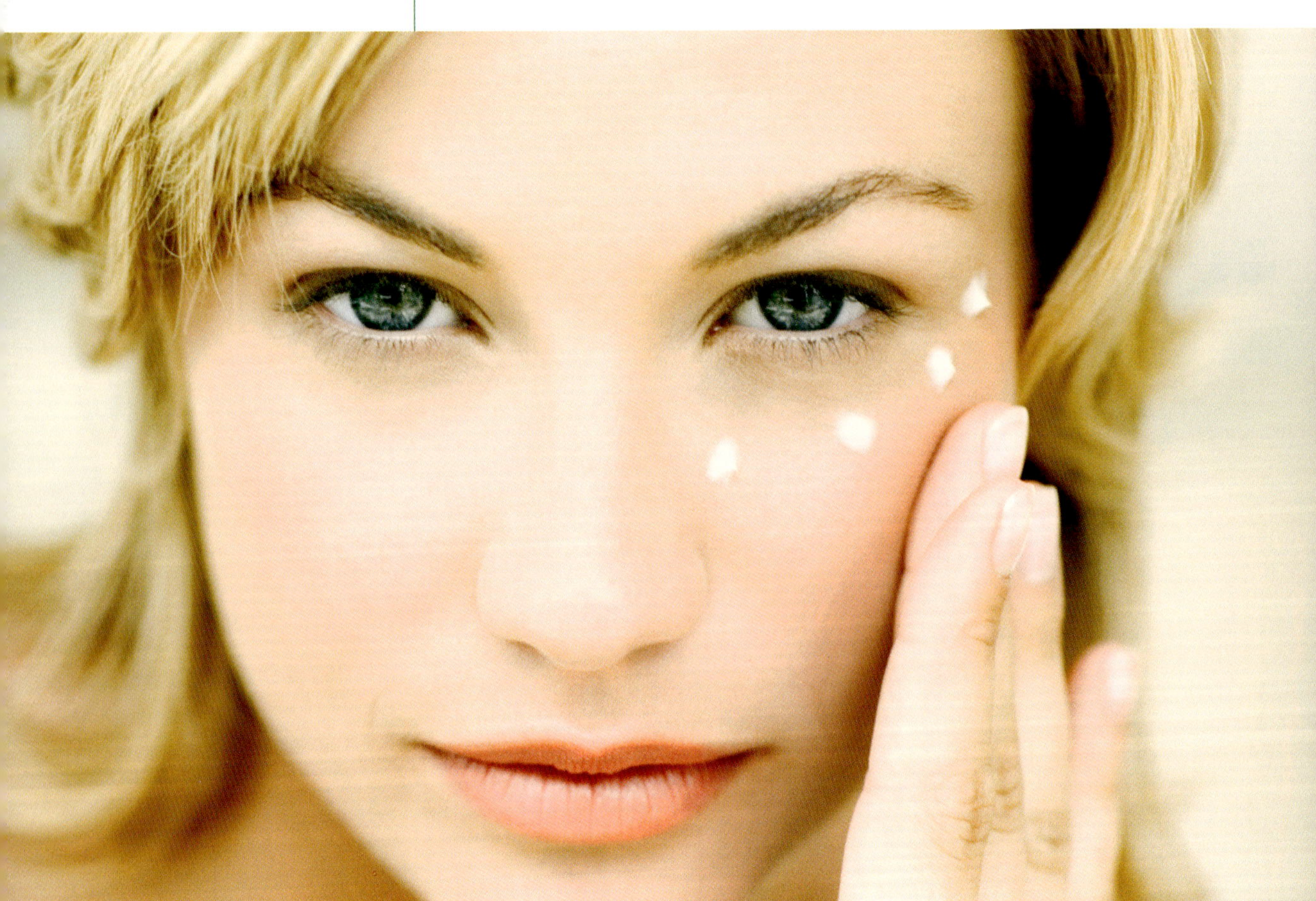

눈 화장품

눈의 겉모습을 바꾸는 가장 간단한 방법은 화장품을 사용하는 것이다. 눈꺼풀에 바르는 색조는 역사적으로 미용 목적뿐 아니라 눈의 감염을 치료할 목적으로도 B.C. 4000년 전부터 사용되었다.

눈꺼풀은 극히 얇기 때문에 눈 화장품은 이렇게 민감한 피부에 자극을 주지 않도록 만들어진다. 의도치 않게 눈 화장품이 안구와 접촉될 경우도 있기 때문에 화장품 제조업자 역시 이런 경우에 대비한 테스트를 중요하게 여긴다. 많은 눈 화장품 상표에는 '저자극성', '안과전문의 검사필', '알레르기 검사필', '민감한 피부에도 안전함' 등의 문구를 볼 수 있지만, 화장품 회사는 표준화된 안전성 검사를 요구받지 않는다. 미국의 경우 식품의약국FDA은 독성 화학물질을 사용하는 것을 금지하고 있으며 단지 아이섀도의 색깔을 내기 위한 화학물질 사용만 허용하고 있다. 화장품 회사는 스스로 제품과 성분의 안전성에 책임을 져야 한다.

민감한 피부를 가진 사람

눈꺼풀은 인체 중에서 이른바 접촉성 피부염 등의 자극과 알레르기에 취약한 부분 중 한 곳이다. 그렇지만 사람마다 민감성을 느끼는 정도나 유형이 다르기 때문에 새로운 화장품을 구입할 경우 먼저 눈 수변 피부에 테스트 해보는 것이 현명하다.

- 아이섀도를 발라주는 용도의 스폰지로 만든 도포구에는 사람에 따라 알레르기를 유발하는 라텍스 성분이 들어 있음을 유념한다.
- 눈꺼풀 화장 제거용 제품은 피부가 민감한 사람에게 자극을 줄 수도 있다. 이 때문에 눈꺼풀 피부가 특히 민감한 사람은 내수성 눈 화장품을 피해야 하는

눈꺼풀에 접촉성 피부염을 유발시킬 수 있는 일반적인 화장품 구성분

만일 이런 형태의 알레르기 반응 이력을 가졌다면, 아래에 열거된 구성분이 들어간 제품을 피하는 것이 도움이 될 수 있다.

- 방부제: 파라벤, 초산페녹수?, 이미다졸리디닐 유소, 콰테르니움-15, 소르브산 칼륨
- 항산화제: 뷰틸화하이드록시아니솔, 뷰틸화하이드록시톨루엔, 다이-테르트-뷰틸-하이드로퀴논
- 수지: 송진
- 진주빛 첨가제: 옥시염화비스무트
- 연화제: 라놀린, 프로필렌글리콜
- 방향제
- 색소 불순물: 니켈

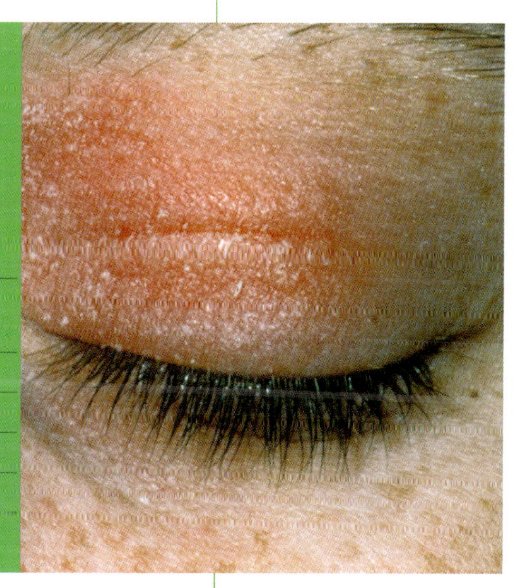

데 이런 화장은 물만 가지고 지우기가 어렵기 때문이다.

- 콘택트렌즈를 착용한 사람은 눈 화장을 하기 전에 렌즈를 끼고 화장을 지우기 전에 눈에서 제거해야 한다.

접촉성 피부염은 화장품 사용 때문에 생길 수 있으며, 때로는 피부나 눈에 이상이 발생한 징후일 수 있다. 만일 접촉성 피부염이 눈 화장품과 관계가 있는 것으로 의심되어 화장을 중단했지만 충혈, 자극, 부어오른 상태가 가라앉지 않는다면 안과의사나 피부과의사를 찾아 다른 원인은 없는지 확인해야 한다.

OPTICAL ILLUSION

자신이 사용하는 화장품이 항상 안전한 제품이라고 확신할 수 있는가? 화장품 포장에 안전한 제품이라고 주장하는 문구가 있으면 그럴 듯 해 보이지만 화장품 제조회사는 표준화된 안전성 검사를 받지 않는다. 따라서 화장품을 선택할 때는 과거 이력과 평판이 좋은 회사의 제품을 선택하고, 포장지에 있는 문구를 믿기보다는 실제 안전성 테스트에 관한 자료를 확인해보는 것이 바람직하다.

민감한 피부에 알맞은 화장품을 잘 고르는 것도 눈을 돌보는 데 중요한 부분이다. 일부 피부과의사는 접촉성 피부염에 취약한 피부를 가지고 있다 하더라도 화장으로 인한 피부의 자극을 최소화해 자신의 외모를 향상시킬 수 있는 방안이 있다고 주장한다. 가능한 한 항상 크림이나 로션을 바른 후에 파우더 화장품을 사용하면 민감한 피부에 미치는 자극을 줄일 수 있다. 내수성 화장품은 지우기 어렵고 물에 잘 지워지는 화장품에 비해 피부에 자극을 줄 수 있는 성분도 더 많이 들어 있으므로 피한다. 특히 오래된 화장품일수록 박테리아가 화장품을 오염시킬 수 있기 때문에 기본적으로 신선한 화장품을 사용하는 것이 좋다.

아이라이너나 마스카라 같이 가장 눈 가까이에 바르는 화장품의 경우 3개월마다 바꾸어 주도록 한다. 이런 화장품들은 검은 색상을 고르는 것이 나은데, 다른 색상의 화장품은 자극이 심할 수 있기 때문이다. 화장용 펜슬로 아이라이너나 눈썹 메이크업을 하는 것이 바람직하며, 때론 크림 타입이 눈 가까이 가는 것을 피하기 위해 파우더 아이섀도를 아이라이너 브러시를 이용해 부드럽게 발라준다. 진하고 생동감 넘치는 아이섀도 화장이 매혹적인 외모를 만들긴 하지만 밝은 색깔의 색소는 피부에 자극을 줄 수 있으므로 중간 색상이나 연한 회색에서 검은 갈색에 이르는 난색조의 화장품을 사용하도록 한다. 반짝거리는 성분이나 진주가루 같은 밝게 빛나는 것보다는 광택이 없는 아이섀도를 선택하는 것이 나은데, 반짝거리는 입자가 들어간 제품은 피부에 자극을 주어 빨갛게 부어오르게도 하기 때문이다. 화장품은 구성성분의 종류가 많을수록 자극이 일어날 가능성도 더 높기 때문에 대

새로 나온 눈 화장품의 테스트

새로 나온 눈 화장품을 테스트하는 한 가지 방법은 약간의 양을 귀 뒷부분 피부에 밤새 며칠 동안 꾸준하게 발라보는 것이다. 그렇게 한 다음에 눈 옆 관자놀이 부분에 다시 밤새 며칠 동안 꾸준히 발라본다. 이렇게 했을 때 아무 느낌이나 반응을 느끼지 못했다면 눈꺼풀이나 눈 주위에 발라도 문제가 없는 안전한 제품일 것이다.

개 10개 이상의 구성성분이 들어간 화장품은 피하는 것이 좋다. 아주 민감한 피부를 가진 사람은 특히 눈 주위에는 화학적 태양광 차단제가 들어가지 않은 화장

품을 고르도록 한다. 매니큐어 액은 강한 화학 광택제가 들었기 때문에 피부, 특히 손톱이 얼굴에 닿을 때에 조심해야 한다. 얼굴에 바르는 파운데이션도 크림이나 파우더 제품을 사용해야 자극을 최소화할 수 있는데, 만일 액상 파운데이션을 선택했다면 사이클로메티콘cyclomethicone 이나 다이메티콘dimethicone 같은 실리콘 유도체로 만들어진 제품을 고르도록 한다.

마스카라

마스카라를 사용하면 속눈썹을 두드러지게 보이게 하거나 눈을 크게 보이게 할 수 있는데 마스카라는 보통 액체상태의 수성 제품과 내수성 제품이 있다. 수성 마스카라는 내수성 제품에 비해 자극이 적고 마스카라를 지울 때도 눈꺼풀 피부에 가해지는 자극이 덜하다. 그러나 수성 마스카라는 박테리아 오염이 쉽게 일어날 수 있으므로 방부제가 함유된 제품을 찾거나 수성 대신 내수성 마스카라를 찾기도 한다. 또 화장품 제조사가 박테리아 감염을 막기 위해 화학약품을 첨가했다 하더라도 마스카라 튜브를 자주 바꾸고 다른 사람과 같이 쓰는 것을 피해야 한다.

> 마스카라나 액상 아이라이너 튜브는 개봉 후 3개월이 지난 후에는 다른 것으로 바꾸는 것이 좋다.

안전한 사용 요령

- 메이크업을 하기 전에는 손을 씻어 박테리아가 눈으로 전염되는 일을 막도록 한다.
- 메이크업용 도포구는 깨끗하게 유지한다.
- 화장품을 온도가 너무 극단적으로 높아지는 곳(예를 들어 뜨거운 자동차 내부)에 보관하지 않아야 하는데 방부제가 변질되면 박테리아가 증식할 수 있기 때문이다.
- 박테리아는 '천연' 화장품이나 '방부제가 없는' 화장품 속에서 쉽게 자랄 수 있다.
- 박테리아는 축축한 환경에서 잘 증식되기 때문에 물이나 침으로 눈 화장품을 섞으시지 않도록 한다.
- 메이크업과 메이크업용 도포구는 다른 사람과 함께 쓰지 않도록 한다.
- 운전 중이나 자전거 등을 타고 가면서 메이크업 화장을 하면 안 된다.
- 메이크업 화장은 매일 밤 잠자리에 들기 전에 지우도록 한다.
- 속눈썹 가락을 서로 떼어 놓으려고 핀이나 날카롭고 끝이 뾰족한 물건을 사용하지 않도록 한다.
- 상처 난 곳이나 자극이 심한 피부에 메이크업 화장을 하면 안 된다.
- 만일 눈의 통증이 심하고 계속 될 경우에는 즉시 안과의사를 찾아야 한다.
- 만일 눈에 감염이 일어난 경우에는 눈 메이크업 화장품 사용을 중단해야 한다. 눈의 감염 증세가 사라진 후에는 이전에 사용하던 눈 메이크업 화장품을 버리고 새로운 제품을 사용하도록 한다.

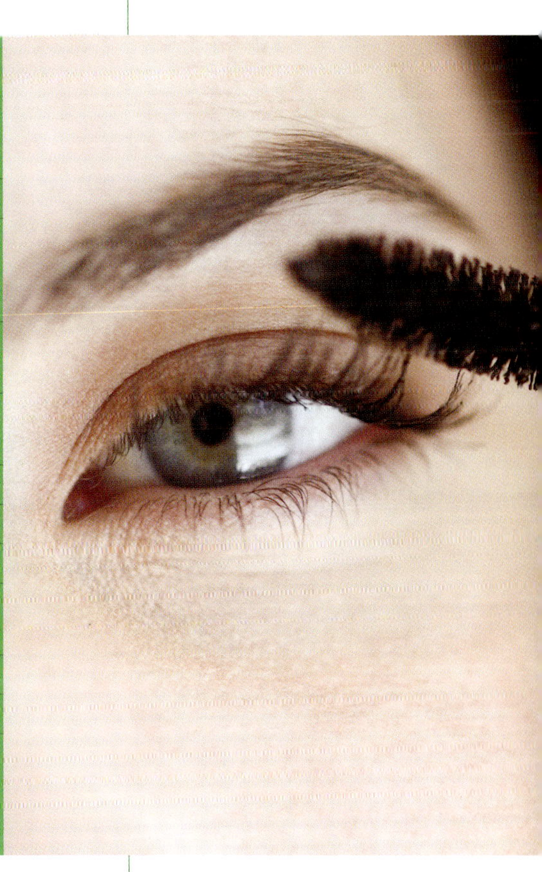

케이크 형태로 만들어진 마스카라는 그리 흔히 볼 수는 없지만 자극이 가장 적어 민감한 피부를 가진 사람에게 알맞은 제품이다. 또 박테리아 감염이 우려될 경우 일회용 튜브에 담긴 제품을 사용하는 것이 좋은 방안이 될 수 있다. 속눈썹 전체가 아닌 끝 부분에만 여러 겹으로 마스카라를 발라주는 것도 눈꺼풀이나 안구와 접촉하게 되는 마스카라의 양을 줄이는 좋은 방안일 수 있다.

만일 영구 메이크업 시술을 고려하고 있다면 영구적이라는 말의 의미를 잘 새겨야 한다. 많은 종류의 문신용 잉크는 레이저 요법으로 제거할 수 있지만 만족할 만한 결과를 얻기까지 무수히 많은 레이저 처치를 해야만 한다.

아이라이너

눈을 좀더 윤곽이 뚜렷하고 크게 보일 수 있게 만들어주는 아이라이너는 대개 액상 제품이나 펜슬형 제품이 있다. 액상 제품은 마스카라와 마찬가지로 박테리아 오염에 취약하고, 펜슬형은 일반적으로 자극이 적고 화장하기가 쉬우며 연필 끝을 깎을 수 있어 혹시 끝 부분에 남아 있을 수 있는 오염의 흔적을 제거할 수 있다. 펜슬형 아이라이너를 속눈썹 선 안쪽으로 대지 않도록 조심해야 하는데 잘못하다가 안구에 손상을 입거나 결막과 강막의 민감한 조직에 자극을 줄 수 있기 때문이다.

영구 메이크업

영구 메이크업이 최근 유행을 타고 있다. 특히 아이라이너와 눈썹 문신은 주기적으로 화장을 해야 하는 불편을 줄일 수 있다. 그러나 유념할 사항은 여기에 사용하는 잉크는 정부의 규제 대상인 반면, 피부 속으로 주입하는 것은 승인이 이루어지지 않았고 실제 문신 시술을 규제하는 정부의 규정도 마련된 것이 없다. 만일 화장할 때마다 신체적인 어려움을 겪는다면 영구 메이크업이 아주 다행스러운 일이겠지만 이것의 위험과 혜택은 잘 분간해야 한다. 이런 시술 하는 사람은 경험도 아주 풍부하고 완벽히 살균 처리한 위생적인 시술 장비를 갖추고 있어야 한다. 드물긴 하지만 상처가 발생하거나 문신용 잉크로 인해 알레르기 반응이 나타나기도 하며 박테리아 감염의 위험도 존재한다.

영구 아이라이너 시술을 행한는 모습

노화방지 화장

수많은 아이크림과 로션이 시장에 나와 있지만 일반적으로 이들 제품은 사용자의 외모를 극적으로 향상시키진 못한다. 크림과 로션은 눈꺼풀의 민감한 피부에 수분을 공급하는 데 도움을 줄 수 있으며, 이로 얼굴 인해 선이나 주름에 약간의 도움을 줄 수는 있지만 그 효과는 일시적이고 아주 경미하다. 다른 눈 화장품처럼 아이크림과 로션도 엄격한 정부 규제를 받지 않으며 노화방지 주장 역시 그에 대한 테스트나 증명을 요구받고 있는 것도 아니다. 그러나 대부분의 아이크림이나 로션은 눈이나 눈꺼풀 피부에 자극이 없는 한 몸에 해를 끼칠 가능성은 거의 없다. 만일 이런 화장품을 사용했을 때 자극이 온다면 즉시 사용을 중단해야 한다.

노화방지 눈꺼풀 치료

최근 미용 목적의 눈 치료가 폭발적으로 확산된 것과 더불어 어떤 치료법이 자신에게 유용하고, 자신이 치료를 받게 될 경우 어떤 결과가 올 것인지 잘 이해하는 것은 중요하다.

태양 빛으로부터 눈꺼풀 보호하기

연구를 통해 레티노산과 태양광 차단제가 일반적으로 얼굴의 주름을 줄여주는 것이 밝혀졌지만 이런 강한 화학제품을 눈꺼풀에 바르면 눈에 자극을 줄 가능성이 크다. 그러나 태양의 자외선이 피부 노화에 상당한 영향을 미치므로 피부가 태양광에 노출되는 것은 막아야 하는데, 이는 보다 젊은 모습을 가꾸기 위한 것뿐 아니라 눈꺼풀 피부도 예외가 될 수 없는 피부암의 위험을 줄이는 단계를 밟아가는 것이다. 그리고 곁들여서 태양광으로부터 눈을 보호할 경우 백내장이나 망막 황반변성과 같은 질환의 발병 가능성도 줄일 수 있다.

안검종창(눈꺼풀 부풀음)

눈꺼풀이 부풀어오른 적이 있는가? 이렇게 부풀어오른 것은 눈꺼풀의 얇은 피부 아랫부분에 있는 눈꺼풀 조직이 부어오른 징후이다. 많은 사람들이 옆으로 누워 자고 난 후 눈꺼풀이 부은 모습으로 잠에서 깨는데 이는 눈꺼풀 속에 체액이 과다하게 누적되었기 때문이다. 이렇게 부운 눈은 잠에서 깬 후 선 자세를 유지하면 중력의 도움을 받아 머리 부분에 쏠린 과다한 액체가 빠져나가 곧 바로 사라진다. 또 소금, 카페인, 알코올 등을 너무 많이 섭취하면 눈꺼풀이 부풀어오를 수 있으므로 만일 이것이 문제가 될 경우 이런 물질은 피해야 한다. 휴식두 충분히 취해야 하는데 잠을 제대로 못 자도 눈이 붓는다.

자외선을 차단하는 선글라스를 착용하거나 모자를 써서 태양광으로부터 눈과 눈꺼풀을 보호하는 것이 눈꺼풀의 민감한 피부가 태양광에 의해 손상을 입는 것을 막는 최선의 방법이다.

노화도 눈꺼풀을 붓게 하는 원인이 되며, 심각한 의학적 문제가 있을 때도 눈꺼풀이 붓는다. 나이가 들면 얇은 눈꺼풀의 피부가 늘어나고 느슨해져서 피부 밑의 천연 지방패드가 부풀어 튀어나온 듯 보인다. 이렇게 부풀어오른 형태는 원할 경우 수술을 통해 해결할 수 있다(139쪽 '눈꺼풀성형술' 참고). 임신이나 호르몬 변화도 나타났다가 사라지긴 하지만 눈꺼풀을 부풀어오르게 할 수 있으며, 접촉성 피부염, 알레르기, 갑상선 안질환 및 기타 의학적 문제와 같은 보다 심각한 증상이 있으면 눈꺼풀이 더욱 심하게 부풀어오른다. 단순히 노화 때문도 아닌데 만일 눈꺼풀이 부어오른 채 가라앉지 않는다면 안과의사를 찾도록 한다. 치질크림, 오이나 티백을 눈 위에 올리는 것은 안구에 자극을 주므로 피하도록 한다. 일시적으로 눈꺼풀이 부풀어오른 경우에는 차갑게 압박을 가하는 것이 부은 눈꺼풀을 가라앉히는 안전한 방법이다.

> 부어오른 눈꺼풀을 가라앉히려면 차가운 습포를 시도해본다. 수건을 차가운 물에 담근 후 꽉 짜서 눈을 감고 그 위에 약 5분 정도 덮고 있는다.

눈 아래 다크서클

자신이나 다른 사람의 눈 아랫부분이 그늘진 듯이 침침해져 있는 모습을 본 적 있을 것이다. 이런 다크서클은 나이를 더 들어 보이게 하거나 피곤해 보이게 한다. 이것은 유전자와 관련이 있으며, 눈 아래 얇은 눈꺼풀 피부가 다른 얼굴 피부에 비해 색소가 많거나 피부가 얇아 아래의 혈관이 어둡게 내비치기 때문에 나타난다. 또 나이가 들어감에 따라 눈꺼풀 피부가 얇아져 다크서클이 더욱 뚜렷하게 보인다.

타고난 유전자는 어찌할 수 없지만 햇빛 노출만이라도 피한다면 다크서클이 심해지는 것은 막을 수 있으므로 선글라스를 착용하는 것이 좋다. 알레르기가 있는 사람은 다크서클이 만들어지기 쉬우며 이런 사람은 항히스타민제를 이용하여 알레르기를 치료하거나 알레르기 유발물질을 피해야 한다. 더욱 강력한 치료 방법으로는 필러를 주사해 눈 아랫부분을 부풀리거나 레이저를 이용해 아래 눈꺼풀 피부 겉면을 새롭게 덧씌운 듯 보이게 처치하는 방법이 있다('필러'와 '레이저 피부 덧씌우기' 참조).

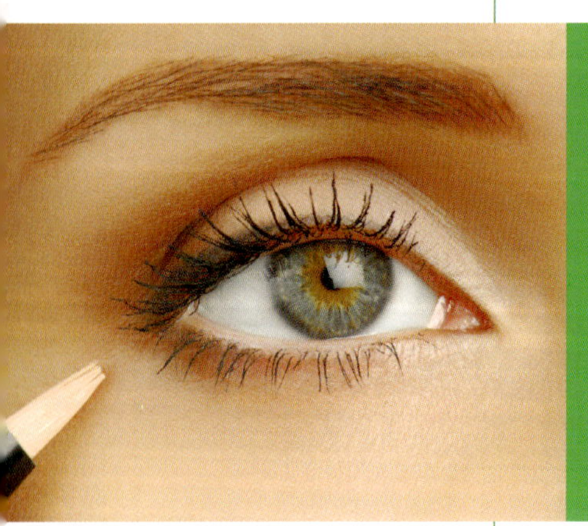

다크서클 크림

다크서클을 겨냥한 많은 아이크림을 시장에서 구할 수 있지만 연구 결과를 보면 대개 큰 효과는 없는 것으로 밝혀졌다. 화장품을 이용하여 다크서클을 보이지 않도록 감추는 것이 아마도 젊고 산뜻하게 보일 수 있는 가장 간단한 방법일 것이다.

보톡스

보톡스는 오늘날 가장 널리 퍼진 미용 치료법으로 얼굴의 근육을 약화시키는 약품을 사용해 얼굴의 선이나 주름을 없앤다. 보톡스는 작은 주사바늘을 이용해 얼굴 피부 바로 밑 근육에 주사한다. 보톡스는 자연적으로 생성된 물질로 만든 것으로 대량 주입하면 근육을 마비시키지만 제대로 주입하면 안전하다. 미용 목적 외에도 안면 경련을 일으키는 눈꺼풀이나 뺨의 근육을 이완시키는 의학적 치료 용도로도 쓰인다. 보톡스는 까치발 같은 눈 가장자리 주름, 눈썹 사이 미간 주름, 이마의 가로진 주름, 입술의 세로진 주름을 없애거나 눈썹의 높이와 기능을 다시 정형하는 데 사용한다. 보톡스 주사는 대개 몇 분 정도 밖에 안 걸리며 주사 후 며칠이 지나면 그 효과를 느낄 수 있다. 주사를 맞기 전 특별히 준비해야 할 것은 없으며 주사 후 일상생활로 바로 되돌아갈 수 있다.

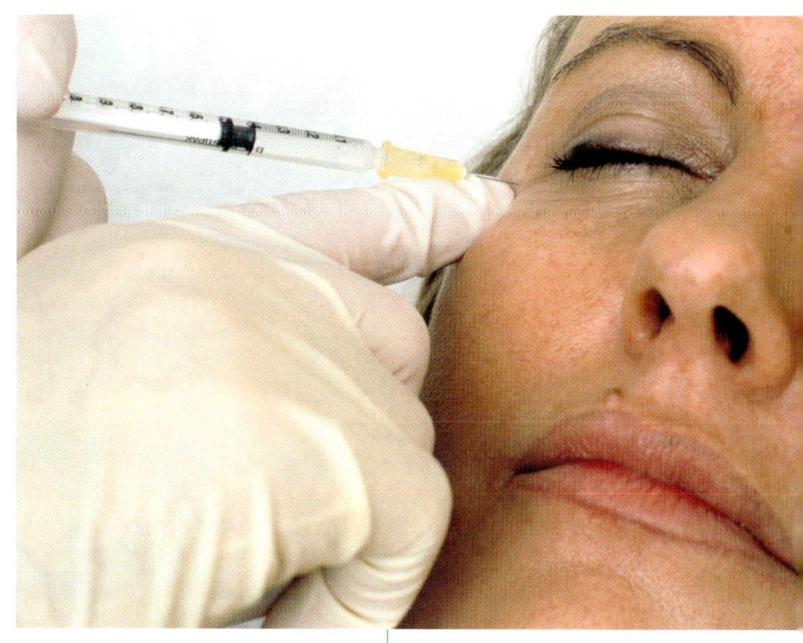

눈 가장자리 까치발 주름이 부분에 보톡스를 주사하는 모습

보톡스 치료를 생각한다면 보톡스 시술 경험이 있는 의사를 찾도록 한다. 때에 따라 경미한 부작용도 있을 수 있는데, 예를 들면 인근의 근육도 함께 약해져서 얼굴이 약간 비대칭이 되거나 눈꺼풀이나 입술이 처질 수도 있다. 다행히 그 효과가 영구적인 것은 아니기 때문에 이런 부자용도 대개 시간이 지나면 사라진다.

주사를 맞은 곳 인근의 근육으로 보톡스가 퍼지는 것을 막으려면 주사 후 몇 시간 동안은 주사 맞은 부분을 건드리지 말아야 한다. 주사 맞은 부분은 아주 작은 타박상을 입은 듯한 약간의 불편함을 겪을 수 있지만 곧 사라질 것이다. 주사로 인한 감염 위험은 표준 멸균 주사바늘을 사용해 최소화한다.

필러

만일 얼굴에 생긴 주름을 줄이고 싶다면 필러를 생각해 볼 수 있다. 이것은 주름진 피부 아래를 채우기 위해 주사하는 것으로 주사 맞은 곳의 피부는 통통하게 들어찬 듯 보이게 된다. 특히 양쪽 눈썹 사이의 주름선, 입술 주위의 주름, 코와 입 그리고 입술 양 옆쪽을 따라가며 난 주름에 필러를 사용하면 더 젊은 모습으로 만들 수 있다. 피부에 난 흉터나 보조개처럼 가라 앉은 부분도 이 필러를 사용하여 두드러지게 할 수 있다. 필러는 보톡스 시술과 병행하기도 하는데 보톡스는 얼굴의 근육을 표적으로 삼아 주름을 없애지만 필러는 나이가 들어감에 따라 사라진 피부 아랫부분의 볼륨을 채우므로 이 두 가지 치료법은 상호 부완적이다.

필러로 보통 사용되는 물질은 여러 가지가 있다.

● 히알루론산은 피부 속에 자연적으로 나타나는 유연한 물질인데 주사할 수 있는 형태로 제조할 수 있다. 히알루론산 제품으로는 레스틸레인, 펄레인, 주

베덤, 하일라폼 등이 있다.

- 히알루론산의 효과는 다시 주사 맞기 전까지 대개 6~12개월 정도 지속된다.
- 콜라겐도 역시 주사할 수 있는 또 다른 물질인데 이 역시 우리 신체 조직 속에서 자연적으로 만들어진다. 콜라겐 주사는 히알루론산 주사에 비해 지속 기간이 다소 짧다.
- 라디에제와 같은 합성 미세구체도 이런 시술에 사용될 수 있는데, 히알루론산보다 지속 기간이 길다.

기술이 발달하여 예전에 비해 필러 효과는 더욱 자연스럽고 매력적인 대안이 되었다. 이 시술은 위험이 크지 않지만 드물게 감염의 위험이 있고 약간의 타박상을 입은 듯한 불편을 느낄 수 있으나 시간이 지나면 사라진다. 시술 의사에 따라 주사 맞는 부위에 마취 크림, 마취 주사나 얼음으로 마취를 한 후 필러를 주름진 부위에 주사한다. 시술 효과는 즉시 볼 수 있으며 첫 24시간 동안은 약간 부

필러

성분	제품명	성분 설명	대표적인 용도	효과 지속 기간
히알루론산	레스틸레인Restylane 펄레인Perlane 주베덤Juvederm 하일라폼Hylaform	히알루론산은 피부 속에서 자연적으로 볼 수 있는 유연한 물질	입술을 통통하게 하거나 얼굴의 구김살, 주름 또는 가라앉은 흉터 등에 사용	6개월에서 12개월
콜라겐	코스모덤Cosmoderm 코스모플라스트 Cosmoplast	콜라겐은 피부 속에서 볼 수 있는 자연적인 단백질	얼굴의 선이나 주름을 채우는 데 사용	2개월에서 4개월
합성 미세구체	라디에제Radiesse 아르테필Artefill	칼슘 하이드록실아파타이트 (수산화인회석; 뼈 속에서 발견되는 무기물) 또는 PMMA(합성물질) 미세구체를 수용성 젤 속에 집어넣은 것	특히 웃음 선과 같이 깊게 패인 구김살이나 주름진 곳에 사용	6개월 이상
지방	쓰이지 않음	자신의 몸 속에 있는 지방을 지방흡입술로 빼내어 필러로 사용	얼굴의 구김살이나 주름진 곳 채우기, 얼굴 윤곽과 모습을 두드러지게 보이도록 사용	경우에 따라 다름

은 듯한 느낌을 가질 수 있다. 시술하기 전 특별히 준비해야 할 것은 없으며 주사 후 바로 일상생활로 돌아갈 수 있다. 보톡스 주사와 마찬가지로 만일 필러 시술을 원한다면 경험이 많고 자신이 원하는 것과 기대하는 바를 잘 이해해 줄 수 있는 의사를 찾도록 한다.

눈 성형수술

나이 들어 늙어 보이는 눈에 가장 효과적인 방안은 아마도 눈 성형수술일 것이다. 수술 비용은 의료보험 지원이 안 되므로 거의 자신이 모든 비용을 지불해야 하기 때문에 미리 수술 비용이 얼마나 들어가는지 꼼꼼하게 따져 봐야 한다.

눈꺼풀성형술

나이가 들면 위아래 눈꺼풀의 얇은 피부는 갈수록 처지고 느슨해지며, 눈꺼풀 아래의 근육도 늘어나서 눈꺼풀 뒤의 지방이 불거져 나오고, 이로 인해 위 눈꺼풀이 아래로 처지고 눈 밑으로는 주머니 같은 모양이 생기기도 한다. 이렇게 나이가 들어감에 따라 일어나는 변화는 사람을 더욱 늙고 피곤해 보이게 하고, 심지어 얼굴의 표정까지 바꿔버린다. 또 위 눈꺼풀 피부가 지나치게 아래로 처져 그 정도가 심하면 상향 주변 시각에 방해를 줄 수도 있다. 햇빛에 노출되거나 타고난 유전적 요인도 나이가 들어 일어나는 눈꺼풀 변화에 영향을 준다. 눈꺼풀성형술로 눈꺼풀 외모를 향상시킬 수 있다.

위 눈꺼풀성형은 위 눈꺼풀의 자연적으로 생긴 주름 속으로 보이지 않게 작은 절개를 해 시술한다. 과하게 많아진 피부와 근육 또는 필요에 따라 지방을 이렇게 설개된 곳을 통해 제기한다. 절개된 부위는 수술이 끝난 후 실로 꿰매어 봉합한 후 보통 1~2주 후에 제거한다. 위 눈꺼풀이 처진 경우(안검하수증)에도 이런 수술을 부위를 통해 처리할 수 있다.

아래 눈꺼풀성형은 아래 눈꺼풀이 처져서 눈 밑에 주머니가 생긴 외모를 향상시기는 데 도움을 준다. 이 성형수술은 아래 눈꺼풀의 안구와 맞닿은 안쪽에서 불룩한 지방을 제거하거나 아래 눈꺼풀 바깥쪽에서 역시 과다한 피부나 지방을 제거한다. 만일 눈꺼풀 바깥쪽에서 시술이 이루어질 경우 아래 속눈썹 바로 아래 부분을 절개하고 시술한 후에 역시 미세하게 꿰매어 봉합한다. 때때로 이렇게 주머니나 지방을 아래 눈꺼풀에서 제거하고 나면 눈꺼풀의 피부가 마치 빈 주머니처럼 되기도 한다. 이렇게 해서 처진 피부는 나중에 레이저 피부 덧씌우기 시술이나 화학

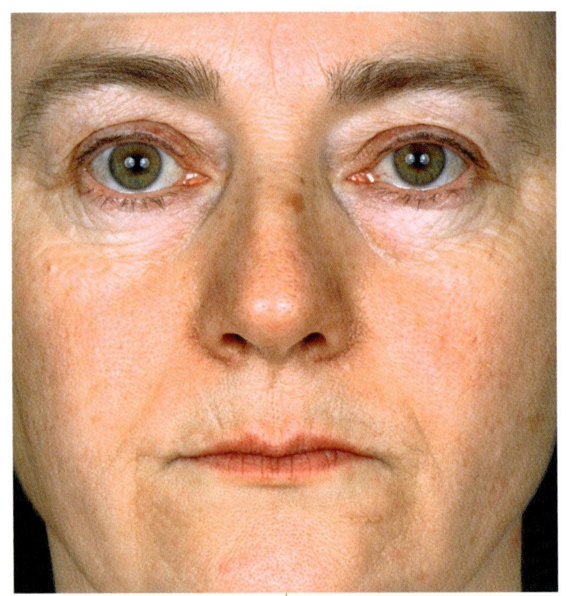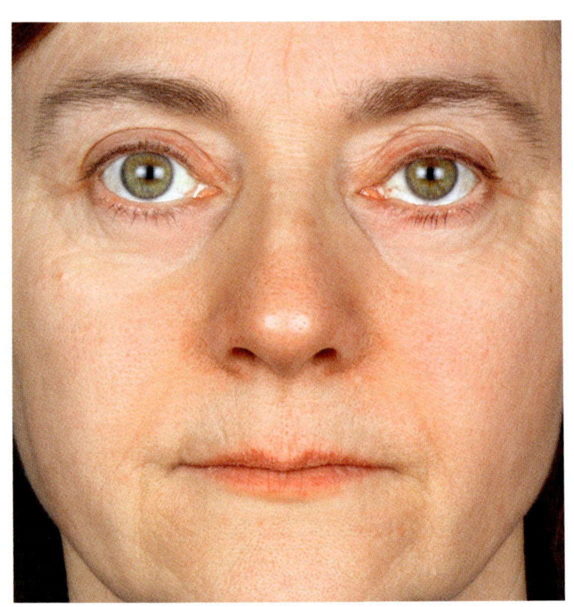

왼쪽 위 눈꺼풀성형술 시술 전 모습.

오른쪽 위 눈꺼풀성형술 시술 후 모습. 위 눈꺼풀이 꽉 차 보이던 모습이 줄어들었다.

적 외피박리 방법을 이용해 팽팽하게 만들 수 있다.

눈꺼풀성형술은 성형외과, 외과수술센터나 병원에서 외래환자 수술로 시술할 수 있다. 위 눈꺼풀, 아래 눈꺼풀, 위아래 눈꺼풀 모두를 수술할 것인지 여부는 개인의 의향에 달려 있으며, 대개 좌우 양쪽의 눈꺼풀을 동시에 시술한다. 대부분은 경구 투약 혹은 혈관 주사로 진정제를 맞은 후 국소 마취를 통해 시술받는다. 수술이 끝나면 경미한 타박상이나 부어오른 듯한 느낌을 받지만 시간이 지나면 사라진다. 절개 부위를 꿰맨 자리가 나을 동안 얼음 찜질을 하거나 항생제 연고를 바르도록 처방한다. 드물긴 하지만 어떤 수술을 하건 간에 심각한 출혈이나 흉터, 시력 상실 및 감염의 위험은 항상 존재한다. 눈꺼풀성형수술의 경우에도 시술의 정도가 과하거나 모자랄 수도 있다. 수술을 결심했다면 자신의 의사를 잘 경청하며 이해하는 의사를 만나야 만족할 만한 수술 결과를 얻을 수 있을 것이다.

만일 혈액 희석제 같은 약품을 복용하거나 출혈 문제나 안구건조증 같은 증세가 있다면 수술 전 의사에게 필히 알려야 한다.

처진 눈꺼풀 교정

위 눈꺼풀이 아래로 처진 것을 의학 용어로 안검하수증이라 부른다. 성인의 경우 눈꺼풀처짐은 보통 나이가 들어 생기지만 상처 또는 근육이나 신경질환으로 인해 생기기도 한다. 드물게 영유아에게도 눈꺼풀처짐이 나타나기도 하는데, 대개 이런 경우는 눈을 뜨게 만드는 눈꺼풀 근육(거근)이 비정상적으로 발육되기 때문에 일어난다. 나이가 듦으로 인해 생기는 눈꺼풀처짐은 눈꺼풀의 거근에 붙어 있는 힘줄이 시간이 지남에 따라 늘어나기 때문에 생기는 것이다.

한쪽 혹은 양쪽 눈꺼풀이 처질 경우 눈을 온전히 뜨기가 어렵고 눈을 치켜 뜨려 할 때마다 늘어신 눈꺼풀의 속눈썹이 닿아 불편하거나 통증이 오기도 하며, 이로 인해 특히 독서를 할 때에 눈이 피로해진다. 이럴 경우 손가락으로 눈꺼풀을 치켜 올리면 눈이 보다 편안하고 잘 보이는 것을 느낄 것이다. 일반적으로 처진 눈꺼풀로 인해 주변 시각이 심각할 정도로 가려진다면, 즉 눈꺼풀이 동공의 상당 부분을 가린다면 교정할 필요가 있으며 그 정도가 경미하고 동공을 가리는 부분이 작을지라도 미용 목적으로 교정하기도 한다.

눈꺼풀처짐 수술을 할 경우 풍부한 시술 경험을 가진 의사를 만나는 것이 중요하다. 나이가 들어 생긴 눈꺼풀처짐 이외에 다른 원인으로 인한 눈꺼풀처짐은 안과의사가 시술하면 안 되는데 눈꺼풀처짐을 유발시킨 근육이나 신경질환은 노화로 인한 눈꺼풀처짐 교정수술과는 그 치료방법이 다르기 때문이다. 수술의 목적은 처진 위 눈꺼풀을 들어올려서 주변 시각을 가리지 않게 하고 양쪽 눈꺼풀을 대칭적으로 균형있게 만들어주는 것이다. 그러나 만일 눈꺼풀의 거근이 비정상적일 경우에는 수술이 정상적으로 이루어지더라도 완전히 정상적인 눈꺼풀의 위치를 잡는 것이 어려울 수도 있다.

눈꺼풀처짐 교정수술은 수술 여건에 따라 성형외과, 외과수술센터 또는 병원에서 외래환자 수술로 시술한다. 성인 대부분은 경구 투약이나 혈관 주사로 진정제를 맞은 후 국소마취를 통해 시술받는다. 만일 양쪽 눈꺼풀 모두 수술이 필요할 경우 한 번에 수술한다. 수술이 이루어지는 도중에 환자에게 눈을 뜨고 다시 감도록 요청하면서 눈꺼풀의 정확한 위치를 잡아주기도 한다. 수술이 끝나면 절개 부위를 꿰매고 꿰맨 실밥은 1~2주 후에 제거한다. 수술이 끝난 후에 경미한 타박상이나 부어오른 듯한 느낌을 받을 수 있으며, 대개 1~2주 후에는 사라진다. 수술을 담당한 의사는 절개 부위를 꿰맨 자리가 나을 동안 얼음 찜질을 하거나 항생제 연고를 바르도록 권장한다. 모든 수술과 마찬가지로 이 눈꺼풀처짐 교정수술 역시 위험은 있다. 출혈이나 흉터자국 발생 및 감염의 위험이 있지만 상대적으로 드문

왼쪽 눈꺼풀처짐 수술을 위해 절개하는 모습.
오른쪽 절개 부위를 다시 꿰매어 봉합하는 모습.

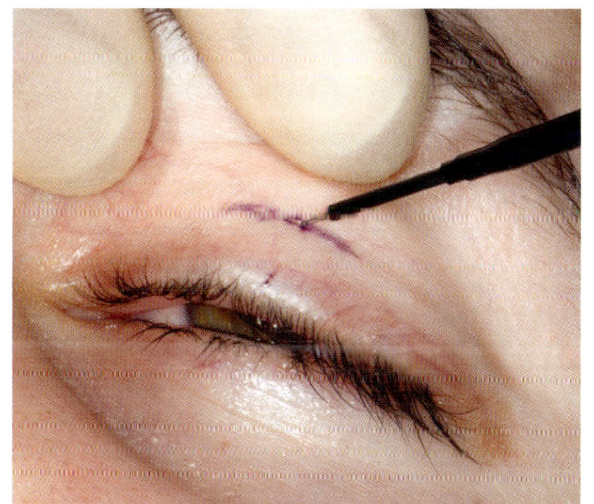

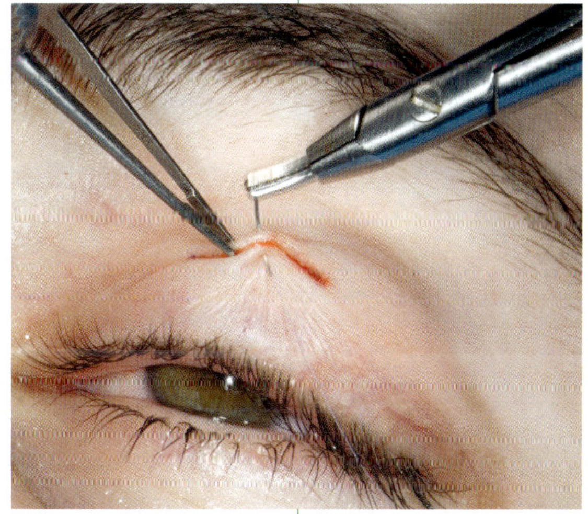

편이다. 혈액 희석제를 복용하거나 출혈 문제를 안고 있다면 수술 전에 반드시 의사에게 알려야 한다. 수술 시 눈꺼풀을 너무 과하게 들어 올리면 안구건조증을 가져올 수 있으며 양쪽 눈의 대칭적인 균형도 깨질 수 있다. 상황에 따라서는 회복 후 부어오른 부위가 가라앉은 후 나타날 수 있는 양쪽 눈의 비대칭적인 균형이나 과다한 시술을 바로 잡아주기 위한 마감 교정술을 시행하는 경우도 있다.

눈썹올림수술

세월이 흐름에 따라 눈썹이나 이마가 아래로 처지면 더 늙어 보이거나 피곤해 보이는데, 수술을 통해 이마 피부와 근육을 들어 올리면 보다 젊고 멋진 모습을 만들 수 있다. 사람에 따라 눈썹이 너무 아래로 처져서 위 눈꺼풀이 늘어진 듯한 모습을 보이기도 하는데, 이런 경우에 눈썹올림수술이 도움이 된다. 눈썹올림수술을 하면 이마의 모습이 더 나아지고 눈썹의 위치도 다시 자리잡게 되어 코의 뿌리 부위가 꽉 들어 찬 듯했던 느낌을 줄일 수 있다. 이렇게 변화를 주면 보다 젊고 생기 있고 여유로운 모습을 가질 수 있다.

내시경 눈썹올림수술도 이마를 들어 올리는 수술로 알려져 있다. 눈썹올림수술은 양쪽 눈썹 윗부분을 절개해 시술하며, 이 경우 눈에 보이는 흉터가 남을 수 있다. 내시경 눈썹올림수술은 미용 목적으로 흔하게 이루어지는 것이다. 이 수술은 머리털이 자라난 언저리를 따라 절개를 하고 아주 작은 카메라와 내시경 도구를 절개 부위로 삽입해 이마 피부와 근육 아랫부분을 수술한다. 일단 들어 올려진 세포조직은 분해 장비 속으로 들어가게 된다.

눈썹올림수술은 외래수술로 할 수 있으며, 다른 성형수술과 마찬가지로 작지만 출혈 과다, 흉터, 안면마비나 감염 같은 위험이 있을 수 있다. 수술 후 회복기간은 몇 주가 소요될 수도 있다. 수술 전 혈액 희석제를 복용하거나 출혈 문제가 있다면 의사에게 말해주어야 한다. 완전히 만족할만한 수술 결과를 얻으려면 자신이 원하는 것과 기대하는 바를 수술 전에 의사와 충분히 상의하고 이 수술이 자신에게 알맞은 것인지 결정해야 한다.

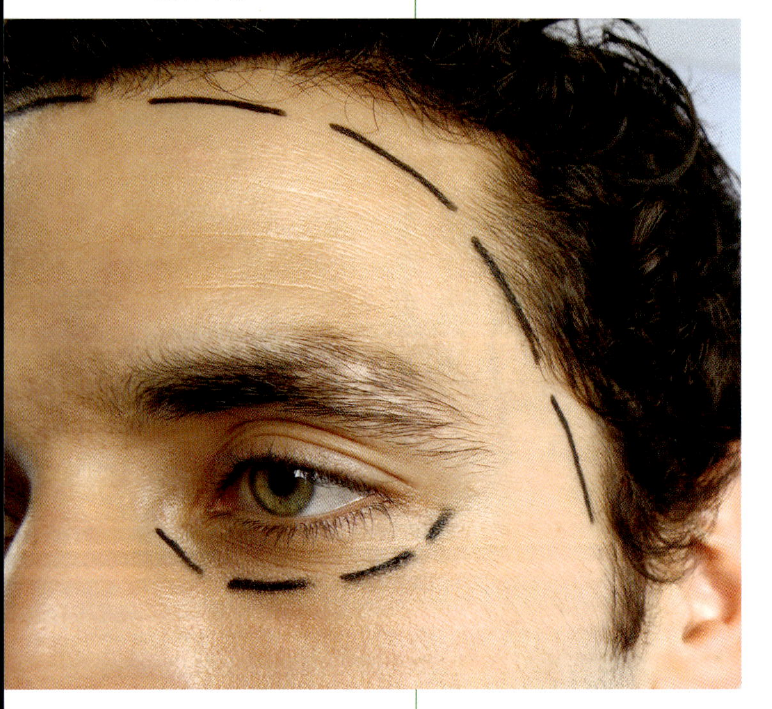

눈썹올림수술과 아래 눈꺼풀처짐 교정수술이 이뤄질 부위

안이나 밖으로 돌아 들어가거나 나온 눈꺼풀 바로잡기

사람에 따라 나이가 들면 눈꺼풀이 안이나 밖으로 돌아 들어가거나 나와서 눈꺼풀이 제자리를 벗어나기도 한다. '안검외번'은 눈꺼풀이 밖으로 돌아 나온 것을 칭하는 용어이고, '안검내번'은 반대로 눈꺼풀이 안으로 돌아 들어간 증세를 말하는 용어이다. 두 가지 모두 나이가 듦에 따라 안구와 마주하는 눈꺼풀을 제자리에 잡아두는 눈꺼풀의 근육과 힘줄이 느슨해지면서 발생하고 눈꺼풀 자체가 탄력을 잃고 제자리를 벗어나게 된다. 이로 인해 눈꺼풀이 더 이상 예전과 같이 안구를 보호하고 윤활하는 기능을 수행하지 못하게 된다. 안검외번이나 안검내번은 미용상으로도 흉한 모습을 보이지만 더 중요한 문제는 안구에 심한 자극이나 건조증을 가져올 수 있다는 점이다. 만일 눈썹이 밖으로 말려 나왔을 경우 안구 표면을 윤활시키기 위한 눈물을 제대로 잡아둘 수 없기 때문에 안구가 자극을 받고 그로 인한 건조 증상이 올 수 있다. 안구내번의 경우 눈썹이 안쪽을 향해 안구를 찌르게 되어 안구 표면을 비벼대거나 꾸준한 자극을 가하게 된다.

대부분 안검외번이나 안검내번 증상은 나이가 들어감에 따라 발생하지만, 다른 원인에 의해 발생하는 것도 있으며 이런 것은 안과의사를 통해 제거해야 한다. 경우에 따라 눈꺼풀 근육을 제어하는 안면 신경이 마비되어 눈꺼풀이 밖으로 말려 나오기도 한다. 피부 알레르기나 피부질환으로 생긴 흉터, 화학약품에 의한 화상 또는 예전에 받았던 수술이 원인이 되어 눈꺼풀에 문제가 발생할 수도 있다. 왜 눈꺼풀이 제자리를 잘 잡지 못하는지 그 이유를 정확히 파악하는 것이 중요한데 원인에 따라 치료 방법도 달라지기 때문이다.

눈꺼풀이 밖으로 돌아 나오거나 안으로 돌아 들어간 경우가 나이 들어 생긴 것이라면 대개 교정수술을 통해 바로잡을 수 있다. 다른 눈꺼풀 수술처럼 이런 교정수술도 외래환자 수술 방식으로 시술하며, 경구 투약이나 혈관 진정제 주사를 맞고 국소마취를 한다. 만일 두 눈꺼풀 모두 동일한 형태의 문제를 가졌으면 한 번에 양쪽 눈꺼풀 모두 수술한다. 교정수술의 유형에 따라 수술 후 절개 부위를 꿰매어 봉합할 수 있으며, 이 경우 1~2주가 지나면 실밥을 제거한다. 회복 기간에 약간의 타박상을 입은듯한 느낌이나 부어오른 느낌이 올 수도 있는데 이 기간에 얼음 찜질이나 항생제 연고를 발라준다.

이러한 눈꺼풀 교정수술도 그 위험은 상당히 작지만 그래도 심한 출혈, 흉터 발생, 감염의 위험이 있을 수 있으며, 교정이나 마무리 잘못으로 수술 결과가 오래 지속되지 못할 경우 다시 교정수술을 받아야 하는 위험이 있다. 밖으로 말려져 나온 눈꺼풀로 인해 외모가 불량하거나 눈 건강에 부정적인 영향을 받는 대부분의 사람들은 이런 눈꺼풀 교정수술로 도움을 얻을 수 있다.

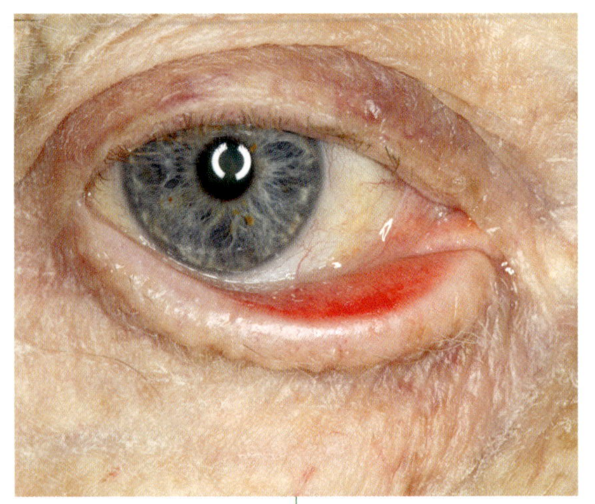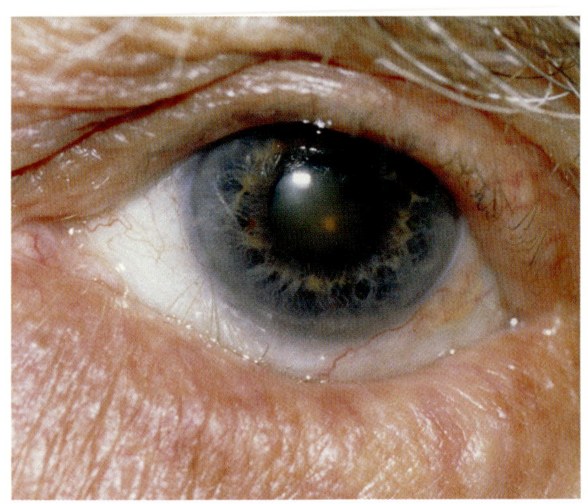

눈 주위 레이저 피부 덧씌우기 시술

주름진 얼굴 피부를 개선할 수 있는 수술법은 없는지 생각해본 적 있는가? 노화나 상처로 인한 흔적 말고 색소가 불규칙적으로 분포된 피부가 있는가? 만일 그렇다면 최근 점점 확산되고 있는 레이저 피부 덧씌우기 시술법에 대해 관심을 갖게 될 것이다. 피부의 가장 바깥층을 이산화탄소나 에르븀 레이저로 태워 증발시키고 이 레이저 에너지를 이용해 그 아래 피부 속 콜라겐을 팽팽하게 만든다. 수술 후 피부가 회복되면서 새로운 건강한 세포들이 피부 맨 위층으로 자라나오면서 얼굴의 미세한 선을 줄이고 피부 표면 조직을 더 향상시킨다.

얼굴의 어느 한 부분을 표적으로 삼아 레이저 덧씌우기 수술을 할 수도 있고, 다른 수술과 병행해 시술할 수도 있다. 예를 들어 아래 눈꺼풀성형 시술 시 눈꺼풀에서 과하게 늘어진 근육 조직과 불거져 나온 지방을 제거하면 아래 눈꺼풀의 잉여 피부가 바람직하지 않게 느슨하게 되므로 여기에 레이저 피부 덧씌우기 수술을 시행해 이 피부를 팽팽하게 만든다.

레이저 피부 덧씌우기 수술을 생각한다면 경험이 풍부한 의사를 찾아 상담한 후에 수술 여부를 결정해야 한다. 레이저 피부 덧씌우기 수술로 피부 외모를 크게 향상시킬 수 있지만 나이가 들어 발생한 모든 유형의 피부 변화를 바로잡을 수 있는 것은 아니다. 또 피부의 노화가 꾸준하게 진행되기 때문에 이 수술법의 효과 역시 영구적인 것은 아니다. 자신의 피부 어느 한 부분이 이 레이저 피부 덧씌우기 수술로 개선될 수 있을지 여부는 의사의 도움을 받아 판단하고 결정해야 한다.

레이저 피부 덧씌우기 수술은 대개 성형외과나 외래환자 수술센터 또는 병원에서 외래수술로 이뤄진다. 대부분 국소마취를 하고 수술이 이루어지며 경구 투

> 레이저 피부 덧씌우기 수술을 받은 후에는 햇빛의 과다한 노출을 피하고 햇빛 차단제를 수술 부위에 발라 수술받은 피부 부위에 햇빛에 의한 비정상적인 색소 침착이 일어나지 않도록 미연에 방지한다.

악이나 혈관 주사로 진정제를 맞는다. 수술 후 새로운 피부
세포가 자라나기까지 시간이 필요하고 보통 수술 후 얼굴
이 부어오르거나 피부가 딱딱하게 변하는데, 회복이 이뤄
지는 몇 주 동안은 피부의 색깔도 붉거나 분홍색으로 보이
기도 한다. 항생제 연고를 얼굴에 바르거나 피부 회복 정도
에 따라 여러 가지 처방을 받는다. 수술에 따르는 위험은
작지만 그래도 불규칙적인 피부색소 침착이나 피부조직,
감염 또는 흉터발생의 위험이 존재한다. 수술 후 새로 자라
난 피부가 자외선에 의해 노화되지 않도록 햇빛을 차단해
야 한다.

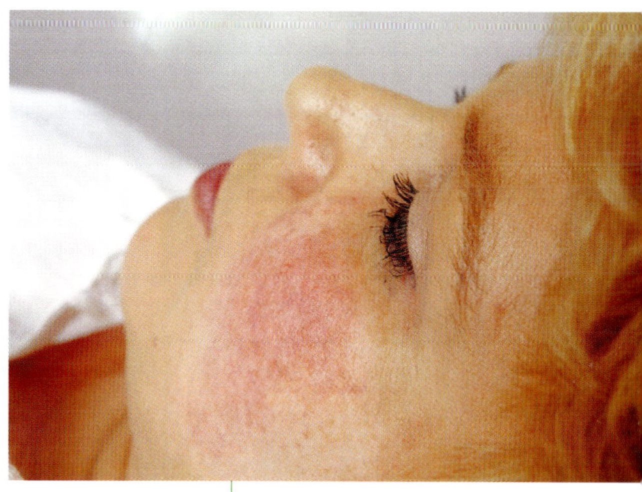

레이저 피부 덧씌우기 수술과
화학적 외피 박리 시술을
하게 되면 일시적으로 수술이
이루어진 부위의 피부가
회복되는 동안은 붉은색을
띠게 된다

눈 주위 화학적 외피 박리 시술

우리의 피부는 꾸준하게 바깥층이 떨어져 나가고 피부 아래 깊은 곳에서 새로 자
라나는 피부 세포가 위로 올라와 떨어져 나간 자리를 대신 메운다. 나이가 들면
이렇게 피부 세포 뒤바뀜이 점점 느려져서 태양빛으로 손상된 피부 세포가 남아
선이나 주름을 만들어 피부가 노화된다. 레이저 피부 덧씌우기 수술 외에 피부를
더 젊게 만드는 방법으로는 화학적 외피 박리 방법이 있다. 이 기법을 이용할 경
우 안과의사는 트라이클로로아세트산trichloroacetic acid이라 부르는 물질을 이용해
피부 바깥층을 떨어져 나가게 만든다. 이 방법을 사용하면 햇빛에 손상을 입었거
나 활기가 떨어진 피부의 표층이 제거되고 그 아래 새로운 피부가 드러나게 된다.
아래에 있던 새로운 피부 세포는 색소가 보다 균일하고 더 팽팽하기 때문에 얼룩
졌거나 느슨하고 미세하게 주름진 피부로 개선할 수 있다. 화학적 외피 박리는 피
부를 지탱하는 단백질인 콜라겐의 생장을 촉진시키고, 이로 인해 피부 겉모습이
덜 얇은 듯 보이게 한다.

　　화학적 외피 박리 방법은 눈 주위는 물론 얼굴이나 몸의 다른 부위에 시술할
수도 있으며, 경우에 따라 최선의 효과를 얻기 위해 연속적으로 시술하기도 한다.
자신의 피부 문제를 다루기 위한 최선의 방안이 화학적 외피 박리 방법이나 레이
저 피부 덧씌우기 또는 다른 방법이 있는지 의사와 상담한 후 결정한다.

　　화학적 외피 박리 시술은 먼저 트라이클로로아세트산을 몇 분 동안 피부에
발라준다. 이 약품을 피부에 바르면 경미한 현상이나 찌르는 듯한 따가운 느낌을
받을 수 있다. 그 다음에 약품을 깨끗하게 씻어내고 차가운 습포와 연고를 피부에
발라준다. 피부색은 시술 후 회복이 이루어지는 낮새에서 일주일 정도의 기간 동
안에는 붉고 미숙한 상태를 유지한다. 이 회복 기간 중에는 시술 부위의 외부 노
출을 피하는 것이 좋다. 화학적 외피 박리 시술의 가장 흔히 일어날 수 있는 부작
용은 피부색이 갈색으로 변색되는 것이다. 이렇게 변색이 일어나는 것은 항상 그
런 것은 아니지만 대개 놀이킬 수 없다. 이 부작용의 수 원인은 화학적 외피 박리

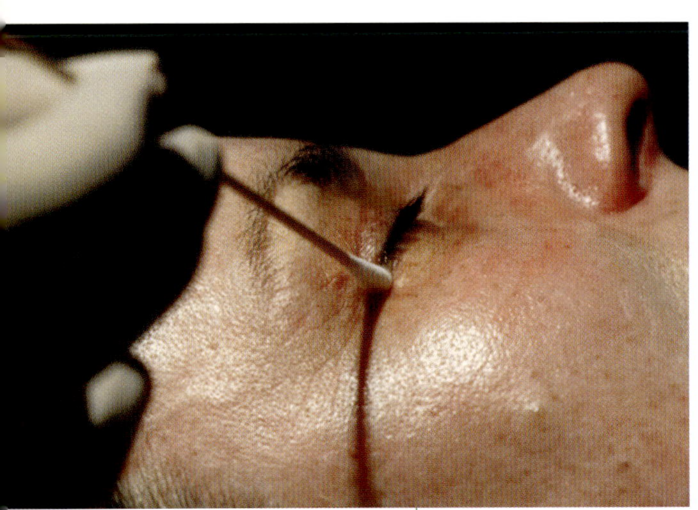

눈꺼풀에 화학적
외피 박리제인
트라이클로로아세트산을
바르는 모습

이후 햇빛을 제대로 피하지 못했기 때문으로, 이 시술을 한 후에는 반드시 6~8주 동안 햇빛에 피부가 직접 노출되는 것을 피하고 외출할 때에는 강력한 햇빛 차단제를 발라야 한다.

주름살 제거 수술

주름살 제거 수술은 노화된 눈과 눈꺼풀을 직접 다루지는 않지만, 보다 젊어진 모습을 완전히 연출하기 위해서는 미용 목적의 눈 성형수술과 주름살 제거 수술을 한데 조합하여 시술하기도 한다. 세월이 흘러 갈수록 중력이 얼굴 피부를 끌어당기면 그 아래 세포조직도 아래로 늘어지게 된다. 아래로 처진 세포조직과 느슨해진 피부는 나이를 들어 보이게 하기 때문에 젊게 보이기 위해 다양한 주름살 제거 수술을 한다. 주로 많이 하는 주름살 제거 수술에는 안면 중앙부 주름살 제거와 안면 하부 주름살 제거 두 가지 유형이 있다.

안면 중앙부 주름살 제거

안면 중앙부는 아래 눈꺼풀에서 코입술주름(비구순구) 사이의 부위를 말하며, 코입술주름은 코 양쪽에서 입 양쪽 가장자리 구석으로 이어지는 선을 말한다. 나이가 들어감에 따라 이 부위도 신체의 다른 부분과 마찬가지로 아래로 처지므로 수술을 통해 이 부분을 들어 올리면 보다 젊어 보이는 얼굴 윤곽을 만들 수 있다. 경우에 따라 이 수술을 할 때 얼굴 피부 아래로 지방을 주입하여 얼굴 모습을 보다 탱탱하게 만들기도 한다.

주름살 제거 수술은 눈꺼풀성형수술에 비해 그 침습 정도가 심하기 때문에 수술이 이루어지는 동안 사용되는 마취제도 역시 더 많이 소요된다. 의사와 편안하게 대할 수 있는 관계를 맺도록 하고 수술 후 결과에 대해 현실적인 기대를 갖도록 한다. 다른 수술과 마찬가지로 주름살 제거 수술은 출혈, 감염, 흉터 및 불가피한 추가 수술 등의 위험 요인이 있다. 대개 눈꺼풀은 안면 중앙부 주름살 제거 수술 항목에 포함되지 않으므로 이 부분을 수술하려면 별도의 눈꺼풀성형수술이나 눈썹올림술(이마거상술)이 필요하다.

안면 하부 주름살 제거

땅 위에 살고 있는 한 중력으로 인해 얼굴 아랫부분이나 목살이 늘어지고 세월의 흔적이 나타나는 것은 피할 수 없다. 세월이 지남에 따라 젊은 얼굴 윤곽을 지탱해주던 피부 아래의 탱탱하던 지방은 수축되고 목의 피부 조직도 아래로 늘어지게 된다. 안면 하부 주름살 제거 수술을 할 때에는 목의 피부도 종종 함께 늘어 올려 늘어진 목 근육을 줄이고 과다하게 침적된 지방을 제거해 팽팽하게 만든다.

광범위한 성형수술은 얼굴 수술을 전문적으로 시술하는 의사를 잘 만나는 것이 무엇보다 중요하다. 자신이 염려하는 바와 기대하는 것을 잘 이해하고 경청할 수 있으며 외모에 영향을 미치는 사소한 것까지도 상세히 논의할 수 있는 의사를 만나는 것이 성공적인 성형수술의 중요한 요소이다. 안면 중앙부 주름살 제거 수술처럼 안면 하부 주름살 제거 수술 역시 출혈, 감염, 흉터, 불가피한 재수술 등의 위험은 상존한다. 눈꺼풀수술 역시 안면 하부 주름살 제거 수술 항목에는 포함되지 않으므로 눈 자체 부분의 모습을 젊어 보이게 하려면 눈꺼풀성형술이나 눈썹올림술 같은 별도의 수술을 해야 한다.

눈꺼풀에 생긴 혹 덩어리 제거하기

나이가 들어감에 따라 눈꺼풀이나 눈 주위로 미세한 혹 같은 것들이 자라는 사람이 많다. 이런 혹 같은 것들이 자라는 이유는 여러 가지 있지만 대부분 대수롭지

눈 성형수술을 성공적으로 하기 위한 요령

- 빝고자 히는 수술의 전문적인 경험이 풍부하고 편아히 대할 수 있는 의사를 찾도록 한다.

- 수술 전 의사를 찾아가서 수술에 관해 궁금한 점을 가능한 한 많이 질문하여 알아보고 편안한 마음가짐으로 수술에 임하도록 한다.

- 자신에게 의학적 문제(특히 감염이나 출혈과 같은 문제)가 있다면 수술 전에 의사에게 모두 이야기해주도록 한다.

- 만일 아스피린, 와파린, 클로피도그렐(항혈소판제), NSAIDs(비스테로이드성 항염제), 비타민 E 또는 한약재와 같은 약을 복용하고 있을 경우 안과의사나 가정 주치의와 상의하여 수술 전에 이런 약제 복용을 중지해야 할 것인지 확인한다.

- 만일 안구건조 증세가 있다면 수술을 결정하기 전에 안과의사와 상담하도록 한다.

- 수술 결과에 대해 힙리적인 기대치를 가지도록 하고, 수술이 자신에게 적절한 것인지 충분한 시간을 가지고 안과의사와 상담한 후 결정한다.

- 수술 후 마무리 손질이나 재수술이 필요할 수도 있음을 알아야 한다.

- 특히 수술에 마취가 필요할 경우 수술할 병원이나 장소로 자신을 데려다 주고 다시 집으로 데려올 수 있게 운전을 대신해줄 사람을 미리 확보하도록 한다.

- 수술에 따라 수술 후 회복되기까지 시간이 소요될 수 있으므로 이 기간에 회복 전 모습이 남의 눈에 띠지 않도록 일정 계획을 잡는다.

- 의사의 수술 후 사후 관리 지침을 엄격하게 준수해야 한다. 이런 지침은 수술 결과를 최적화하고 새로 젊어진 외모를 보호하기 위해 만든 것이다.

- 흡연은 수술 후 상처 회복을 더디게 할 수 있으므로 수술 전과 수술 후 회복 기간 동안에는 담배를 금한다.

않거나 전혀 간섭을 주지 않는다. 그러나 가끔은 암일 수도 있으므로 이런 것은 제거해야 한다.

피부암

눈꺼풀에 발생하는 피부암은 대개 기저세포암이나 편평세포암이다(이 용어는 암이 발생하는 피부 세포의 종류에서 유래된 것이다). 흔치 않지만 눈 주변에 발생할 수 있는 피부암으로는 피부의 색소 세포에 발생하는 흑색종과 눈꺼풀 피부 기름샘에 발생하는 기름샘세포암(지선암)이 있다. 이런 피부암은 발견되는 대로 제거해야 하는데, 기저세포나 편평세포의 암은 주변 조직으로 전이될 수 있고 흑색종과 기름샘세포 암 역시 인체의 다른 부분으로 전파될 수 있기 때문이다. 햇빛에 노출되는 것이 대부분의 눈꺼풀 피부암 발병의 주 위험 요인이다. 백인이 이런 원인에 의한 피부암 발생에 더 취약하다. 햇빛에 눈이 노출되지 않도록 보호하고 자외선 차단 기능이 있는 선글라스를 착용하면 눈꺼풀 피부암 발생 위험을 줄일 수 있다.

만일 눈 주변에 있는 혹 덩어리가 오래도록 변화 없이 있었다면 그리 위험하지 않은 양성 종양일 것이다. 이런 경우 별다른 간섭이나 불편이 없는 한 손을 쓸 필요는 없다. 만일 혹 덩어리가 자극을 주거나 그 위치가 외모에 영향을 미치는 경우 안과의사에게 문의해 적절한 치료방법을 찾도록 한다. 그러나 혹 덩어리가 피부암과 같은 징후를 보인다면 즉시 안과의사를 찾아 암의 여부를 검사해야 한다.

안과의사가 눈 주변의 혹 덩어리를 피부암으로 의심한다면 완전히 제거하는 것이 최선의 치료방법이다. 안과의사 중 눈성형 전문의 oculoplastic surgeons 는 눈꺼풀 수술과 이런 종류의 치료법을 전문으로 익힌 사람들이다. 눈꺼풀 피부암이 있는 환자의 상태에 따라 피부암을 제거하기 위해 의사는 모스현미경 수술이나 동결절편 수술을 권한다. 이런 수술 기법은 시술 과정에서 피부암의 각 층을 하나씩 제거해 제거된 층을 현미경으로 검사하면서 모든 암세포를 제거한다. 피부암 제거 수술 후에 눈성형 전문의는 암세포가 통째로 제거된 부위의 피부 상처를 교정하는 수술을 한다. 피부암 발생 부위에 따라 완전히 암세포를 제거할 수 없는 경우 방사선 요법이 사용될 수 있다.

피부암을 조기에 발견하는 것이 완전한 치료를 담보하는 열쇠가 되며, 이에 따라 재발이나 다른 곳으로 전이될 위험을 줄이게 된다. 일단 암세

아래 눈꺼풀에 발생한 기저세포암. 이 부위에 발생한 피부암은 결절이나 혹 덩어리가 정상적인 눈썹 라인을 흐트러뜨린다.

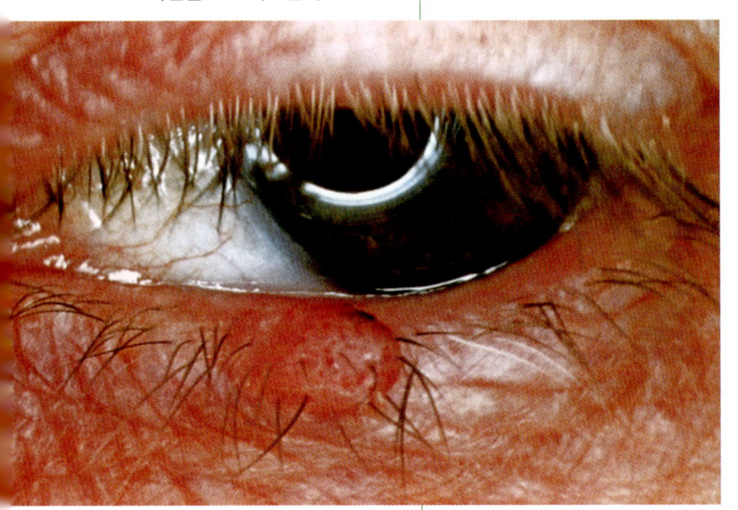

포를 제거한 후에는 안과의사로 하여금 주기적으로 재발이 일어나지 않았는지 그리고 나중에 다른 피부암이 발생하지는 않았는지 확인하기 위한 사후 관리가 필요하다.

안구 보철(의안)

모든 사람이 평생 동안 건강한 두 눈으로 잘 보고 정상적인 겉모습을 유지하길 바라지만 모두가 이 소원대로 살아가는 것은 아니다. 눈에 발생한 암을 치료하기 위해, 수술 후 생긴 심한 상처가 있거나 맹안의 통증을 경감하기 위해, 눈에 심각한 감염을 치료하기 위해, 맹안이 되었거나 형체가 변해버린 눈의 외모를 개선하기 위해 안구를 제거해야 할 때도 있다.

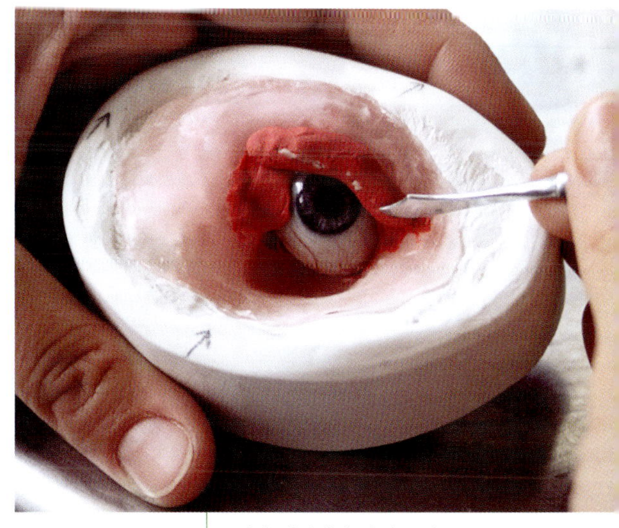

의안 제작자가 실제 눈과 아주 닮은 의안을 제작하는 모습

만일 수술을 통해 안구를 제거할 경우 안과의사는 대개 공처럼 생긴 보철물을 안구 대신 안와(눈구멍)에 삽입한다. 이 구형의 삽입물은 실리콘, 수산화인회석, 폴리에틸렌이나 알루미나 재질로 만들어지며 환자 자신의 세포 조직으로 덮이게 된다. 많은 경우 원래의 안구에 붙어 있던 근육을 이 삽입물에 다시 붙여서 원래 안구처럼 자연스럽게 움직일 수 있게 해준다. 삽입물 이식 후 몇 주가 지나 회복이 이루어지면 의안 제작자는 의안을 만든다. 삽입된 이식물에 다른 한쪽의 눈과 짝을 이룰 수 있도록 눈동자의 모습을 그려주고 삽입물의 앞면이 눈꺼풀 안쪽 면과 잘 들어맞도록 형체를 다듬어 준다. 경우에 따라 안근이 이 삽입물을 움직이기 때문에 삽입물과 의안을 잇는 못을 박아 의안의 움직임을 보다 자연스럽게 보이도록 해준다. 의안은 세척을 위해 쉽게 뺄 수 있으며 대부분 눈에 그대로 둔 채 잠을 잘 수 있다. 한 번 만든 의안은 수십 년 동안 오래 사용할 수 있다.

원래 있던 안구가 제자리에 없으면 안와와 눈꺼풀의 형태가 시간이 흐름에 따라 변할 수 있으며 이에 따라 의안의 맞춤 상태도 변할 수 있다. 만일 의안을 꼈을 경우 주기적으로 안과의사와 의안 제작자를 찾아 의안의 맞춤 상태와 삽입물과 그 주변을 덮은 세포 조직이 제대로 잘 붙어 있는지 확인해야 한다. 우리는 대부분 의안을 사용한다는 생각을 거의 하지 않지만, 눈을 잃은 사람은 심리적으로 깊은 상처를 받게 된다. 그러나 안구를 제거해야 할 정도의 상황은 대게 매우 심각한 문제로 수술이 필요하게 된다. 특히 시각을 상실한 통증이 심한 눈이 있으면, 이 눈을 제거해야 통증이 사라지기 때문에 많은 사람들은 이 맹안을 제거한 후 더 나은 상황에 놓이게 된다. 사람에 따라 의안을 익숙하게 끼우기까지 어려움이 있을 수 있지만 일단 끼우게 되면 내부분 시간이 김에 따라 길 적응한다.

의안 제작자는 사람의 실제 눈과 아주 닮은 의안을 제작하는 장인이다. 이런 의안으로는 사물을 볼 수 없으며 다만 얼굴의 외모와 눈 주변 조직의 형태를 제대로 유지할 복적으로 끼는 것이다.

8

더 나은 시각을 간직하려면

이 장에서는 이 책을 꼼꼼히 읽는 데 도움을 줄 수 있는 몇 가지 정보를 실었다. 눈에 관한 근거 없는 통념을 다룬 내용도 있고, 점안액을 제대로 주입하는 방법을 알려주는 내용, 일반적으로 처방되는 점안액 목록과 그 사용법 및 부작용에 관한 내용도 있다. 또 안과 수술에 대비하여 지침으로 사용할 요긴한 질문 리스트도 있다.

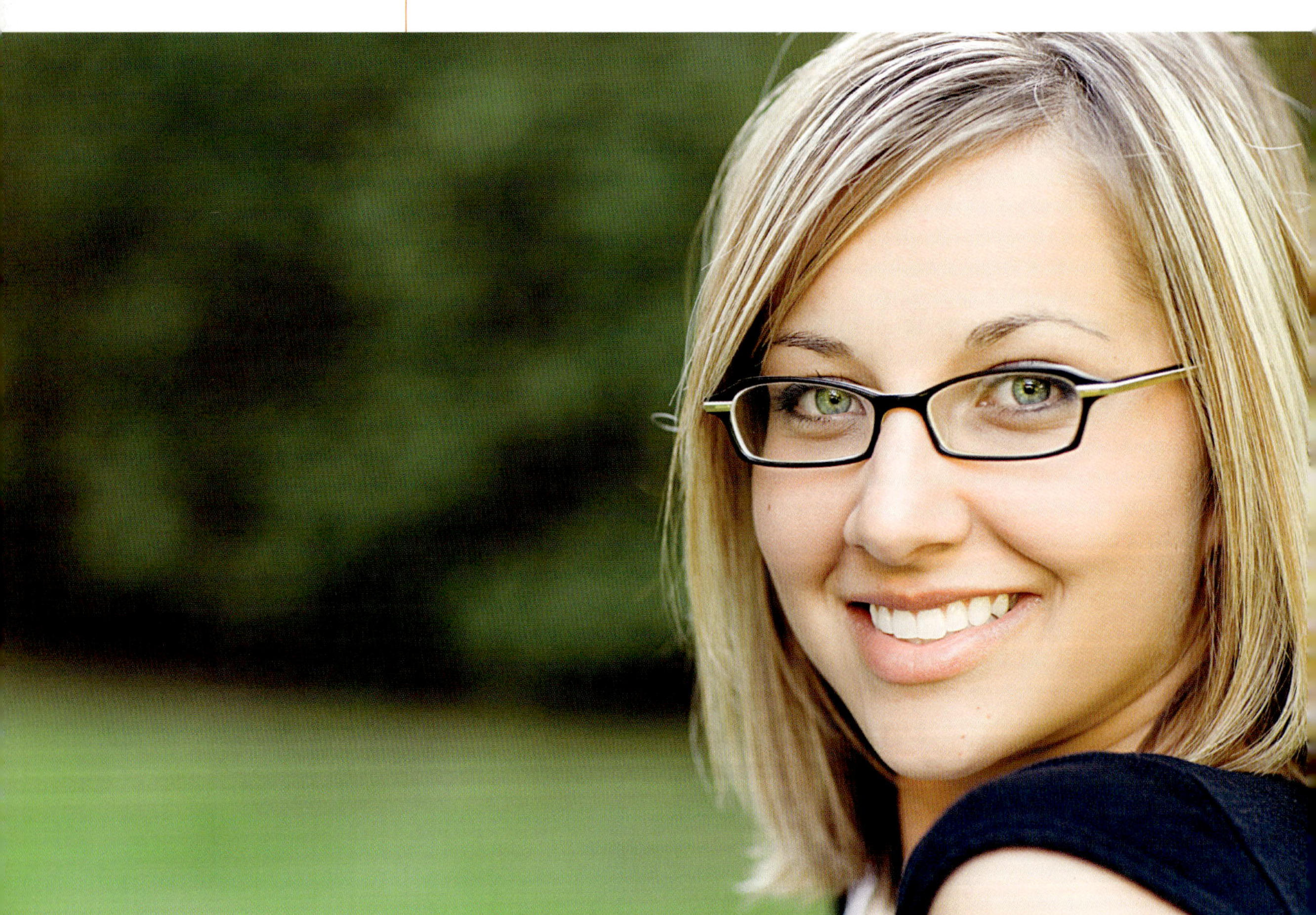

눈에 관해 밝혀진 잘못된 통념

보통 눈에 관한 잘못된 미신 같은 이야기를 들어본 적 있겠지만 경우에 따라서는 사실과 허구의 분별이 어려울 때가 있다. 여기에서는 우리가 한 번쯤은 들었음직한 몇 가지 잘못 알려진 이야기와 왜 그것이 잘못된 것인지 그 이유를 정리했다.

눈 운동을 통해 시력을 개선할 수 있을까?

한 번쯤은 시력 개선과 안경 착용을 줄일 목적으로 고안된 눈 운동이나 컴퓨터 프로그램 광고를 접한 적이 있을 것이다. 현실적으로 눈의 굴절 이상이나 안경의 필요 여부는 대부분 타고난 유전적 요인과 안구의 형태에 따라 정해진다. 그렇기 때문에 눈 운동을 한다 해도 굴절 이상이 온 것을 변화시킬 수는 없으며 시력이 더 나아지지 않는다. 사람에 따라 도움이 될 수 있는 유일한 눈 운동은 연필 들이밀기 운동뿐인데 이 운동은 폭주부전(눈모음 부족)이나 근거리 물체를 보기 위해 양쪽 눈의 정렬에 문제가 있을 때 도움이 된다(3장 참고).

독서나 텔레비전을 너무 많이 보면 눈에 영구적인 손상이 올까?

사람의 눈을 디지털카메라로, 사람의 뇌를 컴퓨터로 생각해보자. 눈은 디지털카메라처럼 자신이 바라보는 사물의 이미지를 포착하고 카메라 이미지인 시각 정보를 빛아 컴퓨터 기능을 가진 뇌로 전달한다. 사람의 뇌가 이렇게 전달받은 이미지를 처리하고 나서야 비로소 우리가 '볼 수 있는 것'이다.

　　카메라가 포착한 이미지로 인해 손상을 입는 일이 없는 것처럼 우리의 눈도 역시 우리가 보는 것으로 인해 손상을 입진 않는다. 종종 책이나 텔레비전을 오래 보면 눈의 긴장이나 안구건조 증상을 경험할 수는 있지만 영구적인 눈의 손상을

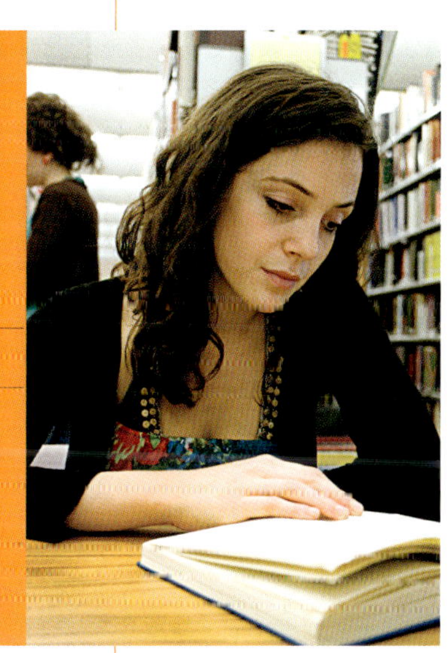

독서

독서나 텔레비전 시청 또는 컴퓨터 작업을 끝내고 난 후 느낄 수 있는 눈의 긴장은 일반적으로 눈에 위험한 것은 아니지만 어느 정도 귀찮은 것일 수는 있다. 만일 독서나 컴퓨터 모니터를 한동안 바라보고 난 후 눈에 자극이 오거나 가렵거나 시각이 희미해질 경우에는 다음에 나오는 요령을 시도해보도록 한다.

- 눈을 감아 눈물이 눈 표면을 적시도록 해준다.
- 인공눈물 점안액을 양쪽 눈에 넣어준다.
- 먼 거리의 풍경이나 물체를 몇 분 정도 바라보면서 눈 안쪽 근육의 긴장을 풀어주면 가까운 거리의 초점을 맞추는 데 도움이 된다.
- 독서, 텔레비전 시청, 컴퓨터 작업 하기 전에는 잠시 일어나서 스트레칭을 한다.
- 다시 독서, 텔레비전 시청, 컴퓨터 작업 등을 시작하기 전 사이에 앉아 양쪽 눈에 인공눈물 점안액을 넣어준다.

가져오지는 않는다.

한 가지 주지할 사항은 계속 자라며 성장하는 어린이 눈에 발생한 굴절 이상의 경우 부분적으로는 두 눈을 어떻게 사용하였는가에 따라 영향을 받을 수 있다는 것이다. 이것은 비록 유전적 요인이 눈의 굴절 이상을 결정짓는 대부분의 원인이긴 하지만, 일부 연구에 의하면 어린이가 많은 시간을 독서나 가까운 물체를 바라보며 지낼 경우 쉽게 근시안이 될 수 있음을 밝혔다.

> 만일 눈의 시각에 결함이 생기면 시각을 바로 잡고 시력을 개선하기 위해 안경을 착용해야 한다.

안경을 착용하면 눈의 시력이 더 약해질까요?

독서나 텔레비전 시청이 눈에 손상을 주지 않는 것처럼 정확하게 처방된 안경을 착용하는 것 역시 아무런 해를 끼치지 않는다. 실제로 최상의 상태로 교정된 시력의 수준을 알려주는 측정치는 어떤 안경을 착용하건 간에 가장 잘 볼 수 있는 시력을 의미한다. 적절하게 처방이 이루어진 안경은 눈을 더 약화시키지 않으며, 오히려 자신에게 필요한 안경을 착용하면 시각이 향상된다. 제대로 처방되지 않은 안경을 착용하더라도 경우에 따라 눈의 긴장이나 두통을 유발할지언정 눈에 영구적인 손상을 주진 않는다.

그러나 굴절 이상의 교정을 위해 안경이 필요한 어린이는 정확하게 처방이 이루어진 안경을 착용하는 것이 결정적으로 중요하다. 어린이에게 나타나는 흐릿한 시각은 제대로 된 안경을 착용했건 제대로 처방되지 않은 안경을 착용했건 간에 계속 문제가 될 수 있는데, 이는 어린이의 뇌가 계속 성장하면서 눈에 연결된 시신경도 함께 발육이 계속되기 때문이다. 최악의 경우 만일 눈이 뇌로 흐릿한 이미지만을 전달할 경우 뇌가 이 시신경 접속 부위를 제대로 발달시키지 못할 수도 있다. 이렇게 되면 약시(시력 감퇴)로 이어질 수 있으며, 만일 어렸을 적에 제대로 치료가 이루어지지 않으면 영구적으로 약한 시력을 가지게 된다.

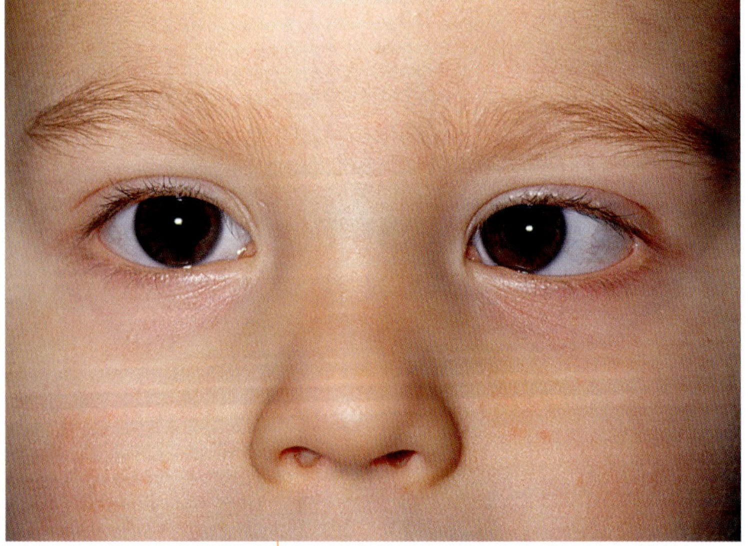

세 살 된 남자 아기 왼쪽 사팔눈의 모습. 사시를 치료하지 않고 방치할 경우 어린이의 시각에 손상을 가져오는 결과가 초래된다.

어린이의 사시는 자라면서 사라질까?

어떤 사람은 아주 어린 아기가 시선이 안쪽으로 몰리거나 밖으로 향한 눈을 가지고 있을 경우 점점 자라면서 자연적으로 교정이 이루어진다고 생각한다. 신생아의 경우 시각이 자라나는 동안은 눈의 정렬 상태가 안정적이지 못할 수 있지만, 태어난 후 4개월이 지나도 사시가 그대로 남아 있으면 의사를 찾아 진단을 받아 봐야 한다. 어린이의 사시는 저절로 없어지는 것이 아니며, 어렸을 적에 사시를 가졌다면 약시로 발전할 위험이 있다(3장 참고). 사시는 보다 심각한 눈의 문제를 나타내는 증상이 될 수 있으므로 안과의사를 찾아 철저한 안과 진단을 통해 눈에 다른 비정상적인 문제점은 없는지 확인하는 것이 중요하다.

당근을 먹으면 시력이 개선될까?

당근은 베타-카로틴이 풍부하게 들어 있는 식품으로 사람의 몸 속에서 비타민 A로 변환된다. 비타민 A는 망막의 기능세포들이 잘 작용할 수 있도록 해주는 중요한 역할을 한다. 비타민 A가 결핍된 경우 야맹증이 첫 번째 증상으로 나타나며, 나중에 보다 심각한 시력 상실로 이어질 수 있다. 개발도상국의 경우 비타민 A 결핍은 드문 현상이 아니나 선진국에서는 거의 볼 수 없다. 당근이나 베타-카로틴이 풍부하게 함유된 다른 식품을 섭취하면 이미 비타민 A가 결핍된 상태가 아닌 한 시력을 더 좋게 향상시키지는 못한다. 5장에 시력을 개선시킬 수 있는 비타민과 보충제에 관한 더 많은 내용이 들어 있다.

나이와 관련된 안질환 연구 결과를 보면, 고용량의 베타-카로틴을 다른 비타민 및 미네랄과 함께 섭취하면 종류에 따라 건성 황반변성을 악성의 습성 황반변성으로 악화시키는 위험을 줄일 수 있다(3장 참고). 이런 경우에 처하더라도 이런 비타민을 섭취하면 시각이 악화될 가능성을 줄일 수 있지만 그렇더라도 시각을 개선시키지는 못한다. 게다가 주지할 사항은 흡연자들의 경우 과량의 베타-카로틴 섭취는 폐암 발생 위험을 높게 한다.

> 당근은 단지 비타민 A 결핍증이 있는 사람의 시력만 개선시킬 뿐이다.

티백이나 오이가 눈꺼풀이 부었을 때 효과가 있을까?

잡지 기사를 보면 습한 티백이나 잘게 썬 오이 조각으로 눈꺼풀에 덮으면 부어오른 것을 가라 앉힐 수 있다고 이야기한다. 이렇게 할 때 문제점은 이런 식품 속에 박테리아가 들어 있을 수 있어 자칫 감염이 될 수 있다는 점이다. 박테리아는 우리 주변 환경 어느 곳에서나 볼 수 있으므로 이렇게 박테리아가 있을 수 있는 불질을 직접 눈 가까이 대는 것은 바람직하지 않다. 이것은 특히 콘택트렌즈를 착용한 사람에게 더욱 해당되는 문제인데 콘택트렌즈를 착용하지 않은 사람에 비해 눈 표면에 박테리아 감염이 쉽게 일어날 수 있기 때문이다. 어떤 패션 잡지는 눈꺼풀이 부었을 경우 치질크림을 발라 가라앉히도록 권상하기도 한다. 이것은 이 크림에 혈관을 수축시키는 약품이 들어 있기 때문이다(치질은 혈관이 확장된 상태이다). 눈꺼풀의 혈관을 수축시키면 부어오른 것을 가라앉히는 데 도움이 될 수는 있다. 그러나 이 크림은 눈꺼풀이 부어오르거나 팽윤된 상태를 가라앉히는 데 미미한 효과를 보이며 일시적인 것에 불과하다. 또 눈 언저리의 민감한 부위를 표적으로 삼아 조제한 것이 아니기 때문에 눈과 눈꺼풀의 얇은 피부에 자극을 줄 수도 있다. 게다가 어떤 치질크림은 스테로이드 약제를 함유하고 있어서 눈 가까이 사용할 경우 백내장이나 녹내장을 발생시키거나 악화시킬 위험이 있다. 부어오른 눈을 진정시키고 가라앉히려면 차가운 수건을 꽉 짜서 눈을 감고 그 위에 몇 분 동안 덮어 주면 효과적이다.

OPTICAL ILLUSION

당뇨망막병증 치료를 위해 또는 녹내장 질환의 안압을 낮추기 위해 레이저를 사용해 치료가 이루어졌다 하더라도 시력을 개선시키지는 못한다. 이런 레이저 수술의 목적은 가능한 한 현재의 시각을 그대로 보존하는 것이다.

후발 백내장 막의 레이저 수술 치료 목적은 시각을 개선하는 것이지만 안경 착용의 필요성을 줄이기 위해 고안된 것은 아니다.

레이저를 이용한 모든 눈 수술은 시각을 개선하고 안경 착용의 필요성을 줄이기 위한 것일까?

사람들이 '레이저 눈 수술'이라는 말을 들으면 대개 굴절교정수술을 떠올리는데, 이 수술은 레이저를 이용해 안경이나 콘택트렌즈의 필요성을 줄이는 수술이다. 그러나 이 수술 외에도 레이저는 다른 종류의 수술에도 많이 이용되는데, 여러 가지 눈의 문제와 질환을 치료하는 데 사용되어 굴절 이상 또는 안경이나 콘택트렌즈 착용에 영향을 주지 않는 경우도 있다.

이와 같은 수술 치료의 사례로는 다음과 같은 것들이 있다. 종류에 따른 당뇨망막병증을 제어하기 위해 망막에 직접 레이저를 주사하는 수술, 폐쇄각녹내장을 치료하거나 예방하기 위해 홍채에 레이저를 주사하는 수술, 개방각녹내장의 경우 안압을 낮추기 위해 눈의 안쪽 누액 배출 부위에 레이저를 주사하는 수술 그리고 후발 백내장을 치료하거나 백내장 수술 후 삽입된 인공 수정체 뒷부분에 형성된 막을 제거하기 위해 레이저를 사용하는 수술 등이 있다. 이런 레이저 수술법은 시각에 다양한 영향을 끼칠 수 있지만 안경의 처방까지는 변화시키지 못한다.

레이저 수술법에 관해 더 깊은 내용은 2장을 참조하도록 한다.

모든 백내장 수술에 레이저가 사용될까?

백내장 수술 기법은 지난 25년 동안 변화하며 엄청난 발전을 이루었다. 오늘날 선진국에서 시술이 이루어지는 거의 모든 백내장 수술은 레이저가 아닌 특수 초음파 기계를 사용한다. 이 초음파 기계는 혼탁한 백내장 수정체를 있는 그대로 제거하는 것이 아니라 분쇄시켜 작은 조각으로 만들어 제거하는데, 이것은 보다 발전된 현대 백내장 수술로 아주 미세한 절개 기법을 이용하기 때문에 수술 후 회복 기간도 과거 수술 기법에 비해 짧아졌다.

그러나 인공수정체 이식 수술 이후 어느 시점에서는 인공수정체 뒷부분에 형성되는 후발 백내장 막을 제거하기 위해 레이저를 이용한다.

망막황반변성과 녹내장에 걸리면 완전히 실명하게 될까?

이 두 가지 질환에 관해 그래도 안심이 되는 것은 이 두 가지 질환에 걸려도 두 눈 모두 실명으로 이어지는 경우는 그렇게 자주 일어나지 않는다는 것이다. 망막황반변성의 경우 완전한 실명으로 이어지지 않는다. 이것은 망막황반변성이 단지 중심 시각에 영향을 주는 망막 한 가운데에 자리한 황반에게만 영향을 미치기 때문에 주변 시각과 관계가 있는 주변 망막에는 아무런 영향을 미치지 않는다. 망막황반변성이 상당히 진행된 사람조차도 보통 주변 시각에는 문제가 없어 아무런 도움 없이도 걸을 수 있다.

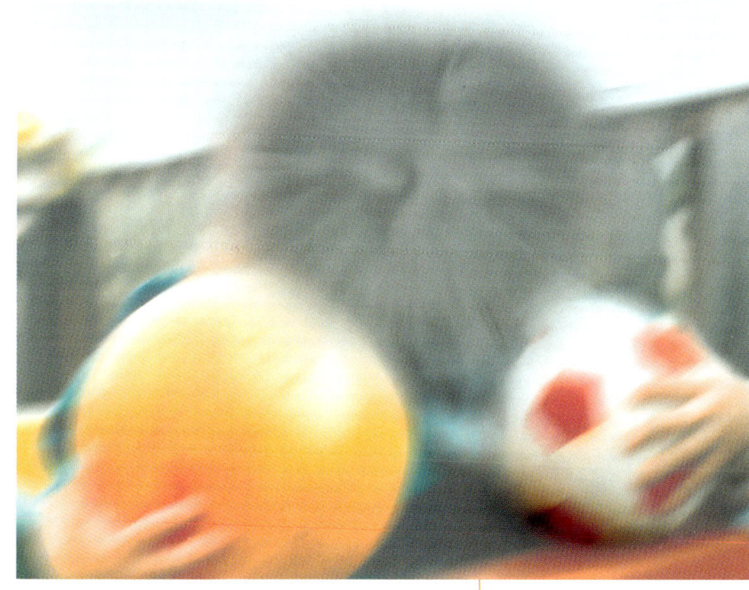

망막황반변성이 중심 시각에 영향을 미치기는 하지만 대개 주변 시각에는 영향을 미치지 않는다.

녹내장에 걸린 대부분의 사람들도 두 눈이 실명까지는 이어지지 않는다. 이것은 녹내장의 유형에 따라 다양한 변화를 보인다. 가장 흔히 볼 수 있는 개방각 녹내장은 서서히 진행되는 질환으로 아주 악성일 경우에만 실명으로 이어진다. 만일 조기에 합리적으로 진단이 이루어지고 제대로 치료가 된다면 양쪽 눈이 실명을 겪는 경우는 거의 없을 것이다. 급성 개방각녹내장의 경우 실명 위험이 어느 정도는 높은데, 그 이유는 안압이 매우 빠르게 치솟을 수 있고 이로 인해 만일 치료가 되지 않으면 몇 시간에서 며칠 이내에 시각에 영구적인 손상을 입힐 수 있기 때문이다. 그러나 급성 개방각녹내장이 두 눈에 동시에 발생하는 경우는 거의 없고 재빨리 제대로 치료가 이루어진다면 실명할 가능성은 다행히 그렇게 높지 않다. 이 두 가지 질환에 관한 내용 모두 3장에서 자세하게 볼 수 있다.

인공눈물을 하루에 4번 이상 사용하는 사람들은 방부제가 들어 있지 않은 제품 사용을 고려하도록 한다. 이런 제품은 자주 사용해도 자극이 덜하다.

눈의 흰자위를 더 하얗게 만드는 점안액을 사용해도 좋을까?

일반적으로 약국에서 판매하는 눈의 흰자위를 더 하얗게 만들거나 눈의 충혈을 제거하기 위해 만들어진 점안액을 사용하는 것은 바람직하지 않다. 이렇게 조제된 점안액은 인공눈물과 달리 결막이나 안구의 흰 부분 아래 세포조직의 혈관을 수축시키는 화학약품이 들어 있다. 혈관의 수축이 일어나면 크기가 작아져 충혈된 모습이 줄어든다. 이런 변화는 일시적인 것으로 약품의 효과가 없어지면 혈관은 다시 확장되어 전보다 더 충혈된 모습을 보인다. 또 눈의 충혈은 보다 심각한 눈의 문제를 나타내는 징후일 수도 있으므로 이런 점안액을 이용하여 일시적으로 충혈된 모습을 숨기는 것은 의사를 찾아가야 할 때를 놓치게 만들기도 한다.

만일 눈을 촉촉하게 적셔주고 편안하게 가꾸기 위해 점안액을 사용하려 한다면 먼저 약국에서 인공눈물을 찾아 사용해보도록 한다. 인공눈물에는 혈관을 수축시키는 어떤 약품도 들어 있지 않다. 특히 방부제가 들어 있지 않은 제품이라면 원할 때마다 자주 사용할 수 있다. 취침 시 사용하는 윤활용 젤이나 연고 같은 제품은 밤새 눈을 촉촉하게 적셔주는 데 특히 도움이 되며 아침에 일어났을 때 보다 개운한 느낌을 준다.

> 인공눈물을 냉장고에 넣어 두면 신선한 보관에 도움이 된다. 냉장된 인공눈물은 차갑기 때문에 눈에 넣었을 때에 냉장되지 않은 인공눈물보다 쉽게 느낄 수 있다.

점안액을 눈에 넣을 때 한 번에 필요 이상 많이 넣어도 문제 없을까?

안구와 주변을 덮고 있는 눈꺼풀은 한 방울 정도의 액체만 붙잡아 둘 수 있다. 그러므로 만일 한 번에 한 방울 이상의 점안액을 눈에 넣을 경우 여분의 액체는 그저 뺨으로 흘러내리게 된다. 따라서 점안액을 많이 넣더라도 과주입될 가능성은 없다. 조제된 점안액일 경우 여분의 점안액이 뺨으로 흘러내리게 하는 것이 눈에 덜 주입되는 것보다 나으므로 충분히 넣는다.

눈 수술 전 안과의사에게 물어봐야 할 질문

눈에 수술을 받는다는 것을 생각하면 끔찍하고 겁나는 일이긴 하지만 세계적으로 수백만 명의 사람들이 아무런 문제 없이 성공적으로 눈 수술을 받는다. 할 수 있는 대로 가능한 한 미리 자신이나 사랑하는 사람의 눈 수술에 대해 생각해보고 알아보면 수술 준비에 도움이 된다. 안과 수술 의사에게 주저치 말고 될 수 있는 대로 필요한 많은 것을 물어보고 확인하면 수술에 편안하게 임할 수 있을 것이다. 다음에 나오는 내용은 의사 결정을 고려하는 환자나 의사에게 도움이 될 수 있는 견본 질문과 설명이 있다. 모든 수술에 관한 더 상세한 사항은 2장(굴절교정수술), 3장(백내장 수술), 7장(눈 성형수술)을 참조한다.

수술을 몇 번이나 해보셨나요?

안과의사가 수술을 몇 번이나 해보았는지 알아보는 것은 자신이 받을 수술에 직접적인 영향을 미치지 않더라도 안과의사의 경험을 알아볼 뿐 아니라 자신이 받을 수술이 얼마나 자주 이루어지는 수술인지 알 수 있기 때문에 도움이 된다. 백내장 수술 같은 경우는 상당히 흔히 이루어지지만 다른 수술은 이보다 흔치 않다. 일반 수술의 경우 수술 후 경과를 쉽게 예측할 수도 있지만 흔치 않은 수술의 경우 수술 후 경과 예측이 그리 쉽지 않다.

수술의 위험 요인과 수술 후 혜택은 어떤 것이 있나요?

눈 수술 결정은 수술 받을 당사자와 시술할 의사가 함께 논의하고 결정해야 한다. 의사는 수술에 따른 적절한 행동 방침을 권장할 수 있지만 수술 여부에 관한 최종 의사 결정은 스스로 내려야 한다. 대개 결정은 수술에 따른 위험 요인과 혜택을 견주어보며 내리게 된다. 의사는 수술할 사람의 상황에 비추어 어떤 위험과 혜택이 있는지 확인할 수 있도록 도움을 줄 것이므로 신중하게 수술 여부를 결정해야 한다.

> 만일 권장하는 수술이나 치료법이 의심스럽거나 염려가 된다면 상황이 그리 급하지 않은 이상 다른 의사의 의견을 묻고 들어보는 것도 전혀 나쁠 게 없다.

수술 성공률은 어느 정도 기대할 수 있나요?

가장 흔히 이루어지는 눈 수술의 경우 수술 성공률이나 흔히 볼 수 있는 합병증에 걸리는 비율은 어느 정도인지 알아볼 수 있는 추정치가 있다. 사람마다 서로 특성이 다르므로 안과의사는 이런 수치를 적절히 원용하여 수술할 사람의 상황에 비추어 추정할 것이다. 의사 자신의 수술 성공률도 이런 과학적 연구문헌에서 볼 수 있는 성공률과 비슷한지 물어보도록 한다. 합병증 역시 매우 다양하게 나타날 수 있음을 유념한다. 경미하여 결국 시각에 지속적 영향을 미치지 못하는 것도 있는 한편, 장기적으로 시각을 손상시킬 잠재력을 가진 심각한 합병증도 있다. 다행히 이런 심각한 합병증의 발생 가능성은 시간을 가지고 지료하면 나을 수 있는 경미한 합병증 발생 가능성에 비해 낮다.

내가 받을 수술에 어떤 마취 방법이 가장 좋은가요?

경우에 따라 수술에 필요한 마취를 어떤 식으로 할 것인지 의사와 시고 상의하여 선택할 수 있다. 일반적으로 마취제를 많이 사용하는 것보다 덜 사용하는 것이 전반적으로 건강에 더 좋다. 예를 들어 만일 수술이 부분 마취를 통해 이루어질 수 있다면 이것이 전신 마취로 잠에 든 채 수술을 행하는 것보다 낫다. 수술에 마취제를 얼마나 사용할 것인지는 환자가 가진 의학적 문제나 수술에 걸리는 시간, 수술 시 고통을 받을 가능성이나 수술이 이루어지는 동안 환자가 조용히 있어야 할 필요성 등에 따라 결정한다. 수술을 진행할 안과의사는 환자의 특별한 상황을 평가하고 어떤 마취를 어느 정도 해야 환자가 쉽게 받아들일 수 있고 수술을 가장 안전하게 진행할 수 있을지 결정한다.

다른 선택적 대안으로는 어떤 것이 있나요?

비록 의사와 함께 상의하여 계획된 수술을 진행하기로 결정했다 하더라도 혹시 다른 선택적 대안은 어떤 것이 있는지 알아두는 것도 좋다. 시도해보진 않았지만 수술이 필요하지 않은 다른 대안이 있다면 그것보다 수술이 왜 더 나은 선택인지 안과의사가 그 이유를 말해주어야 한다. 상황에 따라 어떤 종류의 수술을 행하는 것이 옳은지에 관해 하나 이상의 정답이 있을 수 있으므로 의사가 어떻게 해서 자신이 받을 수술 유형이 최선의 수술 방식이라 결정했는지에 관해 알고 있어야 한다. 끝으로 사람에 따라 수술을 행하는 것이 그렇게 매력적인 대안이 아닐 수도 있기 때문에 보다 덜 공격적인 치료법의 위험 요인과 혜택에 대해 잘 알고 있는 한 이런 치료법을 선호할 수도 있다.

현재 테스트 중인 치료법 중에 나의 증세 치료에 알맞은 실험적 요법이 혹시 있나요?

다행히 과학자들은 의학 분야의 새로운 돌파구를 발견하거나 꾸준한 진전을 이루어내고 있다. 안과 분야 역시 새로운 치료 방식, 장비 및 약품의 연구와 테스트가 여러 단계에서 이루어지고 있다. 이런 새로운 기술들은 일단 승인을 얻으면 광범위하게 사용되며 시간이 경과해도 문제가 없는지 주기적인 확인이 이루어진다. 예를 들어 백내장 수술 시 사용되는 다초점 인공수정체 이식은 현재 지속적으로 개선이 이루어지고 있으며 과거에 사용했던 것보다 더 나은 새로운 제품이 나오고 있다. 이렇게 새로 나온 인공수정체 이식을 권장하는 의사도 있는 한편 더 나은 제품이 나올 때까지 기다려 보자는 의사도 있다. 많은 경우 이렇게 새로운 기술의 널리 인정 받은 제품을 선택하는 것이 옳거나 그른 것은 아니지만 선택할 수 있는 여러 대안에 대해 알고 있어야 의사의 도움을 받아 최상의 선택을 할 수 있다.

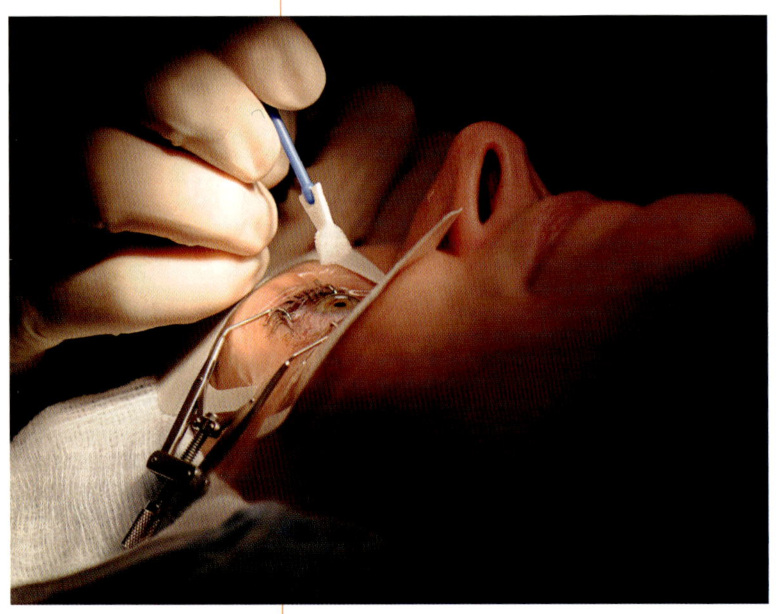

눈 수술 거의 대부분은 반듯이 등을 대고 누운 자세로 이루어진다.

만일 등을 반듯하게 대고 누울 수 없다면 눈 수술을 받지 못하나요?

대부분의 눈 수술이 등을 대고 누워 눈이 천장을 바라보는 자세로 이루어진
다. 이런 자세로 오래 있을 수 없는 어떤 의학적 문제가 있다면 의사
에게 수술 전 필히 이야기 해야 한다. 경우에 따라 수술이 이루
어지는 동안 목이나 무릎을 배게나 패딩으로 받쳐서 보다 편
안한 자세를 지탱하도록 한다. 또한 마취 담당 의사는 수술
이 이루어질 동안 여러 의학적 문제를 제어하여 보다 편안
히 누운 채 수술이 이루어지게 한다.

수술 전 혈액 희석제 투약을 중지해야 한다면 언제 다시
투약을 시작해야 하나요?

만일 아스피린, 클로피도그렐 중황산염(플라빅스), 와파린(쿠마딘)
또는 한약재를 비롯한 다른 혈액 희석제를 투약하고 있다면 수술 전에
투약을 중지해야 할 것인지 의사와 상의해야 한다. 다시 말하지만 의사는 혈액 희
석제 투약 중단에 따른 신체 나머지 부분에 미칠 위험과 투약을 계속했을 경우
수술 중이나 수술 후 출혈에 관련된 위험을 저울질하여 판단할 것이다. 뇌졸중,
혈괴, 심장 발작 등으로 혈액 희석제를 투약하는 중이라면 이런 질환은 재발 가능
한 건강상의 문제이기 때문에 안과의사는 일차 진료 의사나 내과의사에게 도움
을 청해 의사 결정을 해야 할 것이다. 만일 눈 수술 시의 출혈 위험이 낮다면 투약
을 계속해도 좋다는 의사 결정을 내리게 될 것이나 눈 수
술 시 출혈 위험이 높다면 수술 전에 투약을 중지하도록
요구할 것이다. 대개 아스피린은 수술에 들어가기 10~14
일 전부터 투약을 중지하는데 이 정도 기간이 지나야 몸
속에서 아스피린 성분이 빠져나가기 때문이다. 클로피도
그렐 중황산염과 와파린은 수술에 들어가기 3~4일 전부터
투약을 중지한다. 수술 후 다시 투약을 해야 할 시점을 잊
으면 안 되며 경우에 따라 수술 직후 이튿날부터 투약이
재개되기도 한다.

　혈액 희석제 투약을 중지할 경우 심각한 건강상 위험
에 처하는 문제가 있기 때문에 와파린을 투약해야만 하는
사람도 있다. 만일 이런 범주에 속하는 사람이 실실석인
출혈 위험이 있는 눈 수술을 해야 할 경우 도움이 될 수 있
는 설충 방안이 있다. 눈 수술 환자이 일차 진료 의사와 공
동으로 협의하여 안과의사는 수술 전 며칠 동안 와파린 투
약을 중지하는 대신 에녹사파린 나트륨(로베녹스)을 내신
투약하도록 할 수 있는데 이 역시 혈액 희석제로 매일 두

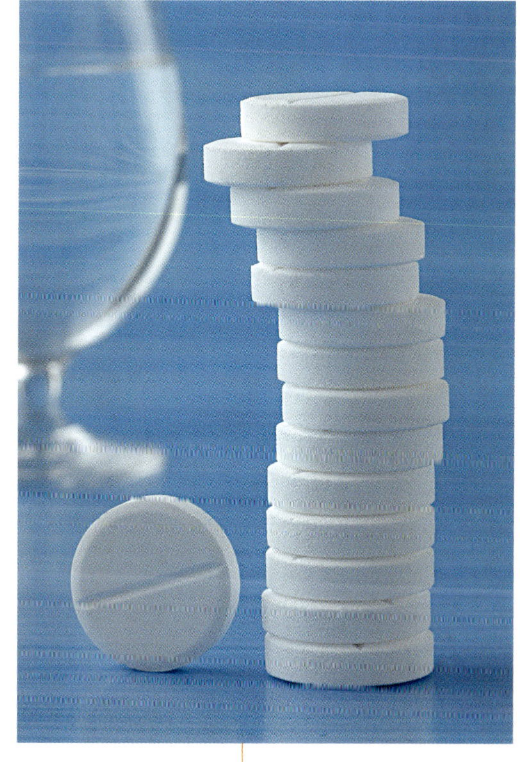

만일 아스피린이나 어떤 다른
혈액 희석제를 투약하고
있다면 수술 전에 투약을
계속할지 의사와 상담하도록
한다.

번 피부에 주사하게 된다. 에녹사파린 나트륨은 와파린이 체내에서 소진되어 없는 동안 혈액을 묽은 상태로 유지시켜 준다. 이것은 복잡한 혈액 희석제 투약 처방이기 때문에 투약을 어떻게 할 것인지에 관해 안과의사와 일차 진료 의사가 함께 서로 의사 소통을 분명하게 해야 한다.

눈 수술 비용을 의료보험 등으로 충당할 수 있나요?

만일 의료보험에 가입되어 있다면 의학적 필요에 따라 눈 건강을 위해 행해지는 대부분의 수술 비용은 보험으로 충당할 수 있다. 또 보험 공제 금액이나 자기 부담금도 있을 수 있음을 기억해야 한다.

굴절교정수술이나 눈꺼풀성형수술 비용은 대개 의료보험으로 처리되지 않으므로 이런 수술 비용은 대부분 스스로 부담해야 한다. 안과 병원에 가서 수술 비용이 얼마인지 미리 알아보고 수술 여부를 결정해야 한다.

수술 전에 자신이 미리 준비해야 할 것은 무엇이 있나요?

의사에 따라 수술 전에 점안액을 사용하도록 요구할 수도 있으므로 가능하다면 미리 이런 점안액 처방을 받아두도록 한다. 혈액 희석제 사용 여부도 안과의사와 논의하도록 한다. 눈 수술을 시행할 시점과 마취제 종류에 따라 수술 전날 밤 자정 이후에 음식을 먹지 않고 공복을 유지하도록 지시를 내리는 의사도 있다. 수술 당일에는 얼굴을 깨끗이 씻고 눈 화장을 피하도록 한다. 수술 병원까지 차를 대신 운전하여 바래다주고 데려 올 사람도 미리 정해두도록 한다. 가능한 한 실제 수술에 들어가기 전에 수술에 관한 모든 의문점에 관해 물어보고 대답을 듣는 것을 잊지 않도록 한다. 이렇게 해야 예기치 않은 일이 발생하는 것을 최소화할 수 있다.

많은 경우 처방된 점안액을 수술 후 지시대로 잘 사용해야 보다 성공적이고 완벽한 수술 결과를 얻어낼 수 있다.

수술 후 회복 기간은 얼마나 걸릴까요?

수술 후 회복 기간은 수술 종류에 따라 다르고 안과의사도 회복 기간이 어느 정도가 될지 이야기하겠지만 사람마다 치유되는 양상이 다르므로 자신의 회복 기간 역시 다른 사람에 비해 다소 길거나 짧아질 수 있음을 인지하고 있어야 한다. 종류가 다양한 눈 수술 시 수술 받은 눈의 시각은 치유 과정에서 흐릿해질 수도 있으므로 이 시각의 회복도 어떻게 해야 빨라질 수 있는지 물어보는 것도 잊지 않도록 한다. 만약 한쪽 눈의 시각만 온전한데 온전한 쪽의 눈 수술을 계획했을 경우 이것은 특히 중요한데, 만일 수술 후 치유 과정에서 시각이 흐릿할 경우 회복이 이루어지는 기간 동안 집에서 쉬어야 할 필요도 있기 때문이다. 또 눈 수술의 유형에 따라 수술 후 안경 처방도 바뀔 수 있다. 이런 경우 안과의사가 새로운 안경 처방을 내릴 수 있을 정도로 충분히 안정되기 전까지는 수술받은 눈은 시각이 흐릿한 채 있어야 한다.

수술 후 회복 기간에 하지 말아야 할 활동은 어떤 것들이 있나요?

눈 수술 이후 합병증 발생 위험을 줄이기 위해 대부분 안과의사는 회복 기간 중에 과격한 활동을 삼가라고 요구할 것이다. 그동안 해왔던 정규 운동을 언제쯤 다시 시작해도 좋을 것인지 의사에게 물어보도록 한다. 눈에 물기가 닿지 않도록 할 필요도 있고 수영을 하고 싶다 해도 삼가해야 할 경우도 있을 것이다. 만일 수술 후 치유 과정에 안경, 선글라스 혹은 플라스틱 보안대가 필요하다면 안과의사가 말해 줄 것이다. 콘택트렌즈를 착용했었다면 언제 다시 콘택트렌즈를 착용해도 되는지 의사에게 묻도록 한다. 만일 치유 기간에 여행을 할 계획을 세웠다면 여행이 가능한지 의사에게 물어보도록 한다. 안과의사는 아마 급성 합병증 발생 시 대처해야 할 문제도 있기 때문에 수술 후 어느 한 곳에 머물러 있기를 바랄 것이다. 또 망막 수술의 종류에 따라 특히 수술 후 눈이 회복되는 기간에 비행기 탑승이 허용되지 않는 수술도 있다. 일부 망막 수술은 수술 후 성공적인 치유가 될 수 있도록 회복 기간 중에 머리의 자세를 일정하게 유지해야 할 필요도 있기 때문에 이런 수술에 임할 경우 일상생활에 어떤 변화가 있을 것인지도 미리 파악하고 있어야 한다.

수술 후 회복 기간에 스스로 눈의 치유를 돕기 위해 어떻게 해야 할 것인지 알아두는 것이 중요하므로 피해야 하는 것 말고도 눈의 회복을 도울 수 있는 분명한 지침을 의사로부터 받아 두어야 한다. 가장 중요한 일은 수술 후 처방된 점안액을 충실하게 눈에 넣어주는 것인데 이렇게 해야 눈의 치유가 제대로 이루어질 수 있으며 사후 관리를 위해 계획된 수술 후 내원 일정도 지킬 수 있다.

수술 후 회복 기간에 특히 주의해야 할 문제로는 어떤 것이 있을까요?

일반적으로 눈 수술 후 회복 기간에 어떤 비정상적인 것이 있음을 인지할 경우 가능한 한 조기에 검진하는 것이 최상의 선택이다. 수많은 합병증도 심각한 상태로 진행되기 전에 조기에 진단하면 훨씬 쉽게 내저할 수 있다. 이 또한 불미스러운 일이 생기는 것보다 안전한 것이므로 인지한 어떤 증상이 문제가 될 것인지 잘 알 수 없다면 역시 의사를 찾아 물어보는 것이 최상의 선택이다. 비록 자신이 받은 눈 수술에 관련된 많은 문제가 있겠지만, 예를 들어 심한 눈의 통증과 시력의 악화는 긴급한 응급 소지가 필요할 수 있다. 특히 한 밤중이나 주말에 이런 급한 문제가 생길 수도 있으므로 의사와 언제든지 연락할 수 있는 방안을 미리 세워두는 것이 좋다

내가 받을 눈 수술에 관해 더 많은 정보를 알아볼 수 있는 곳은 어디인가요?

많은 의사들은 환자들에게 줄 수 있는 연구문헌이나 유인물을 가지고 있으므로

이런 자료를 읽어보면 자신이 받을 수술에 관해 미리 알아볼 수 있다. 또 자신의 눈 문제에 관한 유용한 정보를 찾아볼 수 있는 웹사이트를 알려줄 수도 있으므로 이를 통해 스스로의 눈 건강에 관해 잘 이해할 수 있도록 조사해 보는 것도 바람직하다.

안약

안약은 눈의 질환을 치료하고 예방하기 위해 사용한다. 처방을 통하거나 약국에서 직접 구입할 수 있는 안약의 종류와 개수는 엄청나게 많다. 인공눈물이나 안구충혈완화제는 약국에서 가장 흔하게 구입할 수 있는 것이다. 또 점안액이나 연고는 눈에 넣을 수 있는 가장 일반적인 안약이다. 다른 유형의 투약 방식으로는 경구투약(정제, 캡슐 및 액체), 혈관 및 피하주사 방식이 있다.

점안액

안과전문의가 점안액 사용을 권장할 경우 환자에 따라 어떻게 약을 눈에 제대로 넣어주어야 할지 걱정하는 사람도 있다. 이 단원에서는 점안액을 눈에 제대로 넣어주기 위해 환자가 따라 할 수 있는 단계별 기법을 알아보기로 한다.

점안액 투약하기

점안액을 눈에 넣어주는 일이 어찌 보면 쉬운 듯 보이지만 실제로는 많은 환자들이 점안액을 눈에 넣을 때 상당히 고생한다. 만일 안과전문의가 녹내장이나 눈에 발생한 염증의 치료 및 다른 목적으로 점안액 투약을 권장한다면 처방된 점안액을 제대로 눈에 넣어주는 일이 매우 중요하다.

점안액을 넣을 때 도움이 될 수 있는 단계별 기법을 아래에 소개한다.

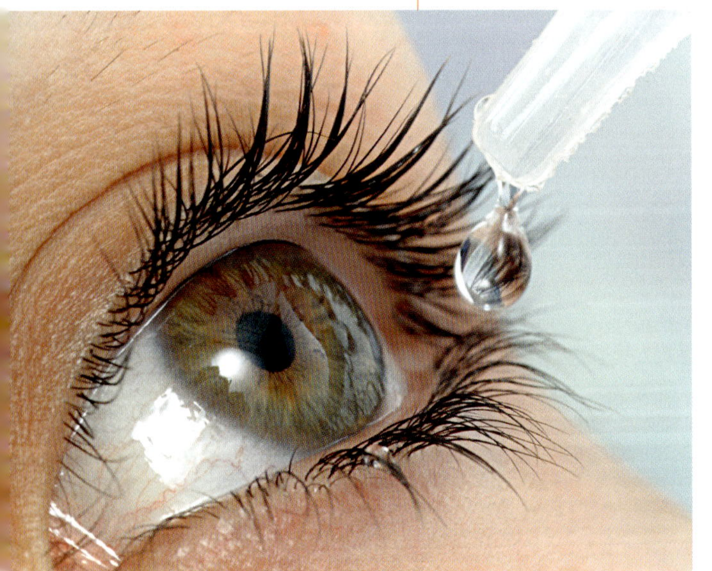

점안액을 눈에 제대로 넣는 방법

- 먼저 비눗물로 손을 깨끗하게 씻는다.
- 사용할 점안액 병을 부드럽게 흔들어준다.
- 점안액이 들어 있는 병의 병마개를 돌려 딴다.
- 머리를 뒤로 젖혀 눈을 위로 바라보거나 의자에 기대어 천장을 바라보도록 한다.
- 오른손(왼손잡이는 왼손) 엄지와 집게 손가락으로 점안액 병을 잡고 눈으로 가져간다.
- 점안액 병을 잡은 손가락 외 나머지 작은 손가락

으로 아래 눈꺼풀을 아래로 당겨 점안액이 떨어져 들어갈 자리를 만들어준다.

- 점안액 병을 눈 위에 두고 점안액 병을 살짝 눌러 점안액 방울이 병에서 빠져나와 안구 표면 위로 떨어지게 한다.
- 점안액 용기 끝부분이 투약할 때 눈에 닿지 않도록 조심해야 한다.
- 일단 점안액 방울이 눈에 들어가면 아래 눈꺼풀을 놓아 눈을 감는다.
- 눈을 감은 채 점안액 병을 잡았던 집게손가락을 눈과 코 사이의 구석진 곳에 자리잡은 작게 튀어나온 눈물주머니로 가져간다. 손가락을 대고 2분 정도 기다린다. 이렇게 하면 코를 통해 목구멍으로 들어가는 눈물의 양을 줄일 수 있다.

만일 눈에 점안액의 첫 번째 방울이 제대로 들어가지 않았다면 두 번째 방울을 넣어 주도록 한다. 그래도 계속해서 점안액을 제대로 넣을 수 없다면 안과전문의나 주변 사람에게 도움을 청한다.

일일 점안액 투약 점검표

수술 후 혹은 녹내장 같은 만성 안질환은 치료 목적으로 여러 종류의 점안액을 처방받는다. 이럴 경우 언제 어떤 점안액을 눈에 넣어야 할지 혼동할 수 있으므로 다음 페이지에 나오는 깃처럼 간단한 점검표를 만들어두면 점안액을 체계적으로 투약하는 데 도움이 될 것이다.

점안액 투약 점검표 사용 방법:

1. 투약하며 기록할 수 있도록 점검표 양식을 복사한다.
2. 특히 시각이 온전하지 않을 경우 쉽게 읽을 수 있도록 선이 굵은 마커나 펜을 이용하여 투약과 함께 칸을 채워나간다.
3. '점안액'의 표지가 붙은 첫 번째 열의 첫째 행에 약의 이름을 기록한다.
4. '병마개 색깔' 표지가 붙은 두 번째 열에 병마개의 색깔을 기록하면 점안액 병 상표지에 들어 있는 점안액의 이름을 기억하는 것보다 수월하게 점안액의 종류를 분간할 수 있다.
5. '투약할 눈(좌/우/양눈)'의 표지가 붙은 세 번째 열에 오른쪽 눈에 투약할 경우 '우', 왼쪽 눈에 투약할 경우 '좌', 양쪽 눈에 투약할 경우 '양'이라 기록된다.

'아침', '점심', '저녁', '취침' 표지가 붙은 열에 언제 점안액의 투약이 이루어지는지 체크 표시를 하도록 한다. 예를 들어 하루 두 번 점안액을 투약해야 한다면 '아침'과 '저녁'의 열에 체크 표시를 한다.

상표명	병마개 색깔	투약할 눈 좌/우/양쪽 눈	아침	점심	저녁	취침

일반적으로 처방되는 점안액

다음 페이지에 여러 가지 안질환 증세에 따라 일반적으로 처방이 이루어지는 점안액과 처방 이유 및 점안액별로 흔히 알려진 부작용을 표로 정리했다. 이 표에 여러 가지 안약의 일반 명칭과 상표명이 정리되어 있긴 하지만 투약 방식과 부작용까지 포괄적으로 해당되는 것은 전혀 아니다.

안과전문의가 처방한 새로운 점안액을 사용할 경우 사용하기 전에 안과전문의에게 새로운 약의 장점과 부작용에 대해 물어보는 것이 바람직하다. 눈이 가려운 증세가 있거나 안구건조증 및 눈의 염증과 같은 안질환에 관한 상세한 내용은 5장의 내용을 참조한다.

코르티코스테로이드 점안액

안구 염증		안구 내 염증	
일반 명칭*	상표명	일반 명칭*	상표명
다이클로페낙Diclofenac	볼타렌Voltaren	초산프레드니솔론 Prednisolone acetate	프레드-포르테Pred-Forte 에코노 프레드Econo Pred
플루르바이프로펜 Flurbiprofen	오큐펜Ocufen	인산프레드니솔론 Prednisolone phosphate	에이케이-프레드AK-Pred 인플라메이즈Imflamase
케토로락Ketorolac	아큘라Acular	인산덱사메타손 Dexamethasone phosphate	토브라덱스Tobrade 막시덱스Maxidex
네파테낙Nepatenac	네바낙Nevanac	플루오로메탈론 Fluoromethalone	FML
수프로펜Suprofen	프로페날Profenal	로테프레드놀Loteprednol	알렉스Alrex 로테막스Lotemax
		리멕솔론Rimexolone	벡솔Vexol

* 국가에 따라 다른 약품명으로 판매가 이루어질 수 있음.

주의

이런 점안액은 백내장 수술 후 혹은 다른 안구 내 수술 후 염증이나 눈이 부어오르는 것을 예방하기 위해 사용된다.
눈의 알레르기 증상에 사용되기도 한다.

주의

코르티코스테로이드 점안액은 눈 수술 후 염증을 가라앉히는 데 도움을 주기 위해 흔히 사용한다.
이런 투약은 염증이 다시 돌아오는 것을 예방하기 위해 점차 줄여갈 필요가 있다.
만일 코르티코스테로이드 약제를 꾸준하게 사용해야 한다면, 안과전문이를 통해 백내장이나 녹내장 발병의 진행 여부를 세심하게 관찰할 필요가 있다.

녹내장 치료용 점안액

일반 명칭*	상표명	병마개 색깔	투약 빈도**	부작용	비고
티몰롤Timolol **베탁솔롤**Betaxolol **레보부놀롤**Levobunolol **카르테올롤**Carteolol	**티몹틱**Timoptic **베톱틱**Betoptic **베타간**Betagan **오큐프레스**Ocupress	황색	하루 한 번 또는 두 번	호흡 곤란, 심박 저하, 혈압 저하, 무기력/졸음증/혼수상태, 우울증	만일 천식이나 만성 폐쇄성 폐질환을 앓고 있다면 이런 약품 투약 시 주의가 필요하다.
필로카르핀Pilocarpine	**필로핀**Pilopine HS **이솝토**Isopto **카르핀**Carpine **필로카르**Pilocar **필로겔**Pilogel	녹색	하루 네 번	이마/눈썹 통증, 흐릿한 시각, 동공 축소, 결막 충혈	약품 성분 함유량의 범위가 0.5~6%에 이를 정도로 크다.
도르졸라마이드 **브린졸라마이드** **아세타졸아마이드** **메타졸아마이드**	**트루솝트**Trusopt **아좁트**Azopt **디아목스**Diamox **넵타잔**Neptazane	오렌지색	하루 두 번	무감각 및 소양감, 미각 변화, 신장결석, 식욕부진	디아목스Diamox와 넵타잔Neptazane은 아좁트Azopt나 트루솝트Trusopt에 비해 부작용이 더 많다.
도르졸아마이드 Dorzolamide **티몰롤**Timolol	**코솝트**Cosopt	흰색	하루 두 번	흐릿한 시각, 호흡곤란, 심박저하	코솝트Cosopt는 태아에게 해로울 수 있다.
브리모니딘 Brimonidine	**알파간-P** Alphagan-P	자주색	하루 두 번	결막 충혈	어린 아이들에게는 투약을 피해야 한다.
라타노프로스트 **비마토프로스트** **트라바프로스트**	**살라탄** Xalatan **루미간** Lumigan **트라바탄** Travatan	녹색	취침 시 한 번	속눈썹 생장, 눈동자 색상 변화, 결막충혈	

* 국가에 따라 다른 약품명으로 판매가 이루어질 수 있음.

** 이 약제가 처방 될 경우 대개 투약이 이루어지는 빈도임. 사용 전에 안과전문의에게 상담을 받도록 할 것.

주의

여기에 정리된 약품은 미국에서 대개 녹내장 치료용으로 사용되는 것들임. 국가에 따라 다른 성분이 들어간 약제가 사용될 수 있음(예를 들면 살라콤).

눈 감염 치료용 일반 점안액

항생제 종류	상표명	용도	비고
아미노글리코사이드 Aminoglycosides	네오마이신Neomycin 겐타마이신Gentamicin 토브라마이신Tobramycin	세균성 결막염, 각막염(각막의 감염), 누낭염(눈물 배출 조직의 감염), 눈꺼풀염	눈 주위 피부 자극이나 충혈
앤티바이럴 Antivirals (항바이러스)	트라이플루오로티미딘 (비롭틱Viroptic) 비다라바인(비라−AVira-A) 아사이클로비르Acyclovir	헤르페스 바이러스에 의한 각막 감염의 치료	
에리트로마이신Erythromycin	로마이신Romycin 아일로타이신Ilotycin 기타 여러 가지가 있음	세균성 결막염, 눈꺼풀염	비교적 값이 저렴, 연고제 사용시 일시적으로 시각이 흐릿해질 수 있음
플루오로퀴놀론 Fluoroquinolones	오플록사신Ofloxacin 오큐플록스Ocuflox 비가목스Vigamox 자이마Zyma	눈 수술 후 감염 예방을 위해 흔히 처방되는 광범위 항생제로 박테리아 대부분을 살균하는 효과가 있음	값이 비쌀 수 있음
트라이메토프림폴리마이 B Trimethoprimpolymyxin B	폴리트림Polytrim	세균성 결막염, 눈꺼풀염	

기타 안약

알레르기로 인해 눈에 가려움증을 겪을 경우 사용할 수 있는 점안액과 성구 누약
제도 있다. 다음 페이지에 나오는 표에 가장 흔히 구할 수 있는 약품이 정리되어
있다. 그러나 어떤 새로운 약을 사용하려면 사용 전에 반드시 안과의사나 안과전
문의를 통해 상담을 받는 것이 무엇보다 중요함을 기억해야 한다.

　　안과 검진을 하는 과정에서 안과전문의는 안압을 측정하거나 동공 확장 또
는 눈으로 가는 혈액 공급 상태를 평가하기 위해 안약을 투약하게 된다. 169쪽에
있는 표를 이용하면 이런 투약을 준비하는 데 도움이 될 것이다.

알레르기 치료용 안약

점안액		경구 투약제	
일반 명칭*	상표명	**일반 명칭***	상표명
크로몰린Cromolyn	크로롬Crolom	**아젤라스틴**Azelastine	아스텔린Astelin
에메다스틴Emedastine	에마딘Emadine	**브롬페니라민** Brompheniramine	브롬펜Bromphen, 다이메탄Dimetane, 다이메탑Dimetapp, 나사히스트Nasahist, 로비투신Robitussin
케토티펜 푸마르산염 Ketotifen fumarate	자디토르Zaditor	**카르비노자민** Carbinozamine	팔직Palgic
레보카바스틴 Levocabastine	리보스틴Livostin	**세르티리진**Certirizine	지르텍Zyrtec, 지르텍-DZyrtec D
로독사마이드 Lodoxamide	알로마이드Alomide	**클로르페니라민** Chlorpheniramine	싱글렛Singlet
나파졸린Naphazoline	나프콘Naphcon	**클레마스틴**Clemastine	알레르히스트Allerhist, 타비스트Tavist
네도크로밀Nedocromil	알로크릴Alocri	**디슬로라타딘** Desloratadine	클라리넥스Clarinex, 클라리넥스 – DClarinex D
올로파타딘Olopatadine	파타놀Patanol	**다이멘하이드리네이트** Dimenhydrinate	드라마인 Dramamine
옥시메타졸린 Oxymetazoline	비신Visine	**다이펜하이드라민** Diphenhydramine	베나드릴Benadryl, 나이톨Nytol, 소미넥스 Sominex
페미로라스트Pemirolast	알라마스트Alamast	**독실라민**Doxylamine	빅스 나이킬Vicks NyQuil, 알카–셀저 야간 감기약Alka-Seltzer Plus Night-Time Cold Medicine
페닐라민Pheniramine **안타졸린**Antazoline	아빌 바소콘–A Avil Vasocon-A	**펙소페나딘**Fexofenadine	알레그라Allergra, 알레그라 DAllerga D
		레보세티리진 Levocetirizine	사이잘 Xyzal
		로라타딘Loratadine	알라베르트Alavert, 클라리틴Claritin, 클라리틴 DClaritin D
		테카스테미졸Tecastemizole	솔타라Soltara

* 국가에 따라 다른 약품명으로 판매가 이루어질 수 있음.

주의

나파졸린naphazoline 또는 나프콘Naphcon, 옥시메타졸린 oxymetazoline 또는 비신Visine과 같은 약제를 자주 혹은 오래 사용하면 알레르기 결막염으로 인한 눈의 충혈을 악화시킬 수도 있음.

주의

여기에 나와 있는 약품은 시중에서 구할 수 있는 수많은 경구 투약용 항히스타민제의 견본에 불과함.
이런 약품은 계절성 알레르기, 알레르기 결막염, 멀미나 불면증으로 인한 눈의 가려움증을 완화시키는 데 사용할 수 있다.
부작용으로는 졸음, 흐릿한 시각, 구갈(구강건조), 고미(쓴맛), 구역질/구토 및 배뇨 불량이 있다.
만일 녹내장, 전립선비대증이나 갑상선 질환이 있을 경우 이런 약품을 투약하기 전에 의사와 상담해야 한다.

약품명	용도	부작용	비고
플루오레신 스트립 Fluorescein strips	안압 측정		
인도시아닌그린 Indocyanine green (**ICG**)	안구 뒷부분의 혈액 공급 상태를 알아보기 위해 정맥에 주사	어지러움, 구역질, 피부발진	만일 옥소(요오드)나 조개 알레르기가 있으면 이 약품 사용 시 심각한 알레르기 반응을 일으킬 수 있음. 신장이나 간에 문제가 있을 경우 이 약품을 받아들이지 못할 수 있음.
정맥주사용 플루오레신	정맥에 주사하여 눈의 혈관 상태를 검사	구역질 및 구토, 어지러움증, 검진 후 24시간 동안 일시적인 피부와 오줌의 황변, 피부 발진, 피부 가려움증	이 검사는 망막의 출혈, 부어오름, 흉터 조직 상태를 평가하는 데 유용하다.
마이드리아실Mydriacyl **트로피카마이드** Tropicamide **사이클로질**Cyclogyl **사이클로펜톨레이트** Cyclopentolate	눈 검진 시 동공을 확장시키기 위해 사용	흐릿한 시각, 녹내장, 발열, 심박증가, 피부홍조	토로피카마이드는 눈 검진 시 동공을 확장시키기 위해 흔히 사용되며, 확장된 상태는 4~6시간 지나면 원래대로 다시 돌아온다. 사이클로펜톨레이트는 어린아이의 동공 확장 검사에 종종 사용된다.
페닐에프린 Phenylephrine	눈 검진 시 동공을 확장시키기 위해 사용	심박증가, 혈압 상승	눈 검진 시 동공을 확장시키기 위해 종종 트로피카마이드나 사이클로펜톨레이트와 함께 사용
프로파라케인 Proparacaine	눈 검사를 위해 눈 감각을 마비시키는 데 사용	자주 사용하면 눈 표면에 손상을 줄 수 있음	
테트라케인Tetracaine	눈 검사를 위해 눈 감각을 마비시키는 데 사용	자주 사용하면 눈 표면에 손상을 줄 수 있음	

감사의 말

퀀텀 출판사는 다음과 같이 자료와 사진을 다시 사용할 수 있도록 허락해준 것에 감사의 말씀을 드린다:

Istock 2, 10, 21, 25, 31, 31, 36, 37,103,116,117,119, 119, 119, 122, 136, 150, 151, 158

SPL 11, 12, 13, 14, 15, 16, 19, 19, 19,26,28,29,32,41,46,51, 53, 54, 55, 56, 59, 62, 64, 65, 67, 69, 71, 72, 75, 83, 91, 95, 96, 99,101,102,105,110, 125,125,125,128,129,130, 131, 13~ 140, 140, 141, 141, 142, 144, 144, 145, 146, 148, 149, 152, 154, 159, 162

Corbis 18, 23, 39, 100

Alamy 35, 38, 43, 47, 73, 74, 82, 113, 125, 134

NEI 50, 57, 61, 61, 84, 86, 86, 155

Fotosearch 107

Photolibrary 124, 133

이 외의 다른 모든 사진과 도해의 저작권은 퀀텀 출판사가 보유하고 있음. 자료를 제공한 분들의 출처를 밝히기 위한 모든 노력에도 불구하고 어떤 있을 수 있는 오류 혹은 누락이 있을 경우에 대해 미리 사과 말씀을 드리며 발생한 오류 및 누락은 차후 출판된 판에서 바로 잡을 것임.

옮긴이_**강창열**

아주대학교 산업공학과를 졸업하고 삼성 및 한솔 그룹에서 오랫동안 재직하였다.
기술사 및 경영 컨설턴트이며, 1991년 2억불 해외 수주 프로젝트의 총괄 연수 책임자로 번역에 입문하여 직무 경험을 바탕으로 한 전문 분야의 번역을 주로 하고 있다.
옮긴 책으로는 〈Giving Voice to What We Know(2007)〉, 〈Lean Enterprise Value(2008)〉, 〈New Directions in Contemporary Architecture(2009)〉의 단행본을 비롯하여 각 분야별 기술 자료와 논문 등 다수가 있다.

아이케어

초판 1쇄 인쇄 2011년 10월 21일
초판 1쇄 발행 2011년 10월 28일

지은이 제니퍼 S. 와이저, 조슈아 D. 스타인
옮긴이 강창열

펴낸이 김호석
펴낸곳 도서출판 대가
편집부 김현, 김여정, 권순현
디자인 김진나
마케팅 안찬웅, 지운집
관 리 안미현

등록 제 311-47호
주소 서울시 마포구 상수동 6-1 대한실업빌딩 301호
전화 02) 305-0210 / 306-0210 / 336-0204
팩스 02) 305-0224
전자우편 dga1023@hanmail.net
홈페이지 www.bookdaega.com

ⓒ 2011 Daega Publishing Company
ISBN 978-89-6285-070-3 13510